Heiner Fangerau, Felicitas Söhner,
Thomas Becker (Hg.)

Konstruktive Empörung

Michael von Cranach
und die Psychiatrie

Psychiatrie
Verlag

Die Erstellung dieses Buch wurde durch die Anni-Gruber-Stiftung und den Bezirk Schwaben unterstützt.

Die 1994 von Anni Gruber gegründete Stiftung hat sich zum Ziel gesetzt, psychisch Erkrankte und deren unmittelbar betroffene Angehörige zu unterstützen. Sie fördert finanziell Institutionen, Vereine und Organisationen, die es sich zur Aufgabe gemacht haben, in diesem Bereich zu arbeiten. Die Stiftung hilft denen, die anderen helfen. Sie leistet Hilfe zur Selbsthilfe und unterstützt besonders bedürftige psychisch Erkrankte. Die Stiftung fördert Wissenschaft und Forschung auf dem Gebiet der Angehörigenarbeit. Darüber hinaus bietet die Anni-Gruber-Stiftung alljährlich betroffenen Angehörigen eine gemeinsame Erholungszeit.
www.anni-gruber-stiftung.de, Kontakt: info@anni-gruber-stiftung.de

Der Bezirk Schwaben übernimmt in Bayerisch-Schwaben Aufgaben, die über die Zuständigkeiten der Gemeinden, Landkreise und kreisfreien Städte hinausgehen. Im Bereich Soziales unterstützt er Menschen mit Behinderung im Alltag und leistet Hilfe zur Pflege. Zu seinen weiteren Aufgaben zählen die Bereiche Kultur, Bildung, Europa und Umwelt. Darüber hinaus ist er für die psychiatrische Versorgung der Bevölkerung verantwortlich. Müssen Erkrankungen in einem Krankenhaus behandelt werden, ist sein Kommunalunternehmen Bezirkskliniken Schwaben zuständig. Die Bezirkskliniken Schwaben betreiben auch Kliniken für Neurologie, Neurochirurgie, Heime und weitere Einrichtungen. Zusätzlich gibt es zahlreiche Angebote zur außerklinischen Versorgung. Diese werden von den Wohlfahrtsverbänden und anderen Trägern betrieben und zum überwiegenden Anteil vom Bezirk Schwaben finanziert. Weiterhin sorgt der Bezirk durch seine Strukturen für eine optimale Vernetzung der verschiedenen Angebote.
www.bezirk-schwaben.de, Kontakt: info@bezirk-schwaben.de

Felicitas Söhner, Thomas Becker, Michael von Cranach

Konstruktive Empörung

Michael von Cranach
und die Psychiatrie

Herausgegeben Heiner Fangerau,
Felicitas Söhner, Thomas Becker

Zur Sache: Zeitgeschichte der Psychiatrie

Felicitas Söhner, Thomas Becker, Michael von Cranach
Konstruktive Empörung
Michael von Cranach und die Psychiatrie
Zur Sache: Zeitgeschichte der Psychiatrie
Hg. von Heiner Fangerau, Felicitas Söhner, Thomas Becker

1. Auflage 2024
ISBN Print: 978-3-96605-255-9
ISBN eBook (PDF): 978-3-96605-292-4

Bibliografische Information der Deutschen Nationalbibliothek
Die Deutsche Nationalbibliothek verzeichnet diese Publikation in der Deutschen Nationalbibliografie; detaillierte bibliografische Daten sind im Internet über http://dnb.d-nb.de abrufbar.

Umschlagkonzeption und -gestaltung: Markus Goeddertz, Düsseldorf
Typografiekonzeption: Iga Bielejec
Satz: Psychiatrie Verlag
Druck und Bindung: Plump Druck & Medien GmbH, Rheinbreitbach

Prolog 7
Danksagung 8
Im Gespräch mit Michael von Cranach waren ... 9

Gespräche mit Zeitzeugen und Oral History 15
Ziel des Buchs 17
Gespräche als Quelle 19

Biografische Skizze 21
Herkunft 21
Kindheit und Jugend 24
Studium und Ausbildung 29
Kaufbeuren und die Öffnung einer Anstalt nach innen und außen 38
Aktiver Ruhestand 42

Das zweite Leben: Madrid bis München und die fünf Bücher 44

Das dritte Leben: London, Marburg, München 68

Das vierte Leben: Kaufbeuren – Versorgungsstruktur und Erinnerung 91

Vergangenes und Gegenwärtiges ineinander verwoben 113

Gemeinsames Wirken internationaler Aspekte und persönlicher Erfahrungen 134

Psychiatrieerfahrene und Angehörige als Beteiligte und Gestaltende: Wohin geht die Psychiatrie? 171

Psychiatrie in Schwaben: Gestaltung im Dialog aus der Perspektive des Vorstands 195

Kommunale Psychiatrie, Patienten- und Menschenrechte: Wohin geht die Psychiatrie? 230

Epilog 261

Personenverzeichnis 266

Literatur 318

Prolog

Eine Buchreihe zur Zeitgeschichte der Psychiatrie hatten wir uns vorgenommen. Wir wollten und wollen mit dieser Reihe verschiedene Zeitzeuginnen und Zeitzeugen sprechen lassen, damit ihre Erinnerungen nicht durch andere Geschichte(n) verloren gehen oder überlagert werden. Im Vorwort zum letzten Band haben wir von »störrischen« Zeitzeugen gesprochen, um unsere Idee zu umschreiben, in der Reihe Stimmen zu sammeln, die sich einer geradlinigen Geschichte gelegentlich widersetzen.

Eigentlich hatte die Reihe schon einen ersten Band, bevor wir dies wussten. Sie begann mit einem »Band Null« zu einer Oral History der Psychiatriereform in der Bundesrepublik Deutschland (Söhner 2020). Es folgte, nun unter dem neuen Reihen-Titel »Zur Sache: Zeitgeschichte der Psychiatrie« ein Buch über Ralf Seidels Reise durch die Psychiatrie (Söhner u.a. 2022). Nun legen wir den zweiten bzw. dritten Band der Reihe vor, in dem wir wieder die »Oral History« mit Fokus auf eine besondere Persönlichkeit der Psychiatrie ins Zentrum rücken.

In Gesprächen über die Zeitgeschichte der Psychiatrie in Deutschland und über das Thema Zeitzeugenschaft konnte unser Blick gar nicht an Michael von Cranach vorbeigehen. Einer von uns hat über einige Jahre mit und neben Michael von Cranach Psychiatrie-Versorgung in Bayerisch-Schwaben gestaltet. Sein Wirken in der Psychiatrie umspannt 57 Jahre, es schließt die reformerische Umgestaltung der Psychiatrieversorgung im Allgäu und im benachbarten Oberbayern ein, die weit über Schwaben hinaus rezipiert und von Debatten begleitet wurde. Auch seine Arbeit für ein wissenschaftliches, fachliches und öffentliches Reflektieren und Erinnern der Psychiatrieverbrechen in der Zeit des Nationalsozialismus hat weit über die Region und Bayern hinaus gewirkt. Eine von ihm konzipierte Ausstellung zum Thema ist durch Deutschland und um die Welt gereist. Ein Buch, das er mit Hans-Ludwig Siemen herausgegeben hat, hat das Thema Psychiatrie im Nationalsozialismus eindrucksvoll für die Heil- und Pflegeanstalten Bayerns zwischen 1933 und 1945 aufgearbeitet (Cranach, Siemen 1999). Seine Arbeit ist mit Einladungen in viele Länder der Welt und mit Auszeichnungen gewürdigt worden.

So haben wir uns gemeinsam mit ihm an die Arbeit zu diesem Buch gemacht. Das Format dieses Bands wiederum wurde mit Zeitzeugen-Interviews und sparsam um diese herum platzierten reflektierenden Texten gewählt. Der Begriff der »konstruktiven Empörung« tauchte wiederholt in unseren Gesprächen auf – und so hat er diesem Buch den Titel gegeben. Wir hoffen, dass die Lektüre zu Nachdenken, Debatte, Zweifel, Interesse und (vielleicht) Verpflichtung führt, Verpflichtung gegenüber einem Feld, in dem zu arbeiten – und das zeigen die Interviews und weiß einer von uns aus eigener Erfahrung – ungeheuer spannungsreich und belohnend ist.

Wir freuen uns, wenn unsere Leserinnen und Leser aus den festgehaltenen Gesprächen den einen oder anderen Gedankenanstoß in ihren mitmenschlichen Alltag nehmen und umsetzen können.

Danksagung

Viele Personen haben die Entstehung dieses Bandes begleitet. Dass dieses Dokument gelebter, konstruktiver Empörung Gestalt annehmen konnte, ist Ihnen allen zu verdanken.

Als Herausgeber danken wir an erster Stelle der Anni-Gruber-Stiftung und dem Bezirk Schwaben, ohne deren finanzielle Unterstützung dieser Band nicht hätte realisiert werden können. Gleichermaßen gilt unser Dank den Verantwortlichen beim Psychiatrie Verlag, allen voran Karin Koch und York Bieger, die die Entstehung dieses Buches begleitet und immer konstruktiv unterstützt haben. Unser herzlicher Dank geht an Katharina von Cranach für die wertvollen Gespräche und für ihre Unterstützung des Buchprojekts in allen Phasen, was zum Gelingen dieses Werkes bedeutend beitrug.

Sehr herzlich gilt unser Dank Michael von Cranach, dass er uns das Vertrauen für die Arbeit an diesem Buch geschenkt hat. Wir danken sehr unseren Gesprächspartnerinnen und Gesprächspartnern Thomas Düll, Heinz Katschnig, Dinah Radtke, Christian Schanze, Bertram Sellner, Gottfried Wörishofer und Martin Zinkler für ihr Vertrauen, ihre Offenheit und Bereitschaft, ihre Erinnerungen mit uns zu teilen. Sie alle waren sofort bereit, unsere Buchidee zu unterstützen und haben uns wertvolle Impulse gegeben.

Thomas Becker, Heiner Fangerau, Felicitas Söhner

Leipzig, Düsseldorf und Dillingen, im März 2024

Im Gespräch mit Michael von Cranach waren ...

THOMAS BECKER geboren 1956, studierte in Bochum und Hamburg Medizin. Nach dem Studium folgte ein Aufenthalt in den Psychiatrischen Diensten Turins zur Erarbeitung der Doktorarbeit über die Umsetzung der italienischen Psychiatriereform im Piemont. Danach praktizierte er als Arzt in der Inneren Medizin in Hamburg und absolvierte seine Facharztweiterbildung in Neurologie und Psychiatrie an den Universitäten Marburg und Würzburg. Anschließend war er als Oberarzt an der Psychiatrischen Klinik der Universität Würzburg tätig. Im Jahr 1994 erfolgte seine Habilitation, gefolgt von einem Forschungsaufenthalt an der Section of Community Psychiatry des Institute of Psychiatry, King's College London, finanziert durch ein Stipendium der Alexander von Humboldt-Stiftung, von 1995 bis 1998. Von 1998 bis 2002 war er als Oberarzt und C3-Professor für Public Health an der Klinik für Psychiatrie der Universität Leipzig tätig. Von 2002 bis 2022 leitete er die Klinik für Psychiatrie und Psychotherapie II der Universität Ulm am Bezirkskrankenhaus Günzburg. Seit 2022 ist er Seniorprofessor an der Klinik für Psychiatrie und Psychotherapie des Universitätsklinikums Leipzig. Sein Interesse gilt der Sozialpsychiatrie und Themen der psychiatrischen Versorgungsforschung. Thomas Becker ist verheiratet und hat einen Sohn. Er hört gern Musik.

THOMAS DÜLL, Jahrgang 1962, studierte nach seiner Bundeswehrzeit in Mittenwald und Garmisch-Partenkirchen in Augsburg Rechtswissenschaften und schloss sein Studium 1990 ab. Nach verschiedenen Stationen als Verwaltungsjurist des Freistaats Bayern in Augsburg, Donauwörth und Günzburg übernahm er 1995 die Leitung des überörtlichen Sozialhilfeträgers beim Bezirk Schwaben. Von 1997 – 2021 war er zunächst als Werkleiter bzw. als Direktor der Bezirkskrankenhäuser, ab 2008 als Vorstandsvorsitzender der Bezirkskliniken Schwaben mit der Führung der schwäbischen Bezirkskrankenhäuser beauftragt. Er leitet derzeit die Stabsstelle Sonderaufgaben beim amtierenden Vorstand der schwäbischen Bezirkskliniken. Thomas Düll war mehrfach (gewähltes) Mitglied im Hauptausschuss der bayerischen Krankenhausgesellschaft, er war von 2014 – 2021 Sprecher der Konferenz der Leiter aller Gesundheitseinrichtungen der bayerischen Bezirke sowie seit Gründung 2015 – 2021 Vorsitzender des Fachausschusses der Gesundheitseinrichtungen des Bayerischen

Bezirketags. Des Weiteren ist er seit 2013 Lehrbeauftragter der medizinischen Fakultät der Universität Ulm für Gesundheitsökonomie/Krankenhausmanagement. Der Vater von drei erwachsenen Söhnen ist in seiner Freizeit ganzjährig in den Bergen unterwegs, hört begeistert Musik und ist leidenschaftlicher Konzertgänger.

HEINZ KATSCHNIG, geboren 1942, studierte in Wien Medizin und Soziologie. Schon während der Facharztausbildung von 1968 bis 1974 an der Psychiatrischen Universitätsklinik in Wien hielt er enge internationale Kontakte mit Initiatoren neuer sozialpsychiatrischer Versorgungsmodelle. In dieser Zeit führte er eine umfassende Studie über die stationäre Psychiatrie in Österreich durch und entwickelte einen Sektorisierungsplan für Wien. Nach einem Studienaufenthalt (1974–1976) am Institute of Psychiatry in London und an der London School of Hygiene and Tropical Medicine initiierte er die österreichische Angehörigenvereinigung HPE und habilitierte sich in Wien mit dem Thema Life Event-Forschung. Von 1977 bis 2014 leitete Heinz Katschnig das Ludwig Boltzmann Institut für Sozialpsychiatrie und von 1991 bis 2007 die Universitätsklinik für Psychiatrie in Wien, einschließlich der von ihm gegründeten Abteilung für Sozialpsychiatrie. Sein Psychiatrieplan für das Bundesland Niederösterreich führte zur Schließung der psychiatrischen Großanstalt Gugging und zur Etablierung gemeindepsychiatrischer Dienste sowie mehrerer dezentraler psychiatrischer Abteilungen. Von 1986 bis 2022 betrieb er in Wien die »Pension Bettina«, eine Schule für Familien mit einem an Schizophrenie erkrankten jungen Erwachsenen. Seine Forschungsinteressen umfassen unter anderem den internationalen Vergleich psychiatrischer Versorgungssysteme und deren Finanzierung, auch in Osteuropa vor und nach der Wende. Von 2007 bis 2010 lebte er in Bukarest, wo er ein Reformprojekt der EU für Rumänien leitete. Heinz Katschnig forscht weiterhin zu Versorgungsthemen in einem von ihm geleiteten Institut (www.imehps.at). Heinz Katschnig ist verheiratet, hat drei erwachsene Kinder und das Glück, dass deren Familien mit ihren fünf Enkelkindern in Gehdistanz zu ihm und seiner Frau in Wien wohnen. Er spricht mehrere Sprachen und ist Hobbylinguist.

DINAH CHRISTINE RADTKE, geboren 1947, hat Spinale Muskelatrophie und Ventilatorische Insuffizienz und ist auf einen Elektrorollstuhl und nächtliche Beatmung angewiesen. Da ihr eine geringe Lebenserwartung vorausgesagt wurde, konnte sie das Gymnasium nicht besuchen. Dinah Radtke erwarb die mittlere Reife durch das Telekolleg und absolvierte ein Studium am Institut für Fremdsprachen und Auslandskunde in Erlangen, spezialisiert auf die englische und französische Sprache. Sie ist staatlich geprüfte und beeidigte Übersetzerin für beide Sprachen. Den Beruf der Übersetzerin übte Dinah Radtke nur kurze Zeit aus, da ihr Hauptinteresse der Behindertenpolitik und der Verbesserung der Lebensbedingungen für Menschen mit Behinderungen galt. Schon immer engagierte sie sich für gleiche Rechte und ein selbstbestimmtes Leben von Menschen mit Behinderungen, insbesondere von behinderten Frauen, und bezeichnet sich selbst als Behindertenrechtsaktivistin. Sie war Mitbegründerin einiger Vereine wie z. B. das »Zentrum für selbstbestimmtes Leben Behinderter e. V.« in Erlangen und die Dachorganisation der ZSLs, die »Interessenvertretung Selbstbestimmt Leben in Deutschland e. V.« sowie des Bundesverbandes behinderter Frauen »Weibernetz e. V.« bzw. das »Bundesnetzwerk von Frauen-Lesben und Mädchen mit Beeinträchtigung« und andere. Seit über 30 Jahren bekleidete sie verschiedene Funktionen beim Weltverband »Disabled Peoples' International«, darunter als stellvertretende Vorsitzende, und trug maßgeblich zur Gestaltung des Artikels 6 über behinderte Frauen in der Behindertenrechtskonvention bei. Dinah Radtke arbeitete 25 Jahre lang beim Zentrum für selbstbestimmtes Leben in Erlangen, davon 17 Jahre lang als Leiterin der Beratungsstelle. Seit zehn Jahren im Ruhestand, ist sie dennoch in verschiedenen Bereichen aktiv, darunter als Vorsitzende des Seniorenbeirats der Stadt Erlangen. Sie lebt mit ihrer Schäferhündin in ihrer Wohnung und erhält stundenweise persönliche Assistenz. Sie hört gerne Musik und liebt Spaziergänge und das Theater. Für ihr Engagement wurde sie mehrfach ausgezeichnet, unter anderem 2009 mit dem Verdienstkreuz 1. Klasse der Bundesrepublik Deutschland und 2016 mit der Ehrenbürgerwürde der Stadt Erlangen.

CHRISTIAN SCHANZE, geboren 1953, studierte an der Ludwig-Maximilians-Universität (LMU) München Pädagogik mit den Nebenfächern Psychologie und Soziologie. 1980 schloss er dieses Studium mit dem Erwerb des Magister Artium ab. Ab 1979 studierte er an der LMU München Medizin und wurde 1987 approbiert. Zwischen 1986 und 1988 war er als Autor und redaktioneller Mitarbeiter beim Westdeutschen Rundfunk (WDR) sowie als Kinderbuchautor beim Ravensburger Verlag tätig. Im Jahr 1988 startete er seine Facharztausbildung am Bezirkskrankenhaus Kaufbeuren und übernahm ab 1993 die Leitung des Medizinisch-Heilpädagogischen Zentrums dort. Von 1998 bis 2006 fungierte er als Sprecher der Arbeitsgruppe »Geistige Behinderung« der Bundesdirektorenkonferenz. Ab 2004 leitete er das Krankenhaus St. Camillus in Ursberg als Ärztlicher Direktor. 2011 ließ er sich in Landsberg am Lech als Psychiater nieder. Seine Promotion im Jahr 2014 behandelte das Thema »Übergewicht und Adipositas bei Menschen mit Intelligenzminderung – Ermittlung von Risikofaktoren unter besonderer Berücksichtigung von Psychopharmaka«. 2017 beendete er seine praktische Tätigkeit und ist seither im Fort- und Weiterbildungsbereich tätig. Er ist Mitbegründer des Fortbildungsinstituts »fobiport«, das sich auf Deeskalation und Krisenmanagement bei Menschen mit Intelligenzentwicklungsstörungen spezialisiert hat. Er ist verheiratet und hat eine Tochter. Er liebt Bücher, Filme und Musik und kocht gerne für die Familie und gute Freunde.

BERTRAM SELLNER, geboren 1959, begann 1978 eine Ausbildung zum Gesundheits- und Krankenpfleger am Bezirkskrankenhaus Regensburg, 1981 – 1985 Anstellung in der Psychiatrischen Universitätsklinik in München, Weiterbildung zum Krankenpfleger für Psychiatrie, pflegerischer Mitarbeiter in der Psychiatrischen Poliklinik/Ambulanz und in der Psychiatrischen Patientenaufnahme (Zentrale Aufnahme), ab 1983 Pflegerischer Leiter dieses Bereichs. 1986 zurück nach Regensburg, Organisation und Aufbau der Psychiatrischen Institutsambulanz und der Patientenaufnahme, Gründung der ersten Angehörigengruppe zusammen mit Dr. med. Dieter Schön und Frau Dr. med. Josephine Aigner. Studium an der Katholischen Akademie für Pflegeberufe, Abschluss Pflegemanagement. Pflegebereichsleitung in Regensburg von 1988 bis September 1992, anschließend bis Oktober 1993 Bildungsreferent im Schwäbischen Bildungszentrum Kloster Irsee. Ab Oktober 1993 bis September 2006 Pflegedirektor am Bezirkskrankenhaus Kaufbeuren. Seit Oktober 2006 bis 31. Dezember 2023 Geschäftsführer der Inklusionsfirma Irseer Kreis Versand gGmbH. Ehrenamtliches Engagement: sechs Jahre 1. Vorsitzender Leitender Pflegekräfte in der Psychiatrie in Bayern, 1. Vorsitzender des Irseer Kreis e. V. von 2000 bis 2006, seit 2010 Vorstandsmitglied, ab 2017 stellvertretender Vorsitzender der Bundesarbeitsgemeinschaft der Inklusionsfirmen BAG-IF; Mitglied im Vorstand der Anni-Gruber-Stiftung seit 2020, ab 2022

Vorstandsvorsitzender der Anni-Gruber-Stiftung München. Bertram Sellner ist verheiratet und hat drei Kinder. Hobbys: Musiker

FELICITAS SÖHNER, geboren 1976, studierte in Hagen Kulturwissenschaften sowie Geschichte und Literatur der Europäischen Moderne. Anschließend wurde sie am Institut für Neuere Deutsche und Europäische Geschichte unter der Betreuung von Peter Brandt promoviert. Ihre Tätigkeit als Historikerin führte sie an die Universitäten Passau, Ulm und Köln. Seit 2016 forscht und lehrt sie am Institut für Geschichte, Theorie und Ethik der Medizin am Centre for Health and Society der Heinrich-Heine-Universität Düsseldorf. Dort initiierte und leitet sie die virtuelle »Forschungswerkstatt Oral History«. Felicitas Söhner engagiert sich für Erhalt und Vermittlung von Geschichte im Stadtarchiv Dillingen und im Bezirksarchiv Schwaben. Im Jahr 2022 habilitierte sie sich in Geschichte der Medizin mit einer Oral History der westdeutschen Psychiatriereform. Ihr Forschungsinteresse gilt der Medizin- und Sozialgeschichte, der Oral History und der Europäischen Erinnerungskultur. Felicitas Söhner lebt in einer Patchwork-Familie mit sieben mittlerweile erwachsenen Kindern und mehreren Tieren. Sie liebt gemeinsames Musizieren, Wanderungen in der Natur und eine Tasse guten Tee.

GOTTFRIED WÖRISHOFER, 1953 im Allgäu geboren, wollte ursprünglich Ingenieur werden. Durch eine schwere psychische Erkrankung in seiner Familie änderte sich der Berufswunsch. Er studierte Sozialpädagogik in München. Kurz nach Beginn des Studiums erkrankte er 1972 selbst an einer psychiatrischen Krankheit. Während des Studiums Jahrespraktikum im Jugendstrafvollzug Niederschönenfeld. Staatsexamen 1977. Danach Leitung einer Wohngruppe für psychisch Kranke beim Diakonischen Werk in Coburg. Weitere Stationen in seinem Berufsleben waren das Jugendsozialwerk im oberbayerischen Holzolling als Leiter einer Wohngruppe für lernbehinderte und verhaltensgestörte Jugendliche; danach sechs Jahre Bildungsarbeit mit geistig behinderten Erwachsenen im Theodor-Heckel-Bildungswerk Oberschleißheim; anschließend beim Münchner Hauspflegeverein e.V. als Einsatzleiter eines Teams von Krankenschwestern und Altenpflegekräften, Konzeption und Aufbau des »Projekt Schwabing«. Sowohl im Studium als auch in den Jahren der Berufstätigkeit wiederholt Ein- und Abbrüche der Tätigkeiten, bedingt durch Krankheitsrezidive und notwendige Erholungsphasen. Schließlich wendet sich Gottfried Wörishofer Anfang der 1990er-Jahre direkt dem Berufsfeld Psychiatrie zu. Nach einer Beratertätigkeit im Sozialpsychiatrischen Dienst München-Hasenbergl gründet sich im Herbst 1992 mit seiner Unterstützung die später so genannte Selbsthilfeorganisation Münchner Psychiatrie-Erfahrene (MüPE) e. V. Von 1997 bis 2018 deren Geschäftsführung. Peer-to-Peer Beratung im Sinne der Hilfe zur Selbsthilfe, Vortragstätigkeit und diverse Veröffentlichungen. Im Jahr 2004 gemeinsam mit den Angehörigen psychisch Kranker (ApK) e. V. Gründung der Unabhängigen Beschwerdestelle Psychiatrie München (UBPM). Bis heute arbeitet er darin mit. Seit vielen Jahren ist er glücklich verheiratet und empfängt Inspiration und beruflichen Rückhalt aus der phänomenologischen Philosophie. Neuerdings geht er seiner Leidenschaft im Rahmen eines ordentlichen Studiums an der Hochschule für Philosophie (HFPH) nach.

MARTIN ZINKLER, geboren 1965, ist Psychiater und Psychotherapeut. Gemeinsam mit Martin Bührig leitet er als Chefarzt die Klinik für Psychiatrie und Psychotherapie der Gesundheit Nord gGmbH in Bremen. Die Klinik bietet ein breites Spektrum an Behandlungsmöglichkeiten, einschließlich stationärer, teilstationärer, ambulanter Behandlung und Hometreatment. Seit Januar 2024 führt sie ein Modellvorhaben nach § 64b SGB V für die gesamte Stadt Bremen durch. Martin Zinkler ist Mitherausgeber der Zeitschrift »Recht & Psychiatrie«, die sich mit den vielfältigen Verbindungen zwischen Rechtsprechung, Gesetzgebung, Rechtsanwendung sowie Psychiatrie und Psychologie im deutschsprachigen Raum befasst. Seine Publikationen konzentrieren sich hauptsächlich auf Menschenrechte in der psychiatrischen Versorgung. Seit Januar 2023 ist er außerdem Mitglied des Subcommittee on Prevention of Torture der Vereinten Nationen. Sein Studium absolvierte Martin Zinkler in Regensburg und München. Von 1992 bis 1999 arbeitete er mit Michael von Cranach in Kaufbeuren. Weitere Stationen seiner Karriere führten ihn nach London und Heidenheim (Brenz). Weitere Informationen und seine Veröffentlichungen finden Sie auf seinem Profil auf ResearchGate: https://www.researchgate.net/profile/Martin-Zinkler

Die Gespräche fanden von Mai 2023 bis Januar 2024 statt.
Eine Probe finden Sie auf der Website des Buches:
https://psychiatrie-verlag.de/product/konstruktive-empoerung/
Alle Gespräche wurden archiviert durch: Felicitas Söhner.

Gespräche mit Zeitzeugen und Oral History

Felicitas Söhner

Die Zeitgeschichte der Psychiatrie ist in ihrem temporalen Horizont beweglich wie jede Zeitgeschichte. Trotzdem sah es lange so aus, als sei die deutsche Zeitgeschichte der Psychiatrie allem voran und nahezu ausschließlich eine Geschichte der Nachkriegszeit, gekennzeichnet von den Folgen der Patientenmorde im Nationalsozialismus, Reformunwillen und -unfähigkeit, Mangel und Beharrungskräften. Erst in jüngerer Zeit wurde für die Jahre nach 1945 in thematischer und inhaltlicher Hinsicht eine eigene Periodisierung vorgeschlagen, die sich am sich verändernden Umgang mit Leid und Unrecht in psychiatrischen Einrichtungen orientierte, ohne dabei die Konsequenzen und Folgen der nationalsozialistischen Politik für den jeweils betrachteten Gegenstand aus den Augen zu verlieren (Borck, Lingelbach 2023; Fangerau et al. 2021). Ein besonderes Augenmerk galt der Psychiatriereform, die insbesondere Franz-Werner Kersting (2003) auch in ihrer Doppeldeutigkeit als Ausdruck und Folge einer »Gesellschaftsreform« in der BRD beschrieben hat.

Die Jahre der Reformen bilden auch den Kern der hier zusammengefügten Gespräche mit Michael von Cranach. 1941 geboren, trat er 1967 seine erste Stelle in der Psychiatrie an und erlebte hier die mit dem Jahr 1968 verbundene Gesellschaftsreform ebenso mit, wie in der Folge das Entstehen einer neuen Sozialpsychiatrie mit ihrer institutionellen Etablierung auf Ebene der Fachgesellschaften und der Versorgungsstrukturen (Dörre 2021; Reumschüssel-Wienert 2021) oder den Weg zur und die Folgen der Psychiatrieenquete (Söhner 2020). Die Gesprächsthemen der folgenden Kapitel berühren neben biografischen Besonderheiten die westdeutsche Psychiatrie nach dem Krieg und das Fortdauern von Gedanken und Strukturen einer unmenschlichen Psychiatrie auf institutioneller Ebene bis in die 1980er-Jahre. Sie beschreiben das Reformklima aus den Zeiten der sozialliberalen Koalition ebenso wie Rückschläge, die sich nach der Ölkrise und dem Ende des sogenannten Wirtschaftswachstums ergaben. Ein Gespräch behandelt intensiv die Spannung zwischen sozialpsychiatrischem Reformanspruch und ökonomischer Realität mit nicht immer einfach in Deckung zu bringenden Vorstellungen. Hierarchische Strukturen, Persönlichkeiten, Reformbereitschaft und Beharrungstendenzen wie sie in den 1980er-Jahren aufeinandertrafen, sind Gegenstand mehrerer Gespräche. Ein besonderer, der Person und dem Wirkungsrahmen Michael von Cranachs geschuldeter Schwerpunkt liegt auf in Schwaben entwickelten Modellen und Reformen der Psychiatrie mit ihren Zielen und Folgen, ihrem Lob und ihrer Kritik.

Kurzum, die gesamte Geschichte der bundesdeutschen Psychiatriereform zwischen den 1960er- und 2000er-Jahren kommt zur Sprache und auch die Gegenwart mit ihren aktuellen Problemen wird berührt. Die Gespräche changieren dabei zwischen großen Kontexten und lokalen, in Schwaben umgesetzten Besonderheiten oder auch dort liegenden Möglichkeiten und Reformverhinderungsgründen. Folgende Eckpunkte sollen einer chronologischen Einordnung der Gespräche dienen:

1968 Studentenbewegung
1971 Einrichtung der Psychiatrieenquetekommission
1975 Vorlage des Berichts der Psychiatrieenquete
1980 Übernahme der Leitung des Bezirkskrankenhauses Kaufbeuren durch Michael von Cranach
1981 Erstes Psychiatrische Institutsambulanz in Bayern am BKH Kaufbeuren
1984 Erstes offenes Kunsttherapie-Atelier in Bayern im BKH Kaufbeuren
1989 Mahnmal zur Erinnerung an die Patientenmorde im NS im BKH Kaufbeuren
1989 Einrichtung einer Suchtambulanz im BKH Kaufbeuren
1992 Einrichtung einer Tagesklinik im BKH Kaufbeuren
1995 Einrichtung einer Station für Drogenkranke mit Tagesklinik
1999 WPA Kongress in Hamburg
2002 Gründung der »Blauen Blume« im Stadtgebiet Kaufbeuren als geronto-psychiatrisches Präventionszentrum für seelische Gesundheit im Alter
2003 Einrichtung einer Station für Psychotherapie und Psychosomatik im BKH Kaufbeuren

Ziel des Buchs

Die gemeinsame Erinnerungsarbeit mit Akteuren aus dem Feld der Psychiatrie steht im Zentrum dieses Bandes. Gesammelt werden im Dialog und im Gespräch entwickelte autobiografische Erinnerungen und historische Betrachtungen. Die Kapitel verbinden hier Elemente von Zeitzeugeninterviews und freien Gesprächen zur Grundlage für eine »Oral History«, die darauf abzielt, individuelle Berichte kritisch zu betrachten und zu analysieren. Diese Analyse kann und will der Band nicht leisten. Vielmehr wollen wir eine Grundlage für kommende Arbeiten zur Zeitgeschichte der Psychiatrie bieten, indem wir Erinnertes festhalten.

Über biografische Interviews ermöglicht die Oral History Einblicke in die Wahrnehmung und Erinnerung von Vergangenheit (Söhner 2022). Da Erinnerungen sowohl individuell als auch kollektiv und sowohl rückwärts- als auch vorwärtsgerichtet sind (Althaus, Apel 2023), erlaubt dieser Ansatz einen alternativen Zugang zu Geschichte. Um die Komplexität des episodisch-autobiografischen Gedächtnisses und den Prozess des Erinnerns zu erfassen (Leh 2022; Wierling 2003), greift die Oral History oft auf sozial- und kulturwissenschaftliche Gedächtnistheorien zurück. Mündliche Geschichte folgt stets einer narrativen Struktur und hat eine Anfang-Mitte-Ende-Logik (Straub 2010). Die Interviewten verwenden oft kulturell geprägte Erzählstrukturen, um ihre Erinnerungen in eine chronologische Abfolge zu bringen (Althaus, Apel 2023).

Unser Ziel besteht darin, individuelle Erzählungen als subjektive Perspektiven historischer Ereignisse zu erfassen (Söhner 2024a). Dabei sollen die hier im Gespräch entwickelten Erinnerungen kein transportiertes Narrativ veranschaulichen. Auch sollen die hier auftretenden Akteure nicht eine »Beglaubigungsinstanz« (Sabrow 2012) einnehmen. Die hier wiedergegebenen Erinnerungen an historische Ereignisse werden daher in der Regel unberührt dargestellt. Die Idee ist, die betreffenden Personen, allen voran den Hauptprotagonisten des Buches Michael von Cranach, verschiedene Themen der Zeitgeschichte der Psychiatrie erinnern zu lassen und sie dabei so wenig wie möglich durch Fragen oder Vorgaben zu leiten. Nach der Themensetzung ging es darum, die Beteiligten ihre Gedanken frei entwickeln und ihre eigenen Schwerpunkte des Erinnerns setzen zu lassen. Lebensgeschichten und erinnerte Kontexte sollten so zusammengebracht werden.

Zeitebenen

Lebensgeschichtliche Interviews, wie wir sie hier geführt haben, enthalten mehrere Perspektiven: diejenige von Individuen, diejenige der Angehörigen einer Generation und diejenige der Beeinflussten zeithistorischer Diskurse. Erzählsequenzen (sprachliche Daten) aus jeder dieser Perspektiven sind am ehesten als ineinander verwoben vorstellbar. Die Erinnerungen selbst weisen in unterschiedliche Richtungen, interpretierend im Blick auf die Vergangenheit, sich positionierend auf die Gegenwart und erwartend in die Zukunft. Gleichzeitig überlagern sich in lebensgeschichtlichen Interviews verschiedene Zeitebenen. Innerhalb eines thematischen Kontextes vermischen und beeinflussen sich diese Zeitebenen. Sie umfassen individuelle, generationelle und gesellschaftliche Entwicklungen, die wiederum die individuellen Perspektiven und Erzählungen beeinflussen (Söhner 2024b).

Die individuelle Zeitebene beinhaltet persönliche Blickwinkel auf vergangene Ereignisse und Entwicklungen (Rüsen 2001, 87). Dabei werden Erinnerungen geformt, indem sie durch verschiedene Filter ausgewählt, zusammengefasst, überliefert und ausgedrückt werden (Steinbach 1988, 50). Diese Ebene kann Einblicke geben, wie Einzelpersonen Ereignisse auf persönlicher Ebene wahrgenommen, gefühlt und interpretiert haben.

Die generationelle Zeitebene umfasst kollektive Erfahrungen und gemeinsame Erinnerungen an historische Geschehnisse und Verläufe, die die individuelle Erinnerung beeinflusst haben (Rüsen 2001). Diese Sichtweise eröffnet die Möglichkeit, Identitäten, Einstellungen, Überzeugungen und Werte von Gruppen zu verstehen und zu erforschen. Sie ermöglicht auch eine Untersuchung dazu, wie verschiedene Altersgruppen die Geschichte wahrnehmen und zu ihr beitragen.

Die gesellschaftliche Zeitebene spiegelt den sich wandelnden Zeitgeist und den sich damit verändernden Diskursrahmen wider. Das Gedächtnis historischer Ereignisse kann durch veränderte gesellschaftliche Debatten beeinflusst werden, was dazu führt, dass Erinnerungen neu hervortreten, aktualisiert oder neu interpretiert werden (Bertaux, Bertaux-Wiame 1985, 150). Diese Perspektive bietet einen Zugang, um Verschiebungen in kulturellen Normen, sozialen Strukturen und vorherrschenden Diskursen zu beobachten.

Deutung von Zeitdimensionen

Ein wesentlicher Aspekt für die Einordnung lebensgeschichtlicher Interviews ist die Bedeutung und Deutung von Zeitdimensionen bei der Gestaltung von Erzählungen. Biografische Interviews entstehen in einem dynamischen Wechselspiel zwischen Vergangenheit, Gegenwart und Zukunft. Mündliche Überlieferungen beinhalten verschiedene zeitliche Perspektiven, die aufzeigen, wie die interviewten Personen Zeit wahrnehmen und sich dazu verhalten (Söhner 2024b).

Deutung der Vergangenheit: Die Befragten gewähren Einblicke in ihre Wahrnehmung historischer Ereignisse und Entwicklungen und reflektieren ihre Erfahrungen in der Vergangenheit. Dieser Rückblick ermöglicht eine Bewertung von getroffenen Entscheidungen, durchgeführten Handlungen und deren Auswirkungen auf die individuelle und kollektive Entwicklung.

Positionierung in der Gegenwart: Die Interviewten erzählen ihre Geschichte im Kontext ihres gegenwärtigen Lebens. Jedes Gespräch entsteht in der Wechselwirkung mit der aktuellen Lebenssituation (Fischer 1978). Dieser Kontext beeinflusst sowohl den Rückblick auf die Vergangenheit als auch die Art und Weise, wie die Erzählung präsentiert wird und wie die erlebten Ereignisse bewertet werden (Rosenthal 1994).

Erwartungen an die Zukunft: Obwohl sich die lebensgeschichtlichen Interviews auf die Vergangenheit konzentrieren, ist keine Erinnerung ohne gewisse Erwartungen oder Botschaft denkbar (Rüsen 2001, 87). Damit einhergehende Zukunftsvorstellungen geben Einblicke in die Tendenzen individueller und kollektiver Entwicklungen (Bertram 2015, 188).

Es wird deutlich, dass lebensgeschichtliche Interviews weniger Einblick in Geschehen und Verlauf zurückliegender Ereignisse ermöglichen, sondern viel mehr etwas darüber aussagen, welche Bedeutung den erinnerten Erfahrungen vor dem aktuellen Hintergrund beigemessen wird.

Gespräche als Quelle

Die in diesem Buch festgehaltenen Erinnerungen und Betrachtungen bieten der Leserschaft somit weniger eine geschichtswissenschaftliche Analyse, sondern vielmehr die Möglichkeit des Rückblicks, der Erinnerung und der Einordnung vergangener Ereignisse und Prozesse aus der Perspektive beteiligter Akteure. Die hier mündlich überlieferten und dann verschriftlichen Erinnerungen sind als Ergebnis komplexer kognitiver, kommunikativer und sozialer Prozesse aufzufassen und bedeuten ein erhebliches Potential für Interpretation (Apel 2015).

Die an der Arbeit zu diesem Buch beteiligten Personen nehmen in den Interviews mehrere Rollen ein. Zum einen als Fragende und Erzählende, als Moderierende und Kommentierende, als Erfahrungsträger, als psychiatrische und historische Experten, als Freunde, Weggefährten, ehemalige Kollegen, Angestellte und Vorgesetzte, als Geschichte generierende und interpretierende Beteiligte. Teilweise treten im Gespräch die sozialen Personen zurück und die professionelle Perspektive tritt hervor. Die Erinnerungen der zum Teil langjährig miteinander verbundenen Personen enthalten gemeinsame und individuelle Perspektiven, die manchmal auch in Spannung zueinander gerieten. Allen gemeinsam war der gemeinsame Anspruch des empathischen Zuhörens und der authentischen Begegnung.

Was dieses Buch mit Zeitzeugenprojekten und der Oral History eint, ist der Einfluss aller Beteiligten als Geschichte generierende Personen, ihre kommunikative Verwobenheit im Projekt und damit ihre Verwobenheit mit der festgehaltenen Erinnerung. Die Lesenden erwartet hier weniger eine faktenorientierte historische Analyse, sondern vielmehr ein deutungsinteressierter und facettenreicher Einblick in die schwäbisch-bayerische (und, soweit das gelingt, in die allgemeine) Psychiatriegeschichte.

Biografische Skizze

Michael von Cranach, Thomas Becker

Michael von Cranach und Thomas Becker haben die folgende biografischen Skizze in mehreren Treffen, das heißt zusammensitzend, sprechend, nachdenkend, gelegentlich zum Bücherschrank gehend und in ein Buch blickend, erstellt. Michael war eher der sprechende, Thomas der diskutierende und das Gesprochene schriftlich festhaltende Gesprächspartner. Der Text ist insofern das Ergebnis eines Gesprächs zur Lebensgeschichte mit Betonung von Kindheit und Jugend einerseits und von beruflichen Wegstationen andererseits. Der Text ist in diesem Sinn diskursiv, also im gemeinsamen Nachdenken und Gespräch entstanden.

Herkunft

Michael von Cranach wurde im Jahr 1941 in Berlin geboren. Seine Eltern hatten sehr unterschiedliche Hintergründe. Sein Vater stammte von einem sogenannten Rittergut in der Neumark, etwa 40 Kilometer südlich von Stettin und 30 Kilometer östlich der Oder. Bei Michaels Geburt war die Mutter seines Vaters bereits verstorben. Sein Großvater heiratete daraufhin erneut, in einer Geschichte, die an Romane von Hedwig Courths-Mahler erinnert. Die beiden Kinder aus der ersten Ehe wurden in Internaten untergebracht. Die unglückliche Kindheit von Michaels Vater wurde zusätzlich erschwert durch den Bankrott der väterlichen Rittergüter während der Weltwirtschaftskrise. Die Güter wurden von einer staatlichen treuhandartigen Gesellschaft, Fideikommiss, übernommen. Dies verhinderte, dass Michaels Vater sein Wunschstudium verfolgen konnte, stattdessen begann er eine Offizierslaufbahn. In diesem Zusammenhang entwickelte sich eine freundschaftliche Beziehung zum Sohn von Generalmajor Hans Paul Oster, einem Widerstandskämpfer, der kurz vor Kriegsende im Konzentrationslager Flossenbürg ermordet wurde. Über eine Mitarbeit von Michaels Vater im Widerstand ist nichts bekannt. Allerdings wurde der Vater Michael von Cranachs im Sommer 1944 vom Offizier zum einfachen Soldaten degradiert. Kurz vor seinem Tod im November 1944 wurde er jedoch wieder in den Offiziersstand versetzt.

Im Jahr 1939 heiratete Michaels Vater Michael von Cranachs Mutter in Berlin. Die beiden hatten sich dort kennengelernt. Michaels Mutter wurde 1911 in Spanien geboren. Ihr Vater war ein deutscher Ingenieur, der nach Abschluss seines Studiums an der Technischen Universität München zu Beginn des 20. Jahrhunderts nach Spanien ging, um am Bau der Madrider Untergrundbahn mitzuwirken. Dort lernte er eine junge Spanierin kennen und heiratete sie. Im Jahr 1911 wurde dann Michael von Cranachs Mutter in Madrid geboren. Gleich zu Beginn des Ersten Weltkriegs meldete sich Michaels Großvater, der während seines Studiums in München auch eine Militärausbildung durchlaufen hatte, zur Wehrmacht und fiel in den ersten Kriegswochen in Frankreich.

Angesichts des konservativen, bürgerlichen Milieus in der Familie der verwitweten Ehefrau, Michaels Großmutter, sah diese als alleinstehende Mutter in Madrid keine Perspektive für ihre weitere Lebensplanung und zog daher mutig nach dem Ende des Ersten Weltkriegs mit ihrer Tochter nach Berlin. Dies tat sie in der Hoffnung, mit einer Offiziersrente dort ein neues Leben zu beginnen. Mit einer knappen Rente und nebenbei Spanisch- und Gitarrenunterricht gelang es ihr, in Berlin Fuß zu fassen. Dort wuchs Michaels Mutter auf und absolvierte nach der Schule eine Sprachausbildung in London (Croydon). Mit ihren sprachlichen Fähigkeiten in Englisch, Spanisch und Deutsch erwarb sie die Qualifikationen für eine Tätigkeit als Fremdsprachenkorrespondentin.

Das Leben der jungen Familie wurde durch den Krieg und die damit verbundene Trennung der Eltern geprägt. Ein Jahr nach der Geburt ihres Sohnes, also im Jahr 1942, zog die Mutter mit ihm auf das schwiegerelterliche Gut in Craazen in der Neumark in Pommern, um den beginnenden Bombenangriffen auf Berlin zu entgehen. Dort entwickelten sich lebendige Kontakte und gegenseitige Unterstützung mit kanadischen Kriegsgefangenen. Es gab sogar die Gelegenheit, amerikanische Zigaretten zu bekommen, was die Widersprüchlichkeit und Absurdität der Kriegssituation deutlich machte. Diese Erfahrungen traten besonders deutlich hervor in der vom Kriegsgeschehen abgeschiedenen Situation in Pommern und durch die Anwesenheit von kanadischen Gefangenen, die in der Landwirtschaft eingesetzt wurden. Es entstanden fast freundschaftliche Beziehungen zu einer Gruppe dieser kanadischen Kriegsgefangenen, mit denen es zu informellen Treffen und einer gewissen Normalität im Alltag kam.

Die Beziehung zur Familie des Schwagers (Michaels Onkel) war nicht ohne Spannungen. Im November 1944 erhielt die Mutter die schmerzliche Nachricht vom Tod ihres Ehemannes in Norwegen. Wenige Wochen später erhielt sie die Nachricht, dass ihre während des Kriegs nach Madrid zurückgekehrte Mutter (Großmutter mütterlicherseits für Michael) dort ebenfalls verstorben war.

Ende Januar 1945 überrannten die ersten russischen Truppen das Parkgelände des Gutshauses in Craazen. Es gelang der Familie, vor dem Eintreffen der nachrückenden Bodentruppen die Oder zu überqueren und nach Berlin zu gelangen. Von dort aus versuchten sie, sich in dem weitreichenden gesellschaftlichen Chaos möglichst nahe an die Schweizer Grenze zu begeben und erreichten schließlich Schruns in Vorarlberg, ein kleines Alpendorf im Montafon nahe der Liechtensteiner Grenze. Das Dorf war zu dem Zeitpunkt mit deutschen, ungarischen und österreichischen Flüchtlingen über seine Kapazität gefüllt.

Nach dem Kriegsende waren während der französischen Besatzung die Lebensbedingungen zwar karg, die Grundversorgung war aber trotz aller Mängel gesichert. In dieser Zeit sammelte Michael von Cranach seine ersten persönlichen Erinnerungen, auch an eine Phase gesundheitlicher Probleme. Zeichen der Unterernährung sowie eine »Lungen-Verschattung« führten zu einem längeren Heilstätten-Aufenthalt Michaels in den Bergen Vorarlbergs.

Von Anfang an bemühte sich Michaels Mutter, von den französischen Besatzungsbehörden eine Ausreisegenehmigung nach Spanien zu erhalten. Bereits Ende 1945 hatte die spanische Verwandtschaft ihr eine Einreisegenehmigung zukommen lassen und ihr mitgeteilt, dass das Schweizer Rote Kreuz bereit sei, die Reise nach Spanien zu organisieren. Erst im Sommer 1947 gelang es ihr schließlich, eine Ausreisegenehmigung der französischen Besatzungsbehörden zu erhalten. So kam sie am 27. August 1947 gemeinsam mit ihrem Sohn in Madrid an, nachdem sie über das Grenzstädtchen St. Margarethen und mit Hilfe des Schweizer Roten Kreuzes über Genf geflogen war, wobei die Kosten von den spanischen Verwandten übernommen wurden. Ein Foto zeigt Mutter und Sohn zusammen mit ihren wenigen Habseligkeiten – einem Buch (Grimms Märchen) und einer Tasche.

Hier setzt der Fluss persönlicher Erinnerung Michaels ein.

Kindheit und Jugend

In Madrid wurden Mutter und Sohn bei der Familie der Großtante Michaels (also der Tante seiner Mutter) aufgenommen. Dies war eine liebevolle, konservative katholische Familie, die der Mutter, die nach eigenständigem Leben im liberalen Berlin der Weimarer Jahre und den Kriegsjahren zu ihnen kam, wegen ihrer Vergangenheit mit einem gewissen Misstrauten und Reserviertheit gegenübertrat. So wurde Michael etwa wenige Tage nach der Ankunft in Madrid zum zweiten Mal getauft, weil die Gültigkeit der früheren Taufe in Frage gestellt wurde.

Rasch traf Michaels Mutter die Entscheidung, sich nicht erneut in Abhängigkeit zu begeben. Sie fand eine Anstellung als Sekretärin und Fremdsprachenkorrespondentin bei einer staatlichen Schiffsbaugesellschaft. Da Frauen zu dieser Zeit in Spanien keine Arbeits- oder Mietverträge unterzeichnen konnten, zogen sie in eine Madrider Pension, was damals eine übliche Wohnsituation war. Als Michael 10 Jahre alt war, fand die Mutter eine Möglichkeit, zusammen mit einer Freundin eine möblierte, großzügige Wohnung zu mieten.

Nach dem Ende des Zweiten Weltkriegs war die offizielle deutsche Schule in Madrid geschlossen worden. Einige Lehrer entschieden sich jedoch, in Madrid zu bleiben und gründeten mit Unterstützung der großen deutschen Exilgemeinde innerhalb des spanischen Schulsystems eine Privatschule. Dort wurde nach dem spanischen Bildungssystem unterrichtet, jedoch wurden täglich auch einige Stunden auf Deutsch unterrichtet.

Sowohl der Trägerverein der Schule als auch die deutschen Lehrer repräsentierten die große, nationalsozialistisch geprägte Community, deren Mitglieder während des spanischen Bürgerkriegs und des Zweiten Weltkriegs in großer Zahl Sympathien für die NS-Diktatur hegten und aktiv in das Machtsystem Francos eingebunden waren oder dessen Politik unterstützten. Unter ihnen waren auch Nationalsozialisten, die nach Kriegsende nach Spanien geflohen waren. In der Schule wurde die erste Strophe des Deutschlandlieds (»Deutschland, Deutschland über alles …«) gesungen, und bei allen schulischen Veranstaltungen wurde das Lied »Ich hatte einen Kameraden …« angestimmt.

Michaels Beziehung zur Mutter war eng, die Mutter arbeitete tagsüber in Vollzeit. So war der Sohn tagsüber für längere Zeiten auf sich gestellt. Nach der

Schule kam er mittags in die Pension zurück. Die Beziehung zu den fünf Personen, die neben seiner Mutter und ihm in der Pension lebten, war ebenfalls eng. Unter ihnen befanden sich die Tochter eines republikanischen Generals sowie ein Förster und Kriegsveteran des Bürgerkriegs. Diese Gemeinschaft bot Michael eine schützende Umgebung, die ihm ein Gefühl von Zuhause vermittelte. Dies war besonders wichtig, da seine Mutter den spanischen Verwandten und der deutschen Expat-Community eher kritisch gegenüberstand.

Erste Freundschaften prägten Michaels Leben, insbesondere eine enge Beziehung zu einem Klassenkameraden, dessen Vater in die Geschichtsbücher eingegangen ist – Johannes Bernhardt, ehemals Generalvertreter von Mannesmann in Spanisch-Marokko. Bernhardt spielte eine bedeutende Rolle zu Beginn des spanischen Bürgerkriegs, indem er zwischen Franco und Hitler vermittelte und erreichte, dass Hitler unmittelbar nach Kriegsbeginn Franco mit Flugzeugen unterstützte. Diese Unterstützung verschaffte der franquistischen Seite von Anfang an einen Vorteil und bestärkte die militärische Überlegenheit. Als Dank für diese Hilfe erhielt Bernhardt von Franco eine großzügige Villa und ein landwirtschaftliches Gut direkt am Mittelmeer.

Michaels Mutter war froh, dass der Sohn die langen spanischen Schulferien dort verbringen konnte. In dem Haus seines Freundes verkehrten auch Otto Skorzeny und andere Nazi-Größen. Als Michael 10 Jahre alt war, eröffnete ihm sein Freund mit Tränen in den Augen, dass er in der nächsten Woche nach Argentinien ziehen würde. Dies geschah vor dem Hintergrund, dass die westlichen Alliierten im Kalten Krieg Spanien umwarben. Im Rahmen eines Vertrags zwischen Franco und den USA sollten US-Truppen in Spanien stationiert werden. Eine Bedingung von Präsident Eisenhower war jedoch, dass wichtige Nazi-Persönlichkeiten des Landes verwiesen würden. Damit endete für Michael eine Zeit der »Blüte und Pracht am Meer«, nicht alle Nazis verschwanden, aber ein Freund von Michael ging.

Das Jahr 1953 brachte eine bedeutende Wende mit sich. Die Bundesrepublik Deutschland nahm diplomatische Beziehungen mit Spanien auf, und ein deutscher Botschafter wurde entsandt. Michaels Schule wurde wieder zur offiziellen deutschen Auslandsschule. Unter den neuen Lehrern, die aus Deutschland kamen, befand sich ein junger Deutsch- und Geschichtslehrer. Für viele von Michaels Altersgenossen und auch für ihn selbst eröffnete dieser Lehrer eine völlig neue Perspektive auf die Welt.

Seine ausführlichen Unterrichtseinheiten über die jüngere Geschichte, sowohl der deutschen als auch der spanischen, stießen bei vielen Eltern und Mitgliedern des Schulvereins auf Missfallen. Doch diese Art des Unterrichts bot ganz neue Einsichten in die eigene Lebenssituation. Der Lehrer begleitete die Schüler bis zum Abitur, und Michael hat den Kontakt zu seinem mittlerweile 98-jährigen Lehrer bis heute nicht verloren (Seidel 2001; Grandes 2017). In der damaligen Schule bestand die Möglichkeit, sowohl das spanische Abitur nach elf Jahren als auch das deutsche Abitur nach 13 Jahren zu erlangen. Michael entschied sich dafür, das deutsche Abitur bereits nach zwölf Schuljahren zu erwerben, direkt im Anschluss an das Bestehen des spanischen Abiturs im Jahr 1959.

Die Schule und das schulische Leben waren im Rückblick ein wesentliches Zentrum von Michaels Sozialisation, und dieser Lebensabschnitt war von einem starken Gefühl der Freiheit geprägt. Michael erinnert sich daran, dass er ein Mehr an Freiheit empfand als seine Mitschülerinnen und Mitschüler, die in einer familiären Struktur gebunden waren. Seine Mutter vermittelte ihm mit ihrem sicheren Rückhalt an Zuneigung und der frühzeitigen Gewährung von Bewegungsspielraum in Madrid ein Gefühl von Freiheit.

Die schulische Bildung, die Michael erhielt und die ihn prägte, vermittelte ihm und seinen Mitschülern eine Vorstellung davon, dass die sie umgebende Welt in Madrid nicht die ganze Welt ausmachte. Dennoch war noch nicht klar, wo sich die »wirkliche« Welt befand. Die interkulturelle Situation mit ihrem vielschichtigen, alle Lebensbereiche durchdringenden »Dazwischen« der Lebenssituation prägte auch langfristig eine existenzielle Position des »Dazwischen« und der Uneindeutigkeit.

Es könnte sein, dass sich hier eine Haltung oder Option der »konstruktiven Empörung« als Möglichkeit abzeichnete. Die äußere Lebenssituation war durch die nachhaltige Sicherheit, die Michael von seiner Mutter erfuhr, geprägt und abgesichert. Im »Dazwischen« empfand er ein sehr persönliches Glück. Der Begriff des »Kairos« (das rechte Maß, die günstige Gelegenheit, der günstige Zeitpunkt als Gott) könnte einen Teil davon einfangen.

Bücher

Das erste Buch, das Michaels Leben prägte, waren »Grimms Märchen«, gedruckt in Frakturschrift mit den schönen Illustrationen von Otto Ubbelohde (Grimm 1994). Die Mutter erwartete von Michael jeden Abend, dass er ein Märchen las, besonders während seiner Leseanfänge. Diese Geschichten lösten Angst in ihm aus, doch die Mutter versuchte, die Beängstigung zu mildern, indem sie am Ende jedes Märchens sagte: »Du siehst, es wird alles wieder gut.« Michael war unsicher und bestand darauf, dass nach dem Lesen jeder neuen Geschichte auch noch einmal das Märchen »Die schöne Katrinelje und Pif Paf Poltrie« (Nr. 131) gelesen wurde. Diese Geschichte kannte er auswendig, eine Geschichte, die im Wesentlichen ein formales Wortspiel ist – und mit ihrer Hilfe gelang es ihm, Beunruhigung und Angst zu besänftigen.

Die Mutter hatte einen platonischen Verehrer, einen gebildeten, belesenen, spanischen Arzt, der gelegentlich zu Besuch kam und der der einzige erwachsene Mann in Michaels näherem Umfeld war. Er versuchte auf sehr zurückhaltende Weise, Michael durch Bücher verschiedene Aspekte der Welt zu eröffnen. Er verehrte Rudyard Kipling und so erhielt Michael im Alter von 10 bis 12 Jahren das »Dschungelbuch« als Geschenk. Die Mogli-Geschichte beunruhigte ihn aufgrund der empfundenen Verlassenheit des Protagonisten in einer fremden Umgebung. Besonders faszinierte ihn die Geschichte von »Rikki-Tikki-Tavi«, einem Mungo, der einen indischen Haushalt vor einer bedrohlichen Kobra beschützt und sie besiegt.

Der Bekannte der Mutter und väterliche Freund setzte seine Kipling-Anregungen mit dem Buch »Kim« fort, der Geschichte eines irischen Jungen, der sich in Indien von seiner Familie löst und in verschiedenen indischen und englischen Milieus selbständig wird – eine Coming-of-Age-Geschichte, die Resonanz mit Michaels eigener Lebenssituation in einer fremden oder halbfremden Umgebung hatte.

Zu Michaels 16. Geburtstag erhielt er dann einen elektrischen Rasierapparat und ein Gedicht von Kipling – »If«. Das Gedicht ist als Wenn-dann-Konstruktion formuliert (»Wenn Du erwachsen werden willst, dann musst Du …«). Dies gefiel Michael nicht; sein Aufbegehren gegen die gefühlte Macht des »Wenn-dann« in Kiplings Text hinterließ einen bleibenden Widerwillen gegen die Perspektive der Autorität.

Schließlich folgten zwei Bücher, die sich von den bisherigen unterschieden. Wieder war es der Freund der Mutter, der Michael »Lord Jim« von Joseph Conrad schenkte (Conrad 1900). Dieses Buch stammte von einem Autor, der selbst durch Migrationserfahrungen geprägt war. In »Lord Jim« wird die Geschichte einer menschlichen Schuld erzählt, die nicht gutzumachen ist, aber vielleicht durch engagiertes Handeln vergeben werden kann.

Später fand Michael etwas von dieser Thematik bei Sartre wieder, der den Menschen als »in die Welt hineingeworfen« beschreibt, der als unweigerlich schuldig zu leben »verurteilt« ist. Menschliches, ethisches oder politisches Engagement können dieses Dilemma erträglicher machen. »Lord Jim« wurde lange vor der Zeit des Hitler-Faschismus geschrieben, doch für Michael schien es, als hätte Conrad etwas vom »Dritten Reich« vorausgeahnt.

In »Lord Jim« ist der Protagonist dritter Offizier auf einem Pilgerschiff von Indien nach Mekka. Als das Schiff in Seenot gerät, verlassen der Kapitän (ein Deutscher) und der erste und zweite Offizier das Schiff heimlich in einem Rettungsboot. Aufgefordert, nachzuspringen, zögert Lord Jim und springt schließlich doch. Als Einziger stellt er sich der gerichtlichen Untersuchung des Vorfalls und verliert seine Patente. Der Rest des Buchs beschäftigt sich damit, wie er mit dieser Schuld lebt, was ihm jedoch nicht gelingt, da ihn die Schuld immer wieder einholt. Trotzdem ist das Buch vielleicht nicht ganz ohne Hoffnung.

Eine Analogie zur Psychiatriegeschichte war für Michael immer präsent, und die Frage »Wäre ich auch gesprungen?« beschäftigte ihn.

Als letztes der »fünf Bücher« mit nachhaltiger Wirkung kam schließlich, nach »Lord Jim« und selbst gewählt, der Roman »Die Früchte des Zorns« von John Steinbeck (Steinbeck 1940). Es ist ein Buch über Ausweglosigkeit und die Klassengegensätze während der Weltwirtschaftskrise im Westen Nordamerikas. Die letzten beiden Seiten des Buches sind ihm bis heute präsent, denn aus Verzweiflung entsteht Hoffnung.

Während der letzten beiden Schuljahre erwog Michaels Mutter ernsthaft, mit dem Beginn von Michaels Studium (in Deutschland) auch selbst dorthin zurückzukehren. Michael von Cranach war entschlossen, Medizin zu studieren. Der Kontakt mit einem Bekannten seiner Mutter, den er als Vorbild betrachtete, sowie die Lektüre von Büchern des amerikanischen Autors Sinclair Lewis waren für diesen Entschluss entscheidend. Lewis' Bücher beeindruckten ihn mit ihrem idealisierten Bild des aufopferungsbereiten Arztes, der Not und Armut sieht und ein »ur-paternalistisches« Verhalten zeigt.

Einige Monate vor dem Abschluss seines Abiturs entschied die Mutter schließlich, die Zelte in Madrid abzubrechen und – inspiriert vom Vorbild ihrer eigenen Mutter – mit Michaels Schulabschluss nach Deutschland zurückzukehren, auch in der Vorstellung, finanzielle Sicherheit durch die Offiziers-Witwenpension zu erlangen. Die Rückkehr im Jahr 1959 gestaltete sich zunächst schwierig, da es fast ein Jahr dauerte, bis der Mutter die Offizierspension bewilligt wurde. Die Verzögerung wurde mit der kurz vor dem Tod des Vaters erfolgten, später rückgängig gemachten Degradierung erklärt. Mutter und Sohn lebten in Untermiete in einem winzigen Zimmer zu zweit, und die Bedingungen standen in starkem Kontrast zum bescheidenen, aber freien Leben in Madrid.

Studium und Ausbildung

Michael fand sich an der Universität Bonn nur schwer zurecht. Wohl wegen seines Namens wurde er von verschiedenen schlagenden Verbindungen, die damals in Bonn präsent waren, angeschrieben (»gekeilt«) und zur Mitgliedschaft eingeladen. Obwohl er den Hintergrund nicht wirklich kannte, hatte er eine Ahnung und entschied sich dagegen.

Stattdessen schloss sich Michael einer Gruppe südamerikanischer Studierender an, mit denen er die spanische Sprache teilte. Diese Gruppe vertrat eine eher gesellschaftskritische Haltung und brachte ihm die südamerikanische Literatur näher.

Michael hörte im klinischen Studium an der Universität Bonn die Psychiatrie-Vorlesung von Hans-Jörg Weitbrecht im 9. Semester und war beeindruckt und angezogen. Er kaufte sein Lehrbuch »Psychiatrie im Grundriss« (Weitbrecht 1963), das er auch heute noch für das beste Lehrbuch hält, auch im internationalen Vergleich. Dies liegt daran, dass es nicht nur das damals verfügbare faktische Wissen enthielt, sondern auch zu jedem Begriff und Krankheitsbild die zugehörige Ideengeschichte kritisch reflektierte. Obwohl er das Gefühl hatte, vieles nicht zu verstehen, war er von der Vorlesung fasziniert.

Weitbrecht bot damals eine Lehrveranstaltung namens »Privatissimum« an, ein Format, das an Universitäten durchaus üblich war. Es nahmen fünf Studierende teil, und die Veranstaltung fand in Weitbrechts Büroräumen statt, manchmal auch bei ihm zu Hause. Weitbrecht sprach über Heidegger, Sartre und immer wieder über Jaspers. Er diskutierte die Begriffe von »Erklären und Verstehen«, sowie »Dasein und Sosein«. Häufig betonte er den Begriff der Freiheit, den Michael als sehr prägend in der psychiatrischen Arbeit erlebte.

Weitbrecht war auch der Erste, der Michael auf die »Euthanasie«-Verbrechen und auf das Buch »Medizin ohne Menschlichkeit« von Mitscherlich und Mielke (1947) hinwies, das Michael damals kaufte und las. Michael ahnte, dass die Psychiatrie auf eine Art grundsätzlich »anders« war als die anderen medizinischen Fächer. Weitbrecht fragte den sehr schüchternen Michael von Cranach wiederholt: »Warum sagen Sie denn nichts?« Dies verunsicherte ihn zusätzlich, woraufhin er schließlich nicht mehr zu den Veranstaltungen ging. Aber in dieser Zeit fiel der Entschluss, Psychiater zu werden.

Michael dachte darüber nach, dass es eine gute Grundlage für seinen Beruf sein könnte, eine Doktorarbeit im Bereich der Gehirnforschung zu schreiben. Er fand schließlich bei Jorge Cervós-Navarro, dem Neuropathologen der Bonner Fakultät, ein passendes Thema. Sicher spielte bei dieser Entscheidung auch dessen spanischer Hintergrund eine Rolle, der die Kontaktaufnahme erleichterte. Michael arbeitete an dem histochemischen Nachweis von Amyloid-Ablagerungen nach Röntgenbestrahlung des Gehirns. Das Verhältnis zwischen den beiden blieb gut, obwohl Cervós-Navarro Mitglied des Opus Dei war und versuchte, Michael für diese Organisation zu gewinnen, was dieser sich jedoch nicht vorstellen konnte.

Michael schloss sein Medizinstudium in Bonn im Sommer 1965 ab. Während seines gesamten Studiums wurde er vom Landschaftsverband Rheinland als Kriegswaise finanziell unterstützt. Es gab das sogenannte Honnefer Modell, das dem heutigen BAföG entsprach, oder alternativ die Unterstützung durch den überörtlichen Sozialhilfeträger. Michael wählte letztere Option, da sie etwas höhere finanzielle Unterstützung und zweimal im Jahr eine großzügige Kleiderzulage bot. Zudem hatte er die Möglichkeit, zusätzliches Geld zu verdienen. Er arbeitete in einer boomenden Industrie, die Zementsäcke herstellte. Dies ermöglichte ihm, frühzeitig ein Motorrad und später ein Auto zu erwerben, was für ihn ein Symbol der Freiheit darstellte.

Seine Mutter fand sich in Deutschland nicht mehr zurecht, zog sich völlig zurück und entwickelte eine jahrelange Depression, von der sie sich erst im hohen Alter erholte. Michaels Weg führte ihn nach Abschluss des Examens nach München. Dort begann er am Krankenhaus Starnberg die damals erforderliche Medizinalassistenten- (MA-) Zeit und stand damit erst verhältnismäßig spät im Lebenslauf auf eigenen Füßen. Sowohl in der Inneren Medizin als auch in der Chirurgie fühlte er sich wohl und anerkannt. Die MA-Zeit verschaffte ihm zudem Kompetenz in den professionellen Kommunikationsformen, die in der Krankenhaus-Tätigkeit hilfreich sind. Am Ende der chirurgischen Pflichtzeit durfte Michael, wie damals üblich, mit dem Chefarzt gemeinsam eine Blinddarmoperation durchführen. Bei dem anschließenden Weißwurst-Imbiss fragte dieser, was Michael denn nun tun werde. Als Michael sagte, dass er Psychiater werden wolle, antwortete der Chefarzt: »Schade, aus Ihnen wäre ein guter Arzt geworden.«

Am 1. Januar 1967 begann Michael seine erste Stelle in der Psychiatrie in der Klinischen Abteilung der Deutschen Forschungsanstalt für Psychiatrie, dem Max-Planck-Institut für Psychiatrie in München. Die Forschungsanstalt wurde im Februar 1917 durch Emil Kraepelin als Stiftung »Deutsche Forschungsanstalt für Psychiatrie« errichtet. 1924 wurde sie an die Kaiser-Wilhelm-Gesellschaft zur Förderung der Wissenschaften angegliedert und als Kaiser-Wilhelm-Institut für Psychiatrie fortgeführt, wobei die Klinische Abteilung hinzukam. Während des Zweiten Weltkriegs wurde die Klinische Abteilung von Kurt Schneider geleitet. Nach dem Krieg wurde sie geschlossen und erst 1966 wiedereröffnet. Die Leitung sollte Klaus Conrad übernehmen, der jedoch kurz vor der Eröffnung verstarb. Nach schwierigen Verhandlungen übernahm Detlev Ploog die Leitung. Ploog hatte sich an der Universität Marburg bei Villinger habilitiert, war dann eine Zeit lang bei dem Verhaltensforscher Konrad Lorenz tätig gewesen und hatte an der Deutschen Forschungsanstalt eine Abteilung für Ethologische Psychiatrie eröffnet.

Das Max-Planck-Institut für Psychiatrie erschien Michael als eine zwiespältige Institution. Gerd Peters leitete das Theoretische Institut und fungierte auch als Direktor des gesamten Instituts. Später erfuhr Michael, dass Peters in die nationalsozialistische Medizinforschung verstrickt gewesen war. Im Theoretischen Institut arbeitete auch Willibald Scholz, der während des Krieges an der neuropathologischen Untersuchung der bayerischen »Euthanasie«-Opfer beteiligt war. Die Leitung der Genetischen Abteilung oblag Edith Zerbin-Rüdin, der Tochter von Ernst Rüdin, dem Direktor des Instituts nach Kraepelin und einer zentralen Figur der eugenischen Forschung während des Nationalsozialismus. Rüdin verfasste den offiziellen Kommentar zum Erbgesundheitsgesetz und war Präsident der psychiatrischen Fachgesellschaft während der NS-Zeit. Später wurde bekannt, dass die Forschungsanstalt auch an den »Euthanasie«-Verbrechen beteiligt war. Rüdins Tochter bemühte sich über viele Jahre darum, das Ansehen ihres Vaters zu verteidigen, was dazu führte, dass die Realität der Taten in den Hintergrund geriet.

Gleichzeitig dazu existierte in der neu errichteten Klinik, völlig abgesondert vom restlichen Max-Planck-Institut, eine Psychotherapie-Station unter der Leitung von Paul Matussek. Matussek, ein Schüler von Kurt Schneider, war nach Michaels Kenntnis der erste deutsche Arzt (abgesehen von den während der NS-Zeit emigrierten Kollegen), der nach dem Krieg eine Zeitlang am Institute of Psychiatry in London tätig war. Er wurde Psychoanalytiker und pflegte enge Beziehungen zur amerikanischen Psychiatrie, die in der Nachkriegszeit psychoanalytisch orientiert war. Matusseks Schwerpunkt lag auf der analytischen Psychotherapie bei Menschen mit psychotischen Erkrankungen. Seine Abteilung stand im starken Kontrast zur psychiatrischen Grundausrichtung der neu eröffneten Klinik und war, nach Michaels Wissen, nicht Detlev Ploog unterstellt. Obwohl diese Station später geschlossen wurde, hatten Matusseks Schüler Einfluss auf die Entwicklung einer von den Krankenkassen anerkannten Psychotherapie für Psychosen. Matussek war Autor des Buches »Die Konzentrationslagerhaft und ihre Folgen« (Matussek 1971), das als eines der frühen Werke zu diesem Thema bedeutend ist.

Eine weitere Abteilung des Max-Planck-Instituts war die Psychologische Abteilung unter der Leitung von Johannes Brengelmann. Auch er hatte mehrere Jahre am Institute of Psychiatry in London gearbeitet und mit Hans-Jürgen Eysenck zusammengearbeitet. Brengelmann ergänzte das dreidimensionale Persönlichkeitsmodell Eysencks um die Dimension »Rigidität«. Als sehr extrovertierter Mensch führte er die Abteilung nach amerikanischem Vorbild unhierarchisch und offen. Für Michael war sie ein Ort forscherischer Freiheit und offener Kommunikation. Brengelmann erwarb sich große Verdienste in der Einführung der Verhaltenstherapie in Deutschland.

Am Klinischen Institut leitete Otto Creutzfeldt die Neurologische Abteilung und die Neurophysiologische Abteilung im Theoretischen Institut. Später wurde er Max-Planck-Direktor in Göttingen und war ein bekannter Neurophysiologe mit intensiven Beziehungen in die USA und nach Großbritannien.

Die eigentliche Klinische Abteilung, bestehend aus zwei psychiatrischen Stationen, stand unter der Leitung von Detlef von Zerssen. Zusammen mit Häfner und Kisker an der Heidelberger Universitätsklinik unter Walter Ritter von Baeyer gehörte er zu den ersten Befürwortern sozialpsychiatrischer Einrichtungen. Von Zerssen leitete wahrscheinlich als Erster die Tagesklinik an der Heidelberger Klinik. Diese Themen spielten jedoch in der neuen Klinischen Abteilung des Max-Planck-Instituts keine Rolle. In dieser Anfangsphase stand die Suche nach den Forschungsthemen, die im Zentrum stehen sollten, im Vordergrund. Es gab erste Überlegungen zur Standardisierung des Diagnoseprozesses, aber insgesamt erinnert sich Michael von Cranach daran, dass es eine gewisse Orientierungslosigkeit und eine geringe Verbindung zur internationalen Psychiatrie und Psychiatrieforschung gab.

Unter dem Eindruck eines Vortrags von Michael Shepherd vom Institute of Psychiatry in London bewarb sich Michael dort und begann im August 1968 seine Tätigkeit als Stipendiat des British Council. Für Michael bedeutete London »Freiheit« – sowohl in psychiatrischer Hinsicht als auch im umfassenden Sinne der Lebensgestaltung. Er erlebte den Sozialstaat England auf seinem Höhepunkt, die Auseinandersetzung um den Vietnam-Krieg sowie das traditionelle und aufbrechende England nicht als Widerspruch, sondern als vielschichtige Realität.

In Süd-London arbeitete Michael halbtags auf einer Station des Maudsley Hospital und betreute Patienten, die Michael Shepherd zugewiesen waren. Die andere Hälfte seiner Zeit verbrachte er mit der Mitarbeit am Forschungsprojekt des US-UK Diagnostic Project. Unter der Leitung von Sir Aubrey Lewis und Joe Zubin von der Columbia University in New York hatte ein Team von englischen und US-amerikanischen Forschern ein Instrumentarium zur Erhebung des psychopathologischen Befundes und zur Erstellung standardisierter Diagnosen entwickelt. Dieses Projekt und seine Mitarbeiter waren der Ausgangspunkt für die Entwicklung von ICD-10 und DSM-III.

Michaels Forschung befasste sich einerseits mit der Zuverlässigkeit des Present State Examination (PSE), eines Forschungsinstruments, das er später auch ins Deutsche übersetzte. Ein weiteres Projekt beschäftigte sich mit der operationalen und reliablen Beschreibung von Verläufen.

Während seiner Zeit am Institute of Psychiatry absolvierte Michael auch das strukturierte und auf internationalem Niveau angebotene Weiterbildungs-Curriculum. Es verging keine Woche ohne Vorträge von profilierten internationalen Experten. Hier begann auch sein Interesse an transkultureller Psychiatrie.

Kurz bevor Michaels Aufenthalt in England endete und als er sich über seine Zukunft in Deutschland Gedanken machte, brachte Michael Shepherd ihn mit Hanns Hippius aus Berlin in Kontakt, der zu Besuch in London war. Nach einem ausführlichen Gespräch bot Hippius Michael eine Stelle an, ohne zu wissen, ob er in Berlin bleiben oder einer seiner anderen Berufungen (Hamburg, Salzburg, LMU München) folgen würde. Michael sagte sofort zu, der Standort erschien ihm zweitrangig.

Zum Abschluss seiner Facharztweiterbildung musste Michael noch ein Jahr (1970) in der Neurologie arbeiten, was er an der Marburger Universitätsklinik unter der Leitung von Hans Jakob tat. In dieser Zeit lernte Michael Erich Wulff kennen, der als Oberarzt an der Universität Gießen tätig war und die dortige Tagesklinik leitete. Später wurde Wulff an die Medizinische Hochschule Hannover berufen, um dort die Professur für Sozialpsychiatrie zu übernehmen. Wulff eröffnete Michael neue Perspektiven auf die anthropologische Ausrichtung in der aufstrebenden Sozialpsychiatrie und machte ihn auf die Entwicklungen in der französischen Sektor-Psychiatrie aufmerksam.

Entdeckung von Mistreitern: Miteinander oder Gegeneinander?

Im Mai 1970 fand die Gründung einer multiprofessionellen Gruppe von jungen, unzufriedenen und reformorientierten Psychiatrie-Profis statt – der sogenannte Mannheimer Kreis, bestehend aus etwa 40 Personen. Wenige Wochen später traten viele Mitglieder dieser Gruppe bei der Jahrestagung der wissenschaftlichen Fachgesellschaft der Psychiatrie (Deutsche Gesellschaft für Psychiatrie und Nervenheilkunde, DGPN) in Bad Nauheim bei und beteiligten sich an der erfolgreichen Wahl von Caspar Kulenkampff, einem Reformpsychiater, zum neuen Präsidenten der DGPN. Kurz darauf wurde diese Wahl jedoch juristisch angefochten und annulliert, was dazu führte, dass der Versuch, die Psychiatrie von innen zu reformieren, als gescheitert angesehen wurde.

Als Reaktion darauf gründete die Gruppe der Reformwilligen die Deutsche Gesellschaft für Soziale Psychiatrie (DGSP), eine neue, reformorientierte und multiprofessionelle Gesellschaft. Viele der Personen, die an diesem Prozess beteiligt waren, begleiteten Michaels beruflichen und persönlichen Lebensweg. Michael und Asmus Finzen veröffentlichten eine Anthologie englischer Texte zur wissenschaftlichen und praktischen Sozialpsychiatrie beim Springer-Verlag. Durch Karl-Peter Kisker, vermittelt über seine Mitarbeiter Marc Richartz und Manfred Bauer, erhielt Michael den Auftrag, einen Artikel über Tageskliniken im Handbuch »Psychiatrie der Gegenwart« zu schreiben. Marc Richartz sollte einige Jahre später erneut eine bedeutende Rolle in Michaels beruflichem Werdegang spielen.

Mit Maria Rave-Schwank verbindet Michael bis heute eine enge Freundschaft (Rave-Schwank 2022), ebenso mit Ralf Seidel, der später an der Medizinischen Hochschule Hannover arbeitete und die Psychiatrie in Mönchengladbach leitete (Söhner et al. 2022). Eine weitere enge Freundschaft entstand mit Niels Pörksen, der damals am Zentralinstitut für Seelische Gesundheit in Mannheim tätig war und später die Psychiatrische Klinik der Anstalten Bethel in Bielefeld leitete. Klaus Dörner, seinerzeit an der Psychiatrischen Klinik des UKE in Hamburg tätig und später Direktor der Westfälischen Klinik für Psychiatrie in Gütersloh, war ein kritischer Begleiter und Diskussionspartner. Christiane Haerlin, eine Pionierin der Arbeitstherapie, teilte Michaels Zeit in London und am Maudsley Hospital. Sie prägte die (arbeits-)rehabilitative Psychiatrie in Deutschland und ist über die Jahre hinweg mit Michael verbunden geblieben. Erdmann Fähndrich, ein wichtiger Mitstreiter für eine moderne, wissenschaftlich orientierte Psychiatrie an Allgemeinkrankenhäusern, war ein durchgehender Gesprächspartner. Thilo Held wiederum war ein kluger Mitgestalter und Kenner der französischen Psychiatrie Du Secteur.

Am 1. Januar 1971 begannen Hanns Hippius, der neue Ordinarius, und der junge Fast-Facharzt Michael von Cranach ihre jeweilige Tätigkeit an der damaligen Universitäts-Nervenklinik der Ludwig-Maximilians-Universität (LMU) in München. Michael übernahm die Position des Stationsarztes auf der geschlossenen Männerstation der Klinik, einer als »furchtbar« beschriebenen

Station mit 20 Betten, wovon sich 16 Betten in einem sogenannten »Wachsaal« mit einem offenen WC befanden. Sowohl Hippius als auch Michael waren von den Zuständen erschüttert.

Michael von Cranach erinnert sich daran, dass Hippius schon in den ersten Tagen äußerte, sein primäres Ziel sei, dies zu ändern. Im Lauf der Zeit entwickelte sich eine enge Lehrer-Schüler-Beziehung zwischen ihnen, die sich in langen und oft sehr persönlichen Gesprächen bei den regelmäßigen Abendvisiten des Chefs manifestierte. Dies stand im Gegensatz zu der Kritik und Distanziertheit, die in den täglichen Morgenkonferenzen gegenüber Michaels sozialpsychiatrischen Bemühungen geäußert wurde.

Hippius förderte Michaels wissenschaftliche Interessen intensiv. Michael beschäftigte sich mit Fragen der Zuverlässigkeit der psychiatrischen Diagnostik und Klassifikation, dem diagnostischen Prozess in der Psychiatrie sowie mit transkulturellen psychiatrischen Themen. Zu diesen Tätigkeiten gehörte auch die Übersetzung und Weiterentwicklung des sogenannten Present State Examination (PSE), eines Systems zur Erfassung des psychopathologischen Befunds, das auf John Wing zurückgeht (Wing et al. 2015). Dieser Arbeitsschwerpunkt umfasste auch die Beschäftigung mit dem CATEGO-System, einem operationalen, computerisierten Psychopathologie-Erfassungsprogramm, das die Erkenntnisse aus dem US-UK Diagnostic Project nutzte.

Weiterhin führte Michael Untersuchungen zur psychischen Gesundheit von Arbeitsmigrantinnen und -migranten in der BRD durch. Hippius unterstützte ihn in seinen Tätigkeiten bei der WHO und der World Psychiatric Association (WPA) und ermöglichte es ihm, gemeinsam mit Horst Dilling Projekte im Rahmen eines Sonderforschungsbereichs zu gestalten, den Heinz Häfner in Mannheim initiiert hatte. Hippius stand kritisch und etwas ängstlich gegenüber Michaels sozialpsychiatrischen Interessen und Michael erlebte sich oft als »zwischen zwei Stühlen« sitzend. Hippius lobte Forschungsinitiativen und -erfolge, kritisierte jedoch die sozialpsychiatrische Seite, während Klaus Dörner aus Hamburg die sozialpsychiatrische Seite wahrnahm, aber der wissenschaftlichen Tätigkeit misstrauisch gegenüberstand.

Nach einem Jahr wurde Michael zum Oberarzt der Klinik befördert, wo er Leitungsaufgaben übernahm, unter anderem in der Zusammenarbeit mit dem Pflegepersonal. Über Jahre hinweg organisierte er die wöchentlich stattfindenden wissenschaftlichen Vortragsveranstaltungen der Klinik. Zahlreiche namhafte Vertreterinnen und Vertreter des Fachs aus In- und Ausland traten im Verlauf der Zeit in der Klinik in München auf, was Michael lehrte, dass es selbst für »die ganz Großen der Psychiatrie« eine Ehre war, in der Kraepelin-Klinik vorzutragen. Der »Mythos Kraepelin« hatte sich sozusagen auf Hanns Hippius übertragen.

In dieser Zeit war Michael, dank der Vermittlung seiner Londoner Kollegen, einige Zeit recht aktiv in der WPA und leitete einige Jahre die Sektion »Classification and Nomenclature« der Weltgesellschaft. Nachdem Horst Dilling die Leitung der Lübecker Universitäts-Psychiatrie übernommen hatte, wurde Michael sein Nachfolger als Leiter der Poliklinik. Diese Ernennung erfreute Michael sehr, da sie seinen sozialpsychiatrischen und gemeindebezogenen Interessen entgegenkam und zudem mit großer Selbständigkeit verbunden war. Das Poliklinik-Team war in sehr schönen Räumlichkeiten außerhalb des Klinikgebäudes untergebracht, wo es gezielt sozial- und gemeindepsychiatrisch tätig sein konnte. Hier entstand die erste Tagesklinik, und das Team beriet das Gesundheits- und Sozialministerium des Freistaats Bayern sowie die Wohlfahrtsverbände bei der Einführung der neu entstehenden Sozialpsychiatrischen Dienste.

Michael und sein Poliklinik-Team berieten auch die Stadt München hinsichtlich der Umorganisation der allgemeinen Sozialdienste. Eine Spezialambulanz für spanischsprachige »Gastarbeiter« wurde eingeführt, und eine Untersuchung über den Einfluss der Angehörigen auf die Verläufe psychischer Erkrankungen wurde durchgeführt. In diesem Zusammenhang konnte sich auch eine erste Angehörigengruppe unter der Leitung von Albrecht Egetmeyer etablieren. Rosamunde Wolff begann, als Verantwortliche von der Poliklinik aus, die erste Psychiatrie-Fachpflege-Ausbildung in Bayern.

Während Michaels Tätigkeit an der LMU war die Klinik intensiv an der Erarbeitung des Enquete-Berichts beteiligt. Hippius war zeitweilig Stellvertretender Sprecher der Enquetekommission des Bundestags und brachte Horst Dilling in die Enquetekommission. Michael durfte Protokollierungs-Aufgaben übernehmen und den Aspekt der Rolle der Sozialarbeit bearbeiten (Dt. Bundestag 1975).

Gegen Ende seiner Zeit an der LMU München beteiligte Hans Hippius Michael an der Hauptvorlesung Psychiatrie im klinischen Medizinstudium. Diese Zusammenarbeit sollte sich über das Ende seiner Zeit an der LMU bis zur Emeritierung von Hippius fortsetzen und wurde dann für mehrere Jahre vom Nachfolger Hans-Jürgen Möller weitergeführt. Die Vorlesung fand jeweils am Mittwochvormittag statt und erstreckte sich über drei Stunden. Sie war unter den Studierenden sehr beliebt. In der ersten Stunde stellte Hippius selbst das zu besprechende Krankheitsbild vor, anschließend übernahm einer der Oberärzte die ätiologischen, pathogenetischen und pharmakologisch relevanten Hintergründe und Wissensbestände, während Michael in der letzten Stunde die epidemiologischen, sozialpsychiatrischen und psychotherapeutischen Aspekte behandelte. Hippius blieb über die ganze Dauer präsent – auch diese Zeiten waren Teil des intensiv erlebten Lehrer-Schüler-Verhältnisses. Es entwickelte sich ein freundlich-kompetitives, partnerschaftliches Spannungs- und Arbeitsverhältnis.

Im Jahr 1977 begann das Habilitationsverfahren, und im folgenden Jahr, also 1978, regte Marc Richartz, der Oberarzt an der Psychiatrischen Universitätsklinik in Maastricht in Süd-Holland war, Michael dazu an, sich dort um eine Professur zu bewerben, was er auch tat. Mit Unterstützung seiner englischen Kollegen erhielt Michael ein Angebot für diese Professur. Allerdings entschied er sich aus persönlichen Gründen und aufgrund von Unstimmigkeiten in Maastricht gegen die Annahme der Stelle. Vor diesem Hintergrund wuchs der Wunsch und das Bedürfnis, selbständig die Leitung einer Klinik zu übernehmen und die anstehende Psychiatriereform in Letztverantwortung aktiv mitzugestalten.

Kaufbeuren und die Öffnung einer Anstalt nach innen und außen

Im Winter 1979 bewarb sich Michael von Cranach für die Stelle des Ärztlichen Direktors des Bezirkskrankenhauses Kaufbeuren. Im Februar 1980 fand die Vorstellung der Bewerber im Bezirkstag von Schwaben in Augsburg statt. Drei Wochen vorher erschien ein Bezirksrat unangemeldet in der Poliklinik der Psychiatrischen Klinik der LMU und bat um ein persönliches Gespräch. Er teilte Michael mit, dass der Bezirkstag mit großem Interesse seine Bewerbung zur Kenntnis genommen habe, es sei jedoch eine Schwierigkeit aufgetreten. Die Bezirksräte seien benachrichtigt worden, dass Michael Kommunist sei, und falls das stimmen sollte, stehe dies einer Einstellung selbstverständlich entgegen. In einem langen, freundlichen Gespräch konnte Michael dem Bezirksrat erklären, dass er weder Kommunist sei, noch seine sozialpsychiatrischen Vorstellungen »kommunistisch« seien. Sie seien kritisch und, wenn man so wolle, auch »links«. Es gelang Michael, seinen Gesprächspartner davon zu überzeugen, dass die Empörung über die herrschenden Zustände gerechtfertigt sei und auch radikale Veränderungen mit sich bringen sollte. Michael berichtete dem Bezirksvertreter von der englischen Psychiatriereform, von der Schließung der großen Fachkrankenhäuser und der dortigen Integration der Psychiatrie in das allgemeine medizinische Versorgungssystem. Dieses Gespräch sollte später für Michael eine große Bedeutung haben, weil er sowohl nach außen als auch nach innen immer sagen konnte, dass er von Anfang an »mit offenen Karten gespielt« habe. Michael bekam die Stelle und trat seinen Dienst in Kaufbeuren am 2. Mai 1980 an.

Die Situation, die Michael im Bezirkskrankenhaus Kaufbeuren vorfand, übertraf alles, was er erwartet hatte. Mit rund 1000 Patienten, darunter 500 sogenannte »Pflegefälle«, lebten dort Menschen seit Jahren und Jahrzehnten unter unwürdigen Bedingungen: geschlechtlich getrennte Stationen, große sogenannte »Wachsäle«, keine persönliche Kleidung, und auf den Stationen herrschte das »Capo-System«. Es gab eine Einteilung der Patienten in »gute« und »schlechte«, je nachdem, ob sie sich den Anordnungen und Regeln fügten oder nicht, ob sie an der sogenannten Arbeitstherapie teilnahmen oder nicht. Michael erkannte bald, dass dies in gewisser Weise als eine Fortsetzung der in der NS-Zeit praktizierten Einteilung in »lebenswert« und »lebensunwert« erlebt werden konnte. Die Haltung unter den Mitarbeitenden war tief institutionell verankert und verkrustet.

Wie geht man in einer solchen Situation strategisch vor? Es galt, zwischen Zielen und Mitteln zu unterscheiden. Im Fokus standen zunächst die Ziele: die Änderung der Haltung von einer extrem hierarchischen und entwertenden Kommunikation hin zu einer Praxis der menschlichen Begegnung. Ein weiteres Ziel war die Schaffung einer lebensnäheren Zukunft für die Patienten, entsprechend dem Konzept der Deinstitutionalisierung. Zudem sollten Verbesserungen für die sogenannten Akutpatienten erreicht werden, die kürzere Zeiten im Krankenhaus verbrachten, außerhalb der Klinik lebten und vorübergehend stationär behandelt wurden. Die Öffnung und geschlechtliche Mischung der Stationen, der Abbau von Zwang und die Einführung zeitgemäßer psychiatrischer Diagnostik sowie psychotherapeutischer und sozialpsychiatrischer Therapieangebote waren weitere wesentliche Ziele. Auch die Regionalisierung der stationären Angebote war von Anfang an ein zentrales Anliegen. Darüber hinaus war es ein zentrales Ziel, stationäre Aufnahmen durch die Schaffung ambulanter Angebote zu vermeiden. Ein von Respekt und Achtung geprägtes Menschenbild sollte das Leitbild der gesamten Arbeit sein, das den Umgang mit Patienten und Mitarbeitern prägte. Dem Patienten als freiem und autonomem Partner gegenüberzutreten, sollte die Arbeit bestimmen, das heißt eine Vorstellung im Sinne von: Mitarbeiter, Patienten und Angehörige befinden sich in einem spannenden, gemeinsamen Prozess von Veränderung und Neugestaltung.

Die Personalsituation zu Beginn war schwierig. Es gab 14 Ärzte, zwei Sozialarbeiter, zwei Psychologen, ungefähr 350 Pflegepersonen und etwa 600 Mitarbeiter, die keinen direkten Kontakt zu den Patienten hatten. Das Krankenhaus glich einer »totalen Institution« im Sinne von Goffman – einer völlig eigenständigen Welt mit eigener Verwaltung, Werkstätten für Schreinerei, Maurerei, Bäckerei, Metzgerei, Druckerei, Schuhmacherei, Elektrik sowie einem großen landwirtschaftlichen Betrieb.

In dieser Situation war es entscheidend, Mitstreiter sowohl von außen als auch von innen zu finden, insbesondere unter den bereits vorhandenen Mitarbeitern. Glücklicherweise verbesserte sich die Personalsituation schnell durch den Ausbau des Stellenplans und es gab zahlreiche Bewerbungen von engagierten jungen Mitarbeitern. Die Reformen, die durch den ersten Bayerischen Psychiatrieplan angestoßen wurden, führten rasch zur Schaffung neuer Stellen in allen Berufsgruppen, die direkt mit den Patienten arbeiteten.

Junge, engagierte Mitarbeiter veränderten rasch das menschliche und therapeutische Umfeld im Krankenhaus. Zum Beispiel führte Rosamunde Wolff den ersten Lehrgang für Fachpflege in der Psychiatrie in einem bayerischen Bezirkskrankenhaus ein, Albrecht Egetmeyer eröffnete die erste Ambulanz in einem psychiatrischen Krankenhaus in Bayern, die bald zu einer der größten Ambulanzen in Bayern werden sollte, und Wilhelm Weinbrenner organisierte den schnell wachsenden Sozialdienst, den er von administrativen Aufgaben befreite und sozialpädagogisch-therapeutisch umgestaltete.

Erstaunlicherweise wurden die neuen Mitarbeiter von den bestehenden Mitarbeitern mit Interesse und Offenheit aufgenommen. Die neuen Ideen verbreiteten sich schnell und die Mehrheit der Mitarbeiter nahm das Neue dankbar und erleichtert auf. Besonders wichtig für die innere Öffnung des Krankenhauses war die Krankenpflegeschule, deren Absolventen oft im Krankenhaus blieben und in leitende Positionen aufstiegen. Der Unterricht in der Schule war ebenfalls von großer Bedeutung, um die Schüler für die Psychiatrie zu begeistern.

Das Leitungsteam erkannte, dass eine Öffnung der Klinik ohne Beteiligung der Öffentlichkeit nicht möglich war. Es wurde angestrebt, jede Woche einen Artikel in der lokalen und oft auch überregionalen Presse zu veröffentlichen, um die Veränderungen öffentlich zu machen und damit zur Nachhaltigkeit beizutragen. Ein Höhepunkt der Öffentlichkeitsarbeit war der Film »Auf einen Cappuccino in die Freiheit« des Bayerischen Fernsehens, bei dem ein großes Reisebüro eine Reise für eine Gruppe von Langzeitpatienten sponserte und ein Filmteam die Reise nach Venedig begleitete. Ein besonders bewegender Moment im Film war das spontane und dramatische Rezitieren von Schillers »Glocke« an einem Brunnen in Venedig durch eine Patientin, die jahrelang nicht gesprochen hatte.

Die Reform war ohne Rückendeckung des Krankenhausträgers, des Bezirks Schwaben, nicht möglich. Es entwickelte sich eine enge und aufgeschlossene Beziehung zum damaligen Bezirkstagspräsidenten Georg Simnacher, der sich aus persönlichem Engagement für die Psychiatriereform einsetzte und persönlich Anteil an den Nöten der Patienten nahm. Er unterstützte die Idee der Regionalisierung und war zusammen mit dem Sozialministerium in München der politische Motor für die Einrichtung von Psychiatrie-Standorten in der Region. Dies begann mit Kempten im Jahr 1985, gefolgt von Augsburg (1989), Memmingen (1995) und Landsberg in Oberbayern (1999), das jedoch im Rahmen eines Übereinkommens mit dem Bezirk Oberbayern von Kaufbeuren aus versorgt wurde. Hinzu kam die Tageklinik in Lindau am Bodensee, die zur neu gegründeten Klinik in Kempten gehörte.

Parallel zur Eröffnung dieser neuen Standorte wurden in Kaufbeuren Stationen geschlossen, ein Prozess, der nicht immer einfach war. Das Bayerische Sozialministerium, zuständig für die Krankenhausplanung, unterstützte diesen Prozess und setzte die Idee der Regionalisierung um. Mehrmals kamen bei feierlichen Eröffnungen von neuen Reformprojekten die zuständigen Ministerinnen nach Kaufbeuren. Ambulante Projekte des Krankenhauses wurden von der Bayerischen Landesstiftung gefördert. Die Bundesdirektorenkonferenz der Leitenden Ärzte Psychiatrischer Fachkrankenhäuser sowie die Bayerische Direktorenkonferenz tagten mehrmals in Kaufbeuren. Michael war mehrere Jahre stellvertretender Vorsitzender der Bundesdirektorenkonferenz. Ein wichtiger Kontakt in dieser Zeit war der enge Austausch mit dem Psychiatriereferenten des Verbands der Bayerischen Bezirke, Herrn Michael Kreuzer, der sich für die Regionalisierung der psychiatrischen Versorgung in Schwaben stark machte.

Rasch wurde deutlich, dass eine erfolgreiche Reform nur möglich war, wenn man sich mit den Ereignissen der Vergangenheit auseinandersetzte, insbesondere mit den Verbrechen der »Euthanasie«. Dies führte zu einer intensiven Aufarbeitung und Dokumentation der Geschehnisse, ein Bemühen, das bis heute anhält. Auch hierbei leistete der Bezirkstagspräsident tatkräftige Unterstützung, denn die Bewältigung konnte nur gemeinsam mit anderen gelingen.

Die Förderung der ambulanten Hilfen ging weit über die Einrichtung der Psychiatrischen Ambulanz hinaus. Im Jahr 1986 wurde der Psychosoziale Hilfsverein Irseer Kreis gegründet, um Wohnen und Arbeiten für psychisch erkrankte Menschen zu unterstützen. Daraus entstand der Irseer Kreisverband e. V., ein Versand- und Online-Handel für Bastelartikel, der zum Vorbild für viele Integrationsfirmen wurde und vom Europäischen Verband der Integrationsfirmen (CEFEC) ausgezeichnet wurde. Unter der Leitung von Klaus Nißle gründete die gerontopsychiatrische Abteilung die »Blaue Blume«, ein Teilhabeprojekt für gerontopsychiatrische Patienten.

Aktiver Ruhestand

Im Jahr 2006 ging Michael in den Ruhestand. Es gelang nicht, die Klinik zu schließen. Die 500 Langzeitpatienten hatten ihren Weg zurück in die Gesellschaft gefunden. An vier neuen Standorten gab es regionalisierte Abteilungen im oder am Allgemeinen Krankenhaus. In der Klinik selbst gab es nur noch 160 Betten. Die forensischen Patienten wurden in einer eigenständigen Einrichtung auf dem Krankenhausgelände betreut. Die lang diskutierte Verlegung der verbleibenden 160 Betten, die man auch weiter hätte reduzieren können, in das somatische Krankenhaus in der Nachbarschaft scheiterte. Die sich verändernde Krankenhauslandschaft in den letzten Jahren, insbesondere durch die Einführung betriebswirtschaftlich geprägter Führungsstrukturen, begünstigte andere Schwerpunkte.

Über die Jahre hinweg trat Michael auf vielfältige Weise international in Erscheinung, und die Kaufbeurer Klinik beteiligte sich an mehreren von der EU geförderten Forschungsprojekten. Michael erhielt zahlreiche Auszeichnungen, darunter den Marion-Samuel-Preis, die Griesinger-Medaille der Deutschen Gesellschaft für Psychiatrie und Psychotherapie, Psychosomatik und Nervenheilkunde (DGPPN), die Paracelsus-Medaille der Bundesärztekammer, den Bayerischen Verfassungsorden des Bayerischen Landtags sowie die Bezirksmedaille des Bezirks Schwaben. Er ist außerdem Honorarprofessor an der Abteilung Sozialwissenschaften der Hochschule München. Bis heute behandelt er Patienten in seiner kleinen Praxis in München.

Das zweite Leben: Madrid bis München und die fünf Bücher

Michael von Cranach, Thomas Becker, Felicitas Söhner

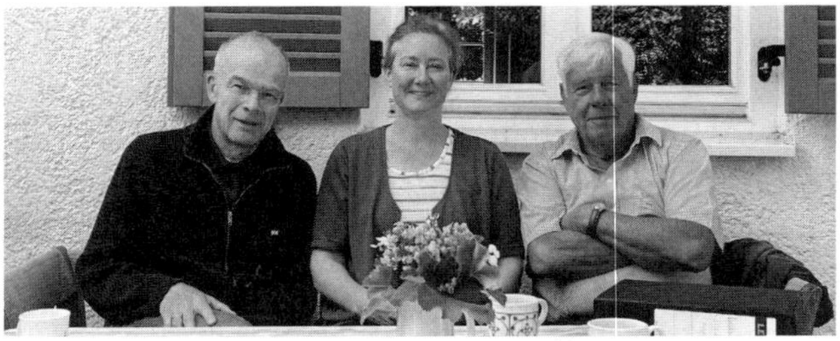

FELICITAS SÖHNER: Michael, kannst Du etwas über Deinen familiären Hintergrund, vor allem über die Bedeutung des Familiennamens von Cranach, erzählen? Also die Bedeutung für dich. Und welche Bedeutung der Name für die Familie hat?

MICHAEL VON CRANACH: Wie alle Menschen hatte ich zwei Eltern: meine Mutter und meinen Vater, die aus verschiedenen Milieus stammten. Mein Vater gehörte zur Cranach-Familie. Der Maler Cranach der Ältere, im Jahr 1553 verstorben, war ein Vorfahre. Die Familie lebte in Weimar, wo er eine Apotheke hatte. Später war er Bürgermeister von Wittenberg und eng mit Martin Luther verbunden. Eine Familienlinie siedelte sich im frühen 18. Jahrhundert in Pommern an, genauer in der Neumark, dem aus heutiger Sicht östlichen Pommern. Dieses Gut, Craazen, befand sich etwa 30 Kilometer östlich von der Oder und ca. 40 Kilometer südlich von Stettin. Im frühen 18. Jahrhundert schien der Name Cranach mit Polycarpus Cranach »Postumus« zu erlöschen. Viele männliche Nachkommen waren bereits als Kinder verstorben. Durch eine späte Beziehung bekam er weitere Kinder. So setzte sich der Name Cranach fort, doch heute gibt es nur noch 35 Menschen mit diesem Namen. Die Kriege hatten die Familie dezimiert, aber sie blieb bestehen.

Meine Mutter, die eine ganz andere Geschichte hatte, heiratete meinen Vater und erlebte in der Kriegszeit den »Zusammenbruch« und eine dramatische Flucht. Ende Januar oder Anfang Februar landeten wir schließlich im Montafon im Vorarlberg. Mein Vater, zwei Monate zuvor gefallen, hatte meiner Mutter geraten, sich angesichts der vorherzusehenden Niederlage in die Nähe der Schweizer Grenze zu begeben, um eine Rettungsmöglichkeit zu haben. Dort angekommen, erlebten wir das Kriegsende unter französischer Besatzung, überlebten unversehrt und wurden nicht schlecht behandelt, auch wenn die Lebensbedingungen sehr schwierig waren. Meine Mutter setzte alles daran, ihre spanischen Verwandten zu kontaktieren, was schließlich gelang. Ende 1945 teilten uns die Verwandten über das Rote Kreuz mit, dass wir nach Spanien kommen könnten. Aber die Hauptkommandantur der Franzosen hatte allen Deutschen die Ausreise verweigert. Die Beharrlichkeit meiner Mutter, und vielleicht auch ihre Schönheit, erweichten die französischen Behörden und wir bekamen schließlich 1947 ein »Laissez passer«, die Erlaubnis innerhalb von wenigen Tagen ohne Gepäck in die Schweiz auszureisen. Wir kamen problemlos über die Grenze, kontaktierten dort das Schweizer Rote Kreuz, das uns in einen Zug nach Genf setzte, von wo aus wir nach Spanien flogen. Es war Ende August, als meine Mutter und ich mit einer kleinen Tasche und einem dicken Grimms Märchen Buch in der Hand, in der glühenden Hitze in Madrid ankamen. Bei der Ankunft herrschte große Unruhe am Flughafen, die Menschen tuschelten: »Er ist gestorben! Er ist gestorben!« Meine Mutter fürchtete Schlimmstes, aber es stellte sich heraus, dass in jener Nacht der berühmteste Stierkämpfer aller Zeiten, Manolete, an den Wunden, die er eine Woche zuvor in Linares in Südspanien erhalten hatte, verstorben war.

Wir wurden bei der Schwester meiner spanischen Großmutter, die kurz vor Kriegsende verstorben war, aufgenommen. Wir kamen zu einer wohlhabenden, bürgerlich-konservativen, sehr katholischen Familie. Ein Sohn meiner Großtante war in Russland als Mitglied der Blauen Division gefallen, ein Kontingent von Soldaten, das Franco Hitler zur Verfügung gestellt hatte. Trotz herzlicher Aufnahme fremdelten sie mit uns, da meine Mutter, im Berlin der zwanziger und dreißiger Jahre aufgewachsen, nicht ihrem Frauenbild entsprach. So wurde ihr beispielsweise sofort das Rauchen verboten. Ich erinnere Spaziergänge mit ihr, bei denen sie rauchte und mich innigst bat, sie nicht zu verraten. Ich wurde erneut getauft, da man glaubte, die deutsche Taufe sei nicht ordnungsgemäß durchgeführt worden. Es gab Überlegungen, mich in ein Internat zu schicken, zu dem sie Beziehungen hatten. Doch meine Mutter entschied sich dazu, sich von der Familie zu verselbstständigen, sie fand eine Arbeitsstelle als Fremdsprachensekretärin in einer großen Schiffsbaufirma. Sie sprach Englisch, Deutsch, Spanisch und ein wenig Französisch. Das Gehalt reichte gerade zum Überleben. Da Frauen damals in Spanien keine Wohnung mieten durften, lebten wir die ersten vier Jahre in einer Pension, bis wir endlich eine Wohnung fanden.

Ich wurde im September 1947 eingeschult. Die offizielle, traditionsreiche Schule war nach 1945 geschlossen worden. Franco hatte die deutschen Verwaltungsstrukturen und das deutsche Vermögen den Alliierten übergeben, die britische Botschaft wurde für die deutschen Angelegenheiten zuständig. Wir erhielten sofort die Erlaubnis von der spanischen Regierung, in Spanien zu bleiben. Wir benötigten aber auch die Genehmigung der englischen Botschaft. Meine Mutter und ich wurden zur englischen Botschaft zitiert, ich sehe die Situation noch deutlich vor mir. Ein Mann in Uniform fragte meine Mutter, wie wir aus Deutschland rausgekommen seien. Meine Mutter zeigte ihm das Laissez-passer der Franzosen und erklärte, dass sie legal über die Grenze gereist sei. Er stellte fest, dass Deutsche normalerweise nicht ausreisen dürfen und fragte nach dem Preis für den Laissez-Passer. Meine Mutter fing an zu weinen, sagte, sie habe nichts dafür bezahlt und erzählte ihre Geschichte. Der Mann hörte zu, zerriss den Pass und erklärte, dass dies kein gültiges Dokument sei. Andernfalls müsste er sie in ein Auffanglager für flüchtende Nazis schicken, dass Franco auf Verlangen der Alliierten eingerichtet hatte. Nach Kriegsende internierten die Alliierten dort Nazis, die aus Deutschland flohen. Es ist historisch belegt, dass die französische Hauptkommandantur in Lindau zuließ, dass solche Pässe gegen Geld ausgestellt wurden. Eine Rattenlinie, die über Spanien und Portugal schließlich bis nach Südamerika führte.

Die traditionsreiche offizielle deutsche Auslandschule war 1945 geschlossen worden. Meine Mutter erfuhr, dass einige Lehrer der geschlossenen deutschen Schule in Spanien geblieben waren – viele Nazis. Gemeinsam mit spanischen Lehrern gründeten sie eine spanische Privatschule, die nach dem spanischen Lehrplan unterrichtete, jedoch einige Stunden auch auf Deutsch mit deutschen Lehrern unterrichtete. Da meine Mutter das Schulgeld nicht zahlen konnten, wurde es mir vom Deutschen Schulverein unter der Voraussetzung erlassen, dass ich gute Noten erzielte. Dies geschah auch durch die Unterstützung des Deutschen Hilfsvereins unter der Leitung von Clara Stauffer. Clarita Stauffer erlangte später eine gewisse Berühmtheit als Organisatorin der Rattenlinie für die geflohenen Nazis nach Südamerika und für ihre Unterstützung der in Spanien gebliebenen Nazis. Bücher, Dokumentarfilme und schließlich eine vor kurzem erschienene Fernsehserie befassen sich mit dieser schillernden Nationalsozialistin.

In Spanien und besonders in Madrid lebte eine große deutsche Community, la Colonia Alemana, Deutsche Geschäftsleute, die schon lange in Spanien lebten, und viele Nazis, die in der Zeit während oder nach dem Bürgerkrieg in der Franco Zeit nach Spanien gekommen waren und schließlich Deutsche, die nach 1945 aus Deutschland nach Spanien geflohen oder aus anderen Gründen emigriert waren.

Ich erinnere ein Ehepaar, beide Grundschullehrer, meine ersten Lehrer, die ich sehr mochte. Als 1952 die Schule wieder offizielle deutsche Auslandsschule wurde, wanderten sie, zusammen mit anderen Lehrern, nach Kolumbien aus.

In diesen ersten Schuljahren sangen wir in der Schule immer die erste Strophe des Deutschlandliedes und gelegentlich auch »Ich hatte einen Kameraden«.

Mit meiner Mutter sprach ich zwar auch etwas Deutsch, aber ansonsten bald immer Spanisch. In der Grundschulzeit sprachen wir unter uns Schülern immer Spanisch, obwohl wir fast alle Deutsche waren. Ich haderte mit der deutschen Sprache. Wenn meine Mutter mir sagte, dass mein Vater gefallen sei, fragte ich nach, ob er gestolpert sei, ob man dadurch sterben kann. Er kannte nicht den Euphemismus. Auch heute doch habe ich im Deutschen, nicht im Spanischen, manchmal Schwierigkeiten, einen übertragenen Sinn zu erfassen. Ich habe Probleme mit deutschen Sprichwörtern.

Dazu möchte ich eine Geschichte erzählen. Es gab eine Lehrerin, vor der wir alle große Angst hatten. Ich war vielleicht 8 Jahre alt, als sie uns im Unterricht eine Geschichte aus unserem Lesebuch lesen ließ. Kurz nach Kriegsende war das Bayerische Lesebuch erschienen. Es gab in Madrid eine traditionsreiche, alte Buchhandlung. Libreria Buchholz, die uns mit deutschen Schulbüchern versorgte. Wir mussten in diesem Buch die Geschichte eines Jungen lesen, der im Internat war, ein unsicherer und ungelenker Junge. Im Turnunterricht soll er über einen Schwebebalken gehen, ängstlich es nicht zu schaffen. Nach den ersten Schritten denkt er: wenn ich stolpere, stirbt mein Vater. Beim letzten Schritt fällt er vom Balken. In dem Augenblick betritt der Schuldirektor die Turnhalle und informiert ihn über den Tod des Vaters im Krieg. Genau diese Stelle musste ich laut vorlesen. Ich begann zu weinen, worauf die Lehrerin sagte: »Deutsche Kinder weinen nicht«. Eine ungeheuerliche Geschichte in einem Schullesebuch.

Jahre später sollte diese Geschichte mir sehr hilfreich werden. Zur Abiturprüfung kam ein deutscher Schulrat an unserer Schule. Er prüfte mich im Fach Deutsch: »Erzählen Sie uns etwas über den Unterschied zwischen deutscher und spanischer Epik.« Ich stotterte etwas über das Nibelungenlied und dem Cid Epos, er wurde immer ungeduldiger und ich stummer. »Was macht der Cid, als er auf dem Hügel steht und auf das zerstörte Numancia herabblickt?« Ich bin immer noch ratlos. Er schreit mich an: »Er weint.« Woraufhin ich antworte: »Deutsche Helden weinen nicht!« Er: »Na endlich eine richtige Antwort.« Kairos, die Gelegenheit beim Schopf zu packen, hat mir in meinem Leben sehr geholfen

FELICITAS SÖHNER: Das erinnert mich daran, dass Du auch von einem Lehrer gesprochen hast, der Dich unterstützt hat.

MICHAEL VON CRANACH: 1952 oder 1953, nachdem Spanien wieder diplomatische Beziehungen zu Deutschland aufgenommen hatte, erlebte die Schule eine Veränderung. Es kam wieder ein deutscher Botschafter nach Madrid und die Schule wurde erneut zur offiziellen deutschen Auslandsschule. Ein neuer Direktor aus Deutschland kam, begleitet von einer Gruppe junger Lehrer und Referendare. Unter ihnen war ein besonders wichtiger Lehrer für mich, Werner Beutler, ein Geschichts- und Deutschlehrer aus Köln, mit dem ich auch heute noch Kontakt habe.

Es vermittelte uns eine ganz neue Welt. Er sprach nicht Ex Cathedra, diskutierte mit uns auf Augenhöhe. Bereits im ersten Jahr, als wir etwa 13 Jahre alt waren, erzählte er uns ausführlich über den Nationalsozialismus, ohne Lehrbuch, dass diese Thematik gar nicht aufgriff.

Dies führte zu Unruhen in der Schule, der Schulverein, der noch immer existierte, intervenierte gegen ihn. Wie freuten wir uns auf seinen Unterricht! Wir interpretierten ein Gedicht von Günter Eich über Müll- und Trümmerhalden im Nachkriegsdeutschland. Dies führte dazu, dass er vor den Schulverein zitiert wurde und Kritik für die Art des Unterrichtens erntete. Wir genossen jedoch seine Art des Unterrichtens, und er leitete sogar einen Pantomimenkurs für uns. Als wir älter wurden, blieb er unser Lehrer bis zum Abitur.

Da wir die Oberschule noch im spanischen Schulsystem begonnen hatten, erlaubte uns die neu entstandene offizielle Auslandsschule durch ein paar zusätzliche Unterrichtsstunden auch die Vorbereitung auf das spanische Abitur, einige von uns wählten diesen zusätzlichen Weg. In diesem Zweig hatten wir einen von uns sehr geschätzten Philosophie Lehrer. Es gab Gerüchte, dass er in der Vor-Franco Zeit Professor für Philosophie gewesen war und seine Stelle als Republikaner verloren hatte. Ganz vorsichtig deutete er an, dass es auch ein anderes Spanien gab. Viele meiner Schulfreunde betrachteten Spanien als das Paradies. Mir war, vielleicht anders als meinen gut situierten Schulfreunden, bereits mit 13 oder 14 Jahren bewusst, dass es in Spanien auch und Unterdrückung gab. Trotz dieses Wissens habe ich die wirklichen Ausmaße nicht vollständig realisiert. Einige Lehrer wiesen uns vorsichtig darauf hin.

Etwa im Alter von 14 oder 15 Jahren entstand das erste Madrider Off-Theater, ein kleines nichtstaatliches Theater im Stadtzentrum. Dort sahen wir, angeregt von unserem Lehrer, das Stück »Blick zurück im Zorn« von John Osborne. Dieses Theatererlebnis war für mich eine regelrechte Erleuchtung. Das Stück handelt von einem jungen Mann, dessen Vater beim Militär ist und autoritär agiert. Der Sohn wendet sich gegen diese Autorität und den Militarismus. In einer Gesellschaft, in der das Militär im Zentrum stand, empfanden wir seine rebellische Haltung als besonders bedeutsam. Ich glaube, das Stück wurde rasch von der Zensur abgesetzt.

Eines Tages sagte uns unser außergewöhnlich freundlicher Philosophielehrer: »Morgen braucht Ihr nicht früh in die Schule zu kommen. Ihr könnt später kommen, denn Ihr müsst Euch früh anstellen. In der Buchhandlung in der Calle Serrano wird es erstmals eine limitierte Gesamtausgabe von García Lorca geben. Sie wird sofort ausverkauft sein, da der Verkauf zuvor verboten war. Der Staat steht unter Druck und möchte der Weltöffentlichkeit zeigen, dass er sich öffnet, wenn auch nur begrenzt.« Ich war bereits um fünf Uhr morgens vor Ort, und es gab bereits eine riesige Schlange. Ich habe das Buch noch heute. Es gab eine ganz andere Welt – eine zweite Welt.

Als ich etwa zehn Jahre alt war, fand meine Mutter über den deutschen Hilfsverein eine Wohnung. Diese möblierte Wohnung teilten wir uns mit einer deutschen Freundin. Plötzlich lebten wir in einer sehr schönen, geräumigen Wohngemeinschaft, obwohl wir kaum Geld hatten. Meine Mutter arbeitete von morgens acht Uhr bis nachmittags sechs Uhr. Abends hatte sie eine zweite Arbeitsstelle im spanischen Radio, in der Nachrichtenabteilung, wo sie mit Kopfhörern die deutschen Nachrichten deutscher Sender abhörte und mitstenografierte. Diese Aufzeichnungen bildeten die Grundlage für die spanischen Nachrichtensendungen. Manchmal durfte ich sie dort besuchen und mithören. Sie kam immer sehr spät nach Hause, und ich war oft allein. Mehrere Jahre lang kam eine Frau namens Pura zu uns, eine einfache Frau aus Santander. Sie war verheiratet, wurde aber von ihrem Mann verlassen. Da es keine Scheidung und keine Rechte für verlassene Frauen in Spanien gab, war sie mittel- und arbeitslos, sie hatte nur eine Schlafstelle bei einer Cousine und sonst kein Zuhause. Pura kam täglich zu uns, kochte, aß mit uns, hatte tagsüber ein warmes Zuhause und ging abends zu ihrer Schlafstelle. Meine Mutter konnte sie nicht bezahlen, aber sie hatte ein Zuhause, und für mich wurde sie sehr wichtig.

Als ich etwa zwölf Jahre alt war, sagte meine Mutter zu mir: »Du bist verantwortlich für dich. Du musst Deine Schulaufgaben machen, ich kann mich nicht ständig um Dich kümmern. Aber Du kannst auch in die Stadt gehen. Wir wollen uns deswegen nicht streiten. Aber ein paar Regeln musst Du einhalten, und ich vertraue dir.« Ich habe dieses Vertrauen nicht missbraucht, zumindest nicht oft. Ich streifte durch Madrid, das damals total sicher war. Nie kam mir der Gedanke, dass es irgendwie gefährlich sein könnte. Ich ging wahnsinnig oft ins Kino. Im Zentrum waren die Filme teuer, da wurden sie uraufgeführt. Aber in den Stadtteilen gab es viele Kinos. Franco hatte in den Kinos das Volk mit spanischen und amerikanischen Filmen sozusagen eingelullt. Ich war ein totaler Film-Freak und besuchte jedes Kino. Das waren auch so eine Art Wärmestuben. Der Eintritt kostete kaum etwas, und es liefen immer zwei Filme, die politische Wochenschau und ein Trickfilm, in Dauerschleife.

Ich hatte meine eigene Welt des Kinos, dann die Welt meiner Mutter, die immer sehr abstrakt über Deutschland sprach, dann die Welt meiner etablierten spanischen Verwandtschaft. Dann gab es die Welt der Schule, des Lernens und der Mitschüler. Das waren alles verschiedene Welten, zu denen ich eigentlich nicht gehörte. Ich lernte, mich in diesen verschiedenen Systemen sicher zu bewegen. Ich lernte auch, dass Migration eigentlich kein Problem ist. Es wird durch die Umstände zu einem Problem.

FELICITAS SÖHNER: Ja. Sich darin bewegen zu können. – Du sprachst vorhin über Bücher, die in dieser Zeit für Dich wichtig waren oder die für Dich wichtig sind. Möchtest Du über diese Bücher erzählen?

MICHAEL VON CRANACH: Das entscheidende Buch meiner Kindheit war Grimms Märchen. Im Alter von sechs Jahren kam ich nach Spanien, und ungefähr nach einem halben Jahr Schule beherrschte ich das Lesen so, dass ich die Märchen, obwohl in Frakturschrift verfasst, lesen konnte. Zuvor hatte meine Mutter mir stets aus dem Buch vorgelesen. Ich empfand eine starke Ambivalenz gegenüber diesen Märchen, da sie allesamt unglaublich unheimlich waren aber meine Neugier anregten. Ich fand jedoch eine effektive Lösung, die mir auch später von Nutzen war: Ich las die Märchen neugierig durch und schloss jedes Mal mit der Geschichte »Die schöne Katrinelje und Pif Paf Poltrie«. Diese Geschichte war eigentlich kein Märchen, sondern eine Art lustige, rituelle Aufzählung. Ich hatte sie auswendig gelernt, und sie wurde zu einer Art abendlichem Ritual, das die Spannung löste und die Angst verschwinden ließ. Ich weiß nicht, ob Du das kennst, aber bei den Märchen empfand ich gelegentlich eine lähmende Angst. Das Lesen löste bisweilen beim zu Bett gehen eine regelrechte Starre aus, sodass ich kaum wagte, mich zu bewegen. Doch dieses Gefühl verschwand mit dem ritualisierten Abschluss von »Pif Paf Poltrie«, dieser kurzen, eigenartigen Geschichte, eine Art Nachtgebet. Ich kann es heute noch auswendig.

FELICITAS SÖHNER: Das war das erste Buch.

MICHAEL VON CRANACH: Meine Mutter hatte einen Freund und Verehrer, der uns gelegentlich besuchte. Er war ein Arzt, der eine entscheidende Rolle spielte, als meine Mutter einen Blinddarmdurchbruch erlitt, als ich neun Jahre alt war. In einer Zeit, in der Antibiotika knapp waren, half dieser Arzt durch Kontakte auf dem Schwarzmarkt, meine Mutter zu retten. Ich mochte ihn auch vielleicht deshalb, weil er nie versuchte, mich zu erziehen oder zu beeinflussen. Vielleicht war ich zwölf, als er mir Rudyard Kiplings Dschungelbuch schenkte. Die Geschichte eines Jungen, der im Dschungel überlebt, verursachte mir durch Überidentifizierung Angst und Unbehagen, doch ich bewunderte die triumphierende Schlacht zwischen dem Mungo, Rikki Tikki Tavi und der Kobra in einem der Kapitel des Buches. Das Buch vermittelte die Idee, dass das Kleine das Große besiegen und alle beschützen kann, was mir viel Freude bereitete. Häufig las ich diesen Teil des Buches. Einige Jahre später schenkte er mir ein weiteres Buch von Kipling mit dem Titel »Kim«. Diese Geschichte eines Waisenkindes in Indien, das sich durch verschiedene indische und englische Milieus bewegt, stärkte mein Gefühl der Identifikation und vermittelte mir Zuversicht. Es handelt von einem cleveren, alleingelassenen Jungen, der in verschiedenen Situationen erfolgreich agiert und sich geschickt durchsetzt, wodurch er die Zuneigung und Unterstützung der Menschen gewinnt. Dieses Buch vermittelte mir die Überzeugung, dass man es schaffen kann, selbst in schwierigen Situationen.

Ein weiteres bedeutsames Buch in meinem Leben erhielt ich, als ich 15 oder 16 Jahre alt war und den ersten Teil meines spanischen Abiturs bestand. Zu diesem Anlass besuchte uns jener Freund erneut und schenkte mir einen elektrischen Rasierapparat sowie ein Gedicht als Ausdruck dafür, dass ich nun als Mann betrachtet werde. Das Gedicht »If« stammt auch von Rudyard Kipling und besteht aus etwa zehn bis zwölf vierzeiligen Strophen. Sie beginnen jeweils mit einem »Wenn …«, dann folgt eine Aufzählung von Tugenden und die Strophe endet jeweils mit einem »Dann wirst Du ein Mann«. Ich fand diese »wenn … dann« Konstruktion erpresserisch. Ich wollte mir nicht Bedingungen vorgeben lassen, um ein Mann zu werden.

Das Gedicht spielt bis heute eine bedeutende Rolle in meiner psychiatrischen Arbeit. Ich tue mich schwer mit »Wenn-dann«-Situationen, da sie Bedingungen stellen. Wer hat das Recht, Bedingungen zu stellen? Darf ein Psychiater Bedingungen formulieren? »Wenn Sie sich vernünftig verhalten, werden Sie früher entlassen«. Natürlich, in bestimmten klinischen Situationen könnte es notwendig sein, Bedingungen zu stellen. Aber es ist wichtig, dies einfühlsam zu kommunizieren, nicht ich, sondern das Leben stellt Forderungen. Dieses Gedicht von Kipling verstärkte mein Bewusstsein, dass ich nicht alles unhinterfragt akzeptieren muss. Das war für mich von großer Bedeutung.

Anlässlich meiner Rückkehr nach Deutschland schenkte mir wiederum dieser Arzt als Abschiedsgeschenk das Buch »Lord Jim« von Joseph Conrad. Das Werk hat mich tief berührt, da es die Geschichte eines jungen Mannes erzählt, der in seiner Jugend schuldig wird und sein Leben lang versucht, Gerechtigkeit zu leben und diese Schuld zu bewältigen. Trotz all seiner Bemühungen holt ihn die Schuld immer wieder ein. Diese Thematik hat mir verdeutlicht, wie schwierig es ist, im Leben verantwortungsbewusst zu handeln, ohne Schuld auf sich zu laden. In meiner späteren Auseinandersetzung mit der psychiatrischen Schuld habe ich immer wieder auf »Lord Jim« zurückgegriffen.

Ein weiteres Buch, das mich jetzt auch politisch beeinflusst hat, war »Früchte des Zorns« von John Steinbeck. Die Geschichte handelt von kalifornischen Obstpflückern, die unter widrigen Umständen leben, missbraucht, unterdrückt und entwürdigt werden. Eine Familie versucht verzweifelt, einen Ausweg zu finden, doch die Umstände lassen dies nicht zu. Es sind vielleicht die traurigsten und zugleich hoffnungsvollsten je geschriebenen zwei Seiten am Ende eines Buches: das Ehepaar hat alles verloren, landet in einem Stall, sie hatte kurz vorher eine Totgeburt. In der Dunkelheit entdecken Sie einen alten, sterbenden Mann. Sie stillt den Durst des Sterbenden mit ihrer Brust. Das Buch löste in mir eine ungemeine Wut auf die Umstände aus, Umstände, die zu verändern sind. Auch »Jenseits von Eden«, das ich später las, hat mich nachhaltig beeindruckt. Später kam der Film und James Dean wurde für viele Jahre meine Identifikationsfigur.

Meine erste Liebe galt Esther Williams, einer Schauspielerin, die für ihre Schwimmszenen bekannt war. Meine zweite und lange geheime Liebe war Ava Gardner, eine faszinierende Frau. In der Realität verliebte ich mich mit etwa zehn Jahren in ein Mädchen aus meiner Klasse, das schielte. Alle machten sich darüber lustig, aber ich verehrte sie. Eines Tages, als ich etwa zwölf Jahre alt war, war sie für einige Wochen nicht in der Schule. Als sie zurückkam, schielte sie nicht mehr. Sie war in der Schweiz operiert worden und hatte sich von einem »hässlichen Entlein« in eine Schönheit verwandelt. Alle waren beeindruckt, wir waren und blieben gut befreundet, aber sie nahm meine Zuneigung nie wahr. Meine Verliebtheit in sie blieb jedoch noch lange in meinem Hinterkopf präsent.

Plötzlich, noch vor dem Abiturjahr, kam ein Mädchen aus Deutschland und brachte das moderne Deutschland in die Klasse. Sie trug Petticoats, hohe Absätze, roten Lippenstift, eine enge Bluse. Ihr Haar trug sie in einem Pferdeschwanz. Sie wohnte nicht weit von mir entfernt und musste nun Spanisch lernen. Also unterrichtete ich sie in Spanisch. Übrigens wohnte Ava Gardner in der Wohnung über ihr, die zu dieser Zeit in Spanien lebte. In der ersten Stunde, als ich zu ihrer Spanischstunde kam, war ihre Mutter sehr freundlich und hatte Brote und Saft vorbereitet. Das Mädchen schien nervös zu sein. Als die Mutter die Tür schloss und das Zimmer verließ, sprang sie plötzlich auf, umarmte mich leidenschaftlich. In dem Moment schloss ich die Augen und träumte, es sei Ava Gardner. Sie half mir, aus diesem Fantasie Spiel auszusteigen und wurde meine echte, reale liebevolle Freundin.

FELICITAS SÖHNER: Was für eine wunderbare Geschichte. Möchtest Du über Deinen Weg von Spanien nach Deutschland ins Studium erzählen? Wie hast Du das erlebt?

MICHAEL VON CRANACH: Ich bestand mein deutsches Abitur im Sommer 1959. In den Jahren zuvor hatte meine Mutter stets darauf bestanden, dass ich in Deutschland studieren solle. Sie verband mit Deutschland die Vorstellung, dass es das Land der Wissenschaft sei und dass ich dort ein Stipendium erhalten würde. Dabei blieb jedoch immer offen, was sie selbst tun würde. Je näher der Zeitpunkt rückte, desto klarer wurde, dass sie mitkommen wollte. Ihr Hauptargument war, dass sie mit mir zusammen sein wollte. Außerdem würde sie als Offizierswitwe in Deutschland eine Pension erhalten, die damals im Ausland nicht gezahlt wurde.

So kamen wir mit sehr wenig Geld nach Deutschland, gerade genug für ein oder zwei Monate. Wir suchten Zuflucht bei einer Freundin aus der Vorkriegszeit.

Die Rückkehr nach Deutschland 1959 war eine Katastrophe. Wir, meine Mutter und ich kamen mit kaum mehr an, als was wir 1947 herausgebracht hatten. Meine Bücher und persönlichen Sachen wurden durch ein Transportunternehmen nachgeschickt. Da wir kein Geld hatten, mieteten wir in einem Vorort von Bonn bei einer Kriegswitwe ein Zimmer. Das Zimmer war so klein, dass meine Mutter und ich in einem engen Raum mit zwei Betten lebten. Die Einschreibung an der Universität war einfach. Der Landschaftsverband Rheinland in Köln gewährte mir eine Waisenrente, um zu studieren. Allerdings gab es Schwierigkeiten bei der Beantragung der Rente meiner Mutter, als herauskam, dass mein Vater kurz vor seinem Tod zum Soldaten degradiert worden war. Nach einigen chaotischen Monaten und mit Hilfe des VdK fanden wir heraus, dass er kurz vor seinem Tod wieder in den Offiziersstand versetzt worden war. Es dauerte jedoch noch ein halbes Jahr, bis meine Mutter ihre Rente erhielt. Ich habe später erfolglos versucht, die Hintergründe zu klären, habe lediglich erfahren, dass mein Vater eng mit dem Sohn von General Oster befreundet war, der kurz vor Kriegsende in Flossenbürg als Widerstandskämpfer hingerichtet wurde.

Der Übergang von Madrid nach Bonn war eine drastische Veränderung. Madrid war trotz der Franco-Lethargie eine lebendige Großstadt in der ich mich wie ein Fisch im Wasser bewegte. Plötzlich fanden wir uns in einem Vorort von Bonn wieder. Die Universität erwies sich als extrem konservativ. Ich schrieb mich ein und wurde von verschiedenen studentischen Verbindungen, die mich »keilen« wollten, mit Anfragen überhäuft. Diese Verbindungen interessierten mich jedoch nicht, und ich hatte kaum eine Vorstellung davon, was sie eigentlich waren. Ein entfernter Verwandter beschwerte sich, dass ich nicht auf die Einladung der Bonner Preußen reagierte, der in seinen Augen angesehensten schlagenden Verbindung. Er empfand meine Zurückhaltung als Unverschämtheit, da er mich empfohlen hatte. Das verstärkte mein Gefühl, dass ich mit diesen Verbindungen nichts zu tun haben wollte. Wem sollte ich mich anschließen? Von Anfang an hatte ich in Bonn das Gefühl, nicht dazuzugehören. Ich fand Anschluss bei einer Gruppe von südamerikanischen Studenten, die teilweise auch schon sehr politisiert waren. Unter den Studenten meines Semesters gab es zwei Iranerinnen, die immer zusammen waren. Ich war beeindruckt von ihnen und verliebte mich sogar in eine von ihnen. Wir kamen oft ins Gespräch und saßen im Hörsaal beieinander. Es war jedoch klar, dass es keine Möglichkeit gab, außerhalb der Universität Zeit miteinander zu verbringen. Ich war ungeschickt und wusste nicht, wie ich das anstellen sollte. Da ist natürlich gar nichts draus geworden. Als später in der beginnenden Reformphase der Psychiatrie die Freundschaft mit Ralf Seidel begann, erfuhr ich, dass er eine von ihnen geheiratet hatte.

In Bonn entwickelte sich eine freundschaftliche Beziehung zu einem anderen Studenten, Juan Meyer-Lindenberg, der später auch Psychiater wurde, sich niederließ, Präsident der DGPPN wurde und Vater des jetzigen DGPPN Präsidenten. Juan war väterlicherseits jüdischer Abstammung, seine Mutter eine österreichische Adlige. Die Familie war in der Nazizeit nach Kolumbien ausgewandert, dann in die USA übersiedelt und kehrte später nach Deutschland zurück. Juan sprach fließend Spanisch. Sein Vater hatte nach seiner Rückkehr hohe Positionen im Auswärtigen Amt inne, war Botschafter in Madrid und im Vatikan sowie später Vorsitzender einer Historikervereinigung, wenn ich alles richtig erinnere. Ich hatte mit dem Vater in den siebziger Jahren in

München viel Kontakt, er schenkte mir einen sehr schönen Stich eines berühmten spanischen Malers, der heute bei mir über dem Schreibtisch hängt. Auch wenn Juan und ich uns später nicht häufig sahen, war zwischen uns bis zu seinem viel zu frühen Tod immer ein tiefes Verständnis.

In Bonn erlebte ich einen schwierigen Start. Meine Mutter war gesundheitlich angeschlagen, und im Gegensatz zu der Zeit in Spanien, wo sie wie eine Löwin gekämpft hatte, übertrug sie nun die Verantwortung auf mich. Wir fanden schließlich eine Wohnung, die finanzielle Lage verbesserte sich, und ich fand eine Möglichkeit, etwas Geld zu verdienen. Mit meinem ersten verdienten Geld kaufte ich mir eine Lambretta, ein Symbol der Freiheit, auch heute noch fahre ich mit einer alten Vespa viel durch die Gegend. Das Studium in Bonn empfand ich als unpersönlich und hierarchisch. In den Sommerferien arbeitete ich als Reiseleiter für einen deutschen Studentenreiseverein und verbrachte zwei oder drei Monate in Spanien. Ich empfand die sechs Studienjahre als grau und war erleichtert, als sie vorbei waren. Rückblickend erkenne ich, dass diese Zeit schnell verging und ich mich darauf freute, endlich zu Ende zu kommen und mit dem Leben zu beginnen.

Die Entscheidung, sich der Psychiatrie zuzuwenden, fiel langsam. Bereits in den ersten Semestern hatte ich eine Sondervorlesung zur Hirnanatomie besucht, die mich fasziniert hatte. Die klinische Ausbildung in Psychiatrie begann relativ spät, im neunten Semester. Der Direktor der Psychiatrischen Universitätsklinik war Jörg Weitbrecht. Obwohl ich nicht beurteilen kann, wie viel inhaltliche Forschung er in der Psychiatrie vorangetrieben hat, erinnere ich mich an ihn als einen fein aussehenden, gütig wirkenden und sehr gebildeten Arzt. Er vermittelte sein Wissen mit einer differenzierten und ruhigen Sprache. In seinen Vorlesungen sprach er nicht nur psychopathologisch, sondern auch biografisch über die vorgestellten Patienten, was die Vorlesungen interessant machte.

Sein Lehrbuch, das ich mir besorgte, erwies sich als herausragend. Es hebt sich von anderen Lehrbüchern ab, indem es nicht nur Begriffe erklärt, sondern auch ihre historische Entwicklung und Widersprüchlichkeit darlegt. Es ist anspruchsvoll, aber ich schätzte die Tatsache, dass er die Zwiespältigkeit und Differenziertheit der Dinge offenlegte In meinen Augen ist es auch heute noch eines der wichtigsten Lehrbücher unseres Faches. Er bot auch ein Privatissimum an, eine spezielle Veranstaltung für einen kleinen Kreis von Studierenden, bei dem er tiefe Einblicke in das Fach gewährte. Trotz meiner anfänglichen Schüchternheit schrieb ich mich bei ihm ein und nahm an diesen Treffen teil, die gelegentlich sogar bei ihm zu Hause stattfanden, wo seine Töchter Tee servierten. Eines Tages sprach mich Weitbrecht beim Privatissimum darauf an, dass ich immer so gespannt zuhörte, aber nie etwas sagte. Das beschämte mich so sehr, dass ich mich entschied, nicht mehr hinzugehen. Die Unsicherheit über meine sprachlichen Fähigkeiten und mein vermeintliches Unwissen hinderten mich daran, weiter teilzunehmen. Doch mir wurde klar, dass ich diese Unsicherheit überwinden musste, wenn ich in der Psychiatrie arbeiten wollte. Die Entscheidung für die Psychiatrie festigte sich, und ich benötigte eine Doktorarbeit. Da ich mich nicht traute, Weitbrecht danach zu fragen, wandte ich mich an einen spanischen Neuropathologen am Institut für Neuropathologie, Jorge Cervós-Navarro. Er war freundlich und gab mir eine Dissertation über Röntgenspätschäden im Gehirn. Dies sollte ich auch experimentell histopathologisch erforschen.

Die Arbeit wurde kompliziert, als Cervós-Navarro begann, mich in seine kirchliche Gruppe einzuladen. Es stellte sich heraus, dass er der Vorsitzende der deutschen Opus-Dei-Gesellschaft war, einer franquistischen, rechtskonservativen kirchlichen Organisation. Das war für mich unerträglich, da ich nicht religiös war. Es entstanden Konflikte, aber wir konnten diese fair lösen. Ich erklärte ihm, dass ich keine religiösen Gespräche führen wollte, aber ihn als Wissenschaftler respektierte. Schließlich konnte ich meine Doktorarbeit bei ihm abschließen.

Nach dem Staatsexamen zog ich nach München. Meine chirurgische Assistentenzeit verbrachte ich am Starnberger Krankenhaus und fühlte mich dort wirklich wohl, da ich auch handwerklich geschickt war. Der Chef war ein typischer Chirurg, jovial, ich konnte zum ersten Mal entspannter mit einer Autorität umgehen. Ich hatte keine Angst vor ihm, und wir konnten frei miteinander sprechen, was zu einer guten Beziehung führte. Als ich nach einem halben Jahr aufhörte, gab es die übliche Tradition: Ich durfte selbst einen Blinddarm operieren, der Chef assistierte. Er fragte mich, was ich nach meiner Medizinalassistentenzeit vorhabe. Ich antwortete, dass ich Psychiater werden wolle. Vor allen sagte er: »Schade, aus Ihnen wäre ein guter Arzt geworden.« Das verunsicherte mich.

Am 1. Januar 1967 begann ich meine Tätigkeit am Max-Planck-Institut für

Psychiatrie. Ein halbes Jahr zuvor war dort die Klinische Abteilung wiedereröffnet worden. Die Deutsche Forschungsanstalt für Psychiatrie war 1924 von Kraepelin gegründet, dann später in die Kaiser Wilhelm Gesellschaft integriert worden und nach 1945 als Max-Planck-Institut für Psychiatrie weitergeführt worden. Klaus Conrad sollte der Leiter der neuen klinischen Abteilung werden. Er war ein renommierter Psychiater, der Lehrstühle in Homburg/Saar und an der Uni Göttingen innehatte. Er schrieb ein wirklich originelles und wichtiges Buch, »Die beginnende Schizophrenie«, das mir später wichtig wurde.

Die Nachfolgefrage nach dem Tod von Klaus Conrad führte zu Diskussionen. Aus meiner Sicht von unten und von außen gab es drei potenzielle Kandidaten für die Leitung der Klinik. Erstens Otto Creutzfeldt, der im Theoretischen Institut arbeitete. Er war Neurophysiologe und Nervenarzt, einer der ersten, der Einzelzellableitungen von Gehirnzellen durchführte. Creutzfeldt war auch psychiatrisch versiert und hatte enge Verbindungen zur englischen Psychiatrie. Er leitete die neurologische Station der neu eröffneten klinischen Abteilung, ich habe ihn als sehr charismatischen, feinen Menschen in Erinnerung. Die zweite Option war Paul Matussek, der in der neuen Abteilung eine Station für analytische Psychotherapie eingerichtet hatte. Matussek war Analytiker, Psychiater und Psychopathologe. Nach dem Krieg hatte er einige klassische psychopathologische Werke verfasst und war auch eine Zeit lang am Londoner Maudsley Hospital tätig gewesen. Er war bekannt für seine lebhafte und phantasievolle Persönlichkeit. Die dritte Möglichkeit war Detlev Ploog, der zuvor bei Villinger in Marburg als Psychiater tätig war und dann einige Zeit bei Konrad Lorenz in dem Seewiesener Max-Planck-Institut gearbeitet hatte. Ploog entwickelte die Idee der ethologischen Psychiatrie, die psychische Krankheiten als Rückfälle in die Phylogenese betrachtete. Ploog leitete dann eine Abteilung im theoretischen Teil des Max-Planck-Instituts für Psychiatrie und richtete dort eine Affenkolonie ein, um angeborene Verhaltensmechanismen und genetische Aspekte zu erforschen. Ploog hatte die Idee, sein System der Beobachtung von Affen auf die Beobachtung von psychisch Kranken zu übertragen, um vergleichend bei diesen rudimentäre Verhaltensmechanismen zu erkennen. Er wurde schließlich Direktor des Instituts und ließ auf einer Station große Wachsäle einbauen, in denen Patienten tagsüber durch Einwegspiegel beobachtet werden konnten. Seine Forschungsassistenten sollten nach 80 Kriterien das Verhalten der Patienten beobachten.

Detlev von Zerssen, ein ehemaliger Oberarzt von Baeyer in Heidelberg, wurde als Chef der klinischen Abteilung eingestellt. Er brachte Erfahrungen mit sozialpsychiatrischen Bemühungen mit, er hatte in Heidelberg wohl eine der ersten Tageskliniken an der Uniklinik eingerichtet. Von Zerssen sollte nun auch in München eine klinische Forschung aufbauen und wir jungen Mitarbeiter wurden ermutigt, eigene Ideen beizutragen.

Die Visiten dauerten Stunden und waren unerträglich, es herrschte eine große forscherische Ratlosigkeit.

Es ist mir heute ein Rätsel, warum ich damals, obwohl ich bereits 1964 als Student Mitscherlichs Buch »Medizin ohne Menschlichkeit« gelesen hatte, das Institut nicht mit seiner Vergangenheit in Zusammenhang brachte. Gerd Peters, Leiter des theoretischen Instituts, steht, wie ich heute weiß, im Zusammenhang, mit den Luftwaffenversuchen mit Konzentrationslager-Häftlingen und im Institut war auch noch als Emeritus Willibald Scholz tätig, vor 1945 als Leiter der Histopathologischen Abteilung zuständig für die Untersuchung tausender Gehirne von »Euthanasie«-Opfern.

Die politische und soziale Unruhe dieser Zeit, insbesondere die Proteste und Demonstrationen in München, spiegelten sich auch am Institut wider. Jüngere Assistenten fühlten sich wenig eingebunden und überlegten, wie sie mehr Mitspracherecht erhalten könnten. Die Idee einer Assistentenkonferenz wurde diskutiert, und nach einigen Schwierigkeiten wurde schließlich die Zustimmung von Ploog dazu eingeholt. Allerdings verlief die Wahl für den Vertreter der Assistenten anders als erwartet. Ein konservativer Kollege aus dem Theoretischen Institut gewann die Wahl. Die Anstrengungen der jüngeren Assistenten, mehr Einfluss zu bekommen, schienen zunächst umsonst zu sein, und es herrschte eine merkwürdige Stimmung von Aufbruch und gleichzeitiger Ratlosigkeit. Ich hoffe, es wurde später anders. Aber auf jeden Fall war es so am Anfang.

Jetzt kommen jedenfalls für mich entscheidenden Schritte: Nachdem ich ein halbes Jahr dort war, wurde ich in das Insulinzimmer beordert. Dort wurde die von Manfred Sakel 1933 eingeführte Insulinkur durchgeführt, 60 Tage lang bekamen die Patienten in der Früh Insulin gespritzt in einer Dosierung, die nach etwa ein bis zwei Stunden zu einem hypoglykämischen Koma führte. Nach etwa 10 Minuten wurde dieser eigentlich zum Tode führende Zustand durch die Gabe von Glucagon oder einer Zuckerlösung unterbrochen. Ergänzt wurde diese Behandlung durch die Gabe von Elektroschocks in mehrtägigen Abständen. Wir waren zu zweit für das Insulinzimmer zuständig.

Dieses Vorgehen verwirrte mich zutiefst, vor allem angesichts der starken Ängste, die die Patienten davor hegten. Viele Patienten wollten dies eigentlich nicht, wurden jedoch überredet, sich darauf einzulassen. Sie fühlten sich dabei extrem hilflos, am Ende der Kur, nach 60 Tagen, waren sie erschöpft und hatten ihren Antrieb verloren. Ich sah weder einen therapeutischen Erfolg noch verstand ich den Wirkmechanismus. »Kann es sein, dass es gut ist, dass wir Menschen dem Tod nahebringen und sie dann wieder ins Leben zurückholen? Das ist doch keine ärztliche Aufgabe. Und wir wissen nicht einmal, was dabei im Gehirn vor sich geht.« Von Zerssen, mein Chef, verstand meine Zweifel gegenüber dieser »bewährten« Therapie nicht. Seine wissenschaftlichen Begründungen trugen nicht dazu bei, meine Zweifel zu beseitigen. Dieses Problem hat mich mein gesamtes Berufsleben nicht mehr losgelassen: Wieso empfinde ich eine Handlung als schädlich, vielleicht sogar unärztlich oder gar menschenrechtsverletzend und ein Kollege, klug und nett, als angebracht, hilfreich und zulässig?

In der Psychiatrie sind wir immer wieder mit Handlungen konfrontiert, die eigentlich objektiv nicht gut sind, die wir aber zum vermeintlichen Wohle des Patienten, in der Fürsorge für den Patienten, machen. Ich habe selbst bei der Fixierung von Patienten geholfen, dabei aber stets ein Gefühl des Versagens gehabt, denn ich habe es nicht geschafft, einen anderen Weg zu finden. Warum bewältigen andere derartige Situationen selbstverständlicher? Warum können wir miteinander so schwer kommunizieren? Doch für mich stellt diese Diskrepanz die Kernverunsicherung dar, die die psychiatrische Arbeit begleitet. Wie kann es sein, dass dieselben Handlungen so unterschiedlich bewertet werden? Ich kann verstehen, dass es passiert, aber warum können wir das nicht lösen oder darüber sprechen? Warum gibt es immer noch so viele Bereiche in der Psychiatrie, in denen wir uns letztendlich polarisieren und diese Polarisierung nicht überwinden können, trotz unserer heutigen Verständnisbereitschaft?

Zurück zur Situation mit der Insulinkur. In meiner Not bin ich sogar zu Paul Matussek gegangen, dem Psychoanalytiker, und zu den Kollegen zwei Stockwerke tiefer. »Wir geben den Patienten eine tödliche Dosis Insulin und holen sie kurz vor dem Tod wieder heraus, darf man das?« Seine Antwort war entwaffnend: »Ja, das ist wohl keine feine Methode, aber sie bietet auch eine therapeutische Chance. Beim Aufwachen erleben die Patienten Euch als Retter, sie gewinnen in der Krankheit verlorenes Vertrauen in den Menschen zurück.« Die Antwort ließ mich sprachlos zurück.

Auswärtige Forscher besuchten das Institut und hielten Vorträge. Eines Tages kam ein englischer Psychiater, Michael Shepherd. Er hielt einen ungewöhnlichen Vortrag, der mein Leben verändern sollte. Der weißhaarige, sehr klug aussehende Mann sprach in einer gestochen klaren Sprache kritisch über die Situation der Psychiatrie. Er beschrieb die psychiatrische Entwicklung in England, sprach über Sir Aubrey Lewis, seinen Lehrer und großes Lebensvorbild. Shepherd erwähnte auch Aubrey Lewis‘ Besuche in Deutschland während der Nazi-Zeit, wo er Bonhoeffer getroffen hatte und dessen Idee, dass psychische Krankheiten keine Krankheiten im kraepelinschen Sinne seien, sondern unspezifische Reaktionen oder Reaktionstypen. Ich war weniger von den Inhalten beeindruckt, als viel mehr von der Selbstkritik. Hier war jemand, der alles in Frage stellte, und das in einer unglaublichen Sprache. Das war vielleicht das, was ich mir wünschte - dass man so selbstkritisch sein kann, wie dieser Wissenschaftler. Damals erkannte ich den philosophischen Hintergrund dieser Haltung nicht, aber später, als ich in England war, begriff ich, was dahintersteckte.: Die Philosophie von Karl Popper. Sie besagt, dass man Erkenntnisse daraufhin prüfen soll, ob sie einer Falsifizierung standhalten, wahr ist, was bis dato nicht falsifiziert wurde. Das Überwinden des Falschen führt schneller zur Wahrheit – das scheint wohl die Grundidee zu sein. Das war auch die Grundphilosophie von Shepherd, der alles infrage stellte, daraus aber auch Handlungsanweisungen ableitete. Wir waren alle von dem Vortrag total beeindruckt.

Am Tag nach seinem Vortrag besuchte er auch das Klinische Institut, unsere Stationen, Ploog führte ihn. Shepherd ging durch die Stationen und kam auch durch unsere Station im fünften Stock. Sie standen in großer Runde auf dem Stationsgang, in einer kleinen Pause wagte ich zu fragen: »Machen Sie auch Insulinkuren in England?« Ploog schaute mich streng an. Shepherd ahnte sofort, warum diese Frage kam, erfasste die Situation, antwortete auf unglaublich charmante Weise: »Um Gottes Willen, so etwas machen wir in England nicht mehr.« Er erwähnte dann eine kontrollierte Untersuchung, die Jahre zuvor am Maudsley gemacht wurde. Die Ergebnisse zeigten keine positiven therapeutischen Ergebnisse, dafür starke negative Folgen. Er endete: »Nein, Insulinkuren sind schädlich.« Danach herrschte völlige Stille, und dann setzte man den Rundgang fort.

Ein paar Wochen später kam »von oben« die Anweisung, das Insulin-Zimmer zu schließen. Das war ein zentrales Erlebnis: Dinge lassen sich beeinflussen, ändern. Warum haben sie das nicht diskutiert mit uns? Warum? Einfach die Anweisung: Wir schließen das Insulin-Zimmer. War es Einsicht? Oder Gesichtswahrung vor der Koryphäe?

Ich dachte sofort: »Ich will nach England. Wie stelle ich das an?« Neben dem Klinischen Institut gab es eine Psychologische Abteilung des Theoretischen Instituts unter der Leitung von Johannes Brengelmann. Er war ein Psychologe, der ebenfalls in London am Maudsley bei Eysenck studiert hatte. Er war ein überzeugter Eysenck-Fan und begann damals, die Verhaltenstherapie in Deutschland einzuführen. Brengelmann war ein äußerst jovialer, unautoritärer, kräftiger Mann, der im Krieg ein Bein verloren hatte und immer eine Flasche Schnaps im Schreibtisch aufbewahrte, um anzustoßen und zu teilen. Ich erzählte ihm von meinem Wunsch, nach England zu gehen und er sagte: »Ja, ich unterstütze Dich sofort. Natürlich, Junge, Du musst nach England.« Dann sagte er: »Schreib dorthin, und Du wirst sehen.« Ich schrieb also einen Brief und erhielt eine Antwort von Shepherd, dass ich gerne kommen könne, aber dass sie mir keine Bezahlung anbieten könnten. Das war für mich in Ordnung, und dann musste ich überlegen, wie ich das finanziell bewältigen würde.

Ich bewarb mich um ein DAAD-Stipendium und auch beim British Council in Köln. Vom DAAD erhielt ich jedoch eine Absage, obwohl es normalerweise sehr einfach war, dort ein Stipendium zu bekommen. Dafür wurde ich zu einem Gespräch beim British Council in Köln eingeladen, nur eine Handvoll Bewerber außer mir. Wir verbrachten den ganzen Tag dort, führten Gespräche mit Mitarbeitern, verfassten einen Aufsatz und hatten erneut Gespräche, alles auf Deutsch. Englisch war nicht einmal eine Grundvoraussetzung und mein Englisch war damals auch nicht besonders gut. Kurz darauf erhielt ich dann eine Zusage für ein Stipendium vom British Council.

Einige Zeit später erhielt ich einen Anruf von einer Mitarbeiterin des DAAD, die mir zum Stipendium vom British Council gratulierte und anmerkte, dass ich bei meinen Vorgesetzten wohl nicht besonders gut angesehen sei, sie hatten sich wohl bei diesen über mich erkundigt. So kam ich nach England, mit der großen, nicht enttäuschten Hoffnung auf eine andere Art der Psychiatrie. Wenn ich die Max-Planck-Psychiatrie von damals charakterisieren müsste, würde ich sie als hilflos in der wissenschaftlichen Orientierung beschreiben. Sie war von der damaligen Weltpsychiatrie und dem gesellschaftlichen Menschenbild entkoppelt. Thomas, Du kennst sicherlich diese Geschichte. Ist das zu kritisch?

THOMAS BECKER: Nein. Nein. Mir kam gerade die Position von Michael Shepherd in den Sinn. Er fiel auch durch intensive Kontroversen auf, insbesondere durch seine Gegnerschaft zu Lithium, trotz guter wissenschaftlicher Arbeiten, die den Einsatz von Lithium unterstützten. Ich dachte auch an Rudolf Karl Freudenberg, der die Insulinkoma-Therapie bei Manfred Sakel erlernte, nach England emigrierte und das Netherne Hospital in Surrey, Südengland, leitete. Er wandte sich jedoch von der Insulinkoma-Therapie ab, aufgrund der Risiken und fehlenden Evidenz, ähnlich den von Dir beschriebenen Risiken. Freudenberg wurde dann ein bedeutender sozialpsychiatrischer Reformer und machte das Netherne Hospital zu einer führenden Einrichtung in Großbritannien.

Shepherd führte auch intensive Kontroversen über die Forschungsmethodik von Emil Kraepelin. Er äußerte sich kritisch zu Kraepelins Forschungsansätzen und Methoden, nahm an harten, kontroversen Auseinandersetzungen teil. Dabei zeigte er jedoch Methodeninteresse und auch Zurückhaltung, insbesondere in Bezug auf die ‚Wahrheit' und die Unsicherheiten unseres Verständnisses der Welt. Dies markierte einen entscheidenden Unterschied – er schätzte Kontroversen und Polemik, war hartnäckig, beanspruchte jedoch keine ‚Dominanz' über die Realität. Stattdessen strebte er nach der wissenschaftlichen Auseinandersetzung über unser Verständnis der Welt. Das war für Dich wahrscheinlich eine bedeutende Öffnung im Erkenntnisinteresse, in dem Bestreben zu verstehen und in der Frage, was Wissenschaft sein kann. Diese Bescheidenheit gegenüber der Welt, die Einsicht, dass wir die Welt nicht durch die Wissenschaft beherrschen, sondern uns ihr annähern können – mal besser und mal schlechter. Und das ist für mich sehr deutlich geworden.

MICHAEL VON CRANACH: Als ich dann 1968 nach England kam, wurde ich sowohl Shepherds wissenschaftlicher Abteilung am Institute of Psychiatry wie auch seiner klinischen Gruppe am benachbarten Maudsley Hospital zugeordnet, der er als Consultant vorstand. Ich war Registrar in seiner Gruppe, wir hatten alle einen gewaltigen Respekt vor ihm – auch die Engländer. Sein Stil entsprach nicht dem typischen englischen Stil. Die Engländer sagten, er sei so deutsch, weil er äußerst direkt und streng und anspruchsvoll in seinen Urteilen war. Wenn man ihm einen Patienten vorstellte und er anfing, mit der Hand auf die Stuhllehne zu tippen, so war man gewarnt, man lag völlig falsch. Ich glaube, Shepherd war auch etwas enttäuscht, nicht der Nachfolger von Aubrey Lewis geworden zu sein. Er war eigentlich der große Mann am Institut, der eigentliche Direktor, Dennis Hill, spielte nicht so eine zentrale Rolle.

Ich hatte wirklich großen Respekt vor ihm. Es gab mehrere jüdische Ärzte und die Chefsozialarbeiterin war ebenfalls jüdisch. Bei ihr wurde ich sofort nach Hause eingeladen und herzlich empfangen. Shepherd hingegen hat mir nie persönliche Fragen gestellt und nie ein Wort Deutsch mit mir gesprochen, obwohl bekannt war, dass er Deutsch konnte. Ich denke, er hat mich geschätzt, aber er war, auch anderen gegenüber, sehr zurückhaltend.

Nach etwa sechs Wochen wurde ich in die Bibliothek gerufen. Die Bibliothekarin, die mich auch mochte, teilte mir mit, dass Aubrey Lewis, der sein Emeritus-Zimmer hinter der Bibliothek hatte, mich sprechen wollte. Also ging ich dorthin, immer noch voller Verunsicherung, denn auch er war bei den jungen Leuten gefürchtet. Er begann, mich nach Psychiatern in Deutschland zu befragen, was aus ihnen geworden sei, was sie jetzt machen usw. Ich wusste das alles nicht. Im Nachhinein denke ich, dass er sicherlich auch erfahren wollte, was aus den Kollegen geworden war, die er bei seinen Besuchen in Deutschland in der Nazizeit kennengelernt und deren Schriften er gelesen hatte. Ich frage mich heute noch, warum er mich damals nicht auf die Verbrechen angesprochen hat, über die er sicherlich genau Bescheid wusste. War es aus Rücksicht?

Am Ende sagte er, dass er sehe, dass ich ein Anfänger in der Psychiatrie sei, dass es ihn freue, dass ich nach England gekommen sei, um die englische Psychiatrie kennen zu lernen, dass ich aber angesichts meines Wissenstandes die ersten drei Monate in der Bibliothek verbringen solle, um die deutschen Klassiker zu lesen. Dann hat mich Shepherd angesprochen, offensichtlich hatte ihm Aubrey Lewis etwas gesagt, und er meinte: »Sie sollten auf jeden Fall Jaspers lesen. Und dann sagen Sie mir, ob die Übersetzung von Hoenig gut ist oder nicht.« Was ich auch gründlich tat.

THOMAS BECKER: Natürlich haben diese Vertreter eine bedeutende Forschungstradition in der englischen Psychiatrie etabliert. Sie haben die Verankerung der Epidemiologie, die Methodenkritik und die Entwicklung neuer Forschungsinstrumente vorangetrieben und die Grundlagen für die vergleichende Diagnostik-Studie zwischen dem Vereinigten Königreich und den USA gelegt. Ihre Arbeit erstreckte sich auch auf diagnostische Methoden.

MICHAEL VON CRANACH: Ich arbeitete halbtags klinisch und halbtags im Team des US-UK Diagnostic Projects. Das war für mich äußerst wertvoll und hat meine kleine wissenschaftliche Laufbahn maßgeblich geprägt. In dieser Zeit entstanden Freundschaften mit Persönlichkeiten wie Bob Kendell, John Cooper, Jim Birley, Michael Rutter, Julian Leff, John Wing und George Brown. Es waren wirklich brillante Köpfe. Kendell und Leff waren die intelligentesten Menschen, die man sich vorstellen konnte – gegen sie hatte man in Diskussionen keine Chance. Es ging spielerisch darum, das beste Argument zu finden, und nicht darum, wer ›recht‹ hatte.

THOMAS BECKER: Ich würde sagen, das ist in Bezug auf unser Verstehen von Psychiatrie und Psychoerkrankungen absolut zentral, weil es die Kritik des Erkennens betrifft. Deine Erfahrungen, angefangen bei der Suche und Entwicklung eigener Fragen über das Lernen in der Medizin bis hin zum Einstieg in die Psychiatrie und den Herausforderungen in München, bieten einen faszinierenden Einblick in die komplexe Welt dieses Fachgebiets. Es war eine bereichernde Unterhaltung, die viele Facetten der medizinischen und psychologischen Praxis beleuchtet hat.

MICHAEL VON CRANACH: Das kannst Du nachvollziehen?

THOMAS BECKER: Absolut. Weil die Instrumente da lagen und nicht versteckt wurden. Und jede Kritik willkommen war. Und das geschliffene, vielleicht auch mal spitze oder polemische Diskutieren war gefragt. Das ist natürlich der ganze Unterschied, also ohne Betonung von Konventionen oder sozusagen ohne Betonung des ‚Wissens qua Position', hier zählte nicht, wer spricht, sondern was gesagt wird. Die wiederholte Betonung des Lesens der deutschen Klassiker, insbesondere von Karl Jaspers, zeigt nicht nur die Bedeutung dieser Werke für die psychiatrische Tradition, sondern spiegelt auch die historische Verbindung und den Einfluss der deutschen Emigranten auf die

Entwicklung der Psychiatrie in Großbritannien. Das hast Du dort angetroffen, diese Umgebung, die die Offenheit und kritische Auseinandersetzung schätzte, und das hat sicherlich einen tiefgreifenden Einfluss auf Deine Perspektiven und Herangehensweisen in der Psychiatrie gehabt.

Es scheint, als ob die Überlegungen zur Verhaltensbeobachtung und deren Rolle bei der Erforschung psychischer Krankheiten durchaus berechtigt sind. Insbesondere in Bezug auf Phänomene wie katatone Störungen, bei denen Veränderungen im Bewegungsbild auftreten, könnte die Beobachtung von Verhalten einen Zugang zu deren Verständnis bieten. Es ist sinnvoll, darüber auch mit den betroffenen Patientinnen und Patienten zu sprechen.

Was jedoch offensichtlich in diesem Kontext fehlte, war die kritische Reflexion über Erleben und Biografie einerseits und Methoden, Offenheit und die Transparenz bei der Erkenntnisgewinnung andererseits. Diese Aspekte wurden möglicherweise durch den langen Schatten des Faschismus beeinträchtigt, der die Zerstörung von Wissenschaft, Epidemiologie, Offenheit und einer Kultur des Hinterfragens mit sich gebracht hatte. Das Gepäck dieser Geschichte war spürbar, als Du Dich auf das Medizinstudium vorbereitet, Medizin studiert und deine ersten beruflichen Schritte getan hast, insbesondere da die NS-Zeit noch so nah war.

Ich glaube, da ist England das genaue, diametrale und uneingeschränkte Gegenmodell. Nämlich das einer Skepsis gegenüber Sinn, Tiefgründigkeit und ›letzten Bedeutungen‹ zugunsten der Betrachtung von Wirklichkeit. Das ist mir heute sehr deutlich geworden und tritt geradezu plastisch vor uns in dem Gespräch. In Deutschland, der BRD, war da etwas ›Gefangenes‹ und ein akademisches System, dem die Fragenkultur und die Offenheit und Skepsis, auch der Pragmatismus und die Nutzenorientierung der englischen Denktradition fehlten. Was hierzulande wahrscheinlich auch heute immer noch wesentlich schwächer ausgeprägt ist.

MICHAEL VON CRANACH: Einverstanden.

THOMAS BECKER: Für mich hat das ein Psychiater wunderbar auf den Punkt gebracht, den Du, Michael, auch kennst. Brian Cooper, ein englischer epidemiologischer und Gerontopsychiatrie-Forscher, lange am Zentralinstitut für Seelische Gesundheit in Mannheim tätig, den ich fragte: »Was lässt uns den Unterschied zwischen der deutschen und der englischen Kultur verstehen?«

Dies war ein Akademiker, der am Institute of Psychiatry in London und im Zentralinstitut in Mannheim gearbeitet hatte. Er hat gesagt, seine Antwort sei bei dem Poeten John Keats zu suchen, im sogenannten ‚Negative Capability Letter' an seinen Bruder. Keats schreibt eben, dass das Große in der Literatur sei, die Dinge stehenlassen zu können, ohne falsche Bedeutungszumessung, wörtlich: »*Negative Capability, that is, when a man is capable of being in uncertainties, mysteries, doubts, without any irritable reaching after fact and reason.*« Also die Demut oder die Bescheidenheit, die Dinge einfach stehen zu lassen. Keats sagte auch, das Große der Kunst, also auch bei Shakespeare, das für ihn künstlerisch Wertvollste sei, die Bedeutung oder den Sinn nicht zu benennen, sondern wegzulassen, weil er vielleicht oft auch nicht klar sei. Brian Cooper hebt hervor, dass in der deutschen Kultur oft nach dem Sinn und dem Wesenskern gesucht wird, während in England eine Tradition besteht, die Unsicherheiten und Mysterien zu akzeptieren und weiter nach Daten zu suchen, um ein besseres Verständnis zu ermöglichen. Dieser Unterschied in der Einstellung zu Unsicherheit und zu Offenheit für weitere Erkenntnisse prägt offenbar die akademischen Kulturen beider Länder. Und das hast Du uns so eindrucksvoll vermittelt.

Das dritte Leben: London, Marburg, München

Michael von Cranach, Thomas Becker, Felicitas Söhner

FELICITAS SÖHNER: Wir sprechen heute über das dritte Leben von Dir Michael, wir wollen uns thematisch von Deiner Zeit in London, wieder in München bis hin nach Kaufbeuren bewegen. Wenn Du Dich zurückerinnerst, wie würdest Du das Umfeld beschreiben, als Du in London angekommen bist und dort gearbeitet hast?

MICHAEL VON CRANACH: Im Sommer 1967 kam ich nach London, begleitet von meiner damaligen Freundin und späteren Frau. Wir fanden rasch eine wunderschöne Wohnung zur Untermiete in Westminster. Besser geht es nicht – zu Fuß zum Parlament, zum Fluss. Die Wohnung war preiswert und gehörte einer liebenswürdigen älteren Dame, die eine heimliche Beziehung zu einem Abgeordneten hatte, der gelegentlich vorbeischaute. Das Jahr 1968 in London war unvorstellbar. Die Lebendigkeit der Stadt war überwältigend. Wir hatten ein Stipendium und mussten sparen, aber wir konnten zu jedem Konzert gehen, zu den besten Veranstaltungen. Überall gab es Karten für nur ein Pfund. An den Wochenenden gab es Konzerte und im Hyde Park spielten die Stones. Wer nach dem Konzert blieb und das Glück hatte, einen grünen Sack zu ergattern, um den Müll aufzusammeln, bekam eine signierte Platte geschenkt. Die Anti-Vietnam-Demonstration im Hyde Park war die wohl größte Demonstration, die je stattgefunden hat. Ich schätze, über eine Million Teilnehmer füllten die gesamte Innenstadt von London. Es war eine äußerst lebendige Zeit. Meine Arbeit begann sowohl am Institute of Psychiatry als auch im benachbarten Krankenhaus, dem Maudsley Hospital. Ich wurde, wie vereinbart, von Michael Shepherd unter die Fittiche genommen. Shepherd war damals Professor für epidemiologische Psychiatrie. In England gibt es kein Ordinarien-System wie in Deutschland, keinen übergeordneten, permanenten Institutsleiter. Es gibt einen Direktor des Instituts, der jedoch eher Verwaltungsaufgaben hat. Zu der Zeit war es Dennis Hill, ein biologischer Psychiater, der meiner Meinung nach nicht so prägend war wie sein Vorgänger, Sir Aubrey Lewis.

Ich kam also zu Shepherd und er schlug vor, dass ich in seinem Bereich sowohl klinisch auf den Stationen, wo er Patienten betreute, als auch in seinem Forschungsteam arbeiten sollte. Beginnen wir mit der Station im Maudsley Hospital. Das Krankenhaus hatte eine lange Tradition in diesem Teil von London und war ein Regionalkrankenhaus. Es gab keinen Chefarzt, sondern mehrere Consultants, etwa sechs oder sieben, die jeweils ihre eigenen Patienten auf den Stationen hatten. Einige Consultants hatten ihre eigenen Stationen, während auf anderen Stationen Patienten mehrerer Consultants betreut wurden. Jeder Consultant hatte einen Senior Registrar, vergleichbar mit einem Oberarzt, und Registrare, die ihre Facharztweiterbildung absolvierten. Das Leben auf der Station war völlig anders als meine vorherige Erfahrung im Max-Planck-Institut. Die Schwestern hatten das absolute Sagen und waren nicht nur für Pflegeaufgaben zuständig, wie in Deutschland, sondern auch sehr versiert im Bereich der Psychotherapie und Sozialtherapie. Die Stationsschwester, die die Station leitete, bestimmte praktisch alles. Ich hatte nur maximal drei Patienten, und da ich halbtags in der Klinik tätig war, hatte ich viel Zeit, um mit den Patienten zu sprechen. Der Anspruch an die Betreuung der Patienten war hoch, und Shepherd führte jede Woche Visiten durch.

Die Visiten fanden in einem Raum statt, in dem Shepherd, sein Senior Registrar und die zwei oder drei Facharzt-Auszubildenden saßen. Wir mussten die neuen Patienten vorstellen, und das dauerte etwa eine halbe Stunde pro Patient. Shepherd war gefürchtet. Er hatte nicht die übliche Jovialität von Ärzten; er hörte zu, sprach wenig und wenn er mit den Fingern auf die Stuhllehne klopfte, war man gewarnt – man hatte etwas falsch gemacht. Die Atmosphäre war von Angst geprägt, aber gleichzeitig hatten die jungen Ärzte einen extremen Respekt und Bewunderung für Shepherd. Er war von beeindruckender Klugheit und Klarheit, manchmal auch verletzend, aber dennoch mochte man ihn. Er war etwas Besonderes.

Eine große Diskrepanz zu den anderen Consultants bestand darin, dass Shepherd distanziert war. Die anderen gingen jovial mit ihren Registrars essen und so weiter, aber Shepherd hielt sich fern. Dennoch war er extrem klug. In der Klinik habe ich vor allem gelernt, Dinge zu hinterfragen – Befunde, Schlussfolgerungen über die Situation der Patienten. Shepherd konnte sehr schnell die Perspektive wechseln und den Patienten plötzlich aus einer ganz anderen Sicht sehen. Das war beeindruckend, und man bereitete sich stundenlang auf die Visiten vor, um den Patienten richtig vorzustellen. Später habe ich das nie wieder so erlebt, auch nicht bei meinen eigenen Visiten, man bewunderte ihn. Im klinischen Bereich waren die Sozialarbeiterinnen von zentraler Bedeutung. Die Leiterin der Sozialarbeit war eine ältere Dame, in Leipzig geboren, aus einer jüdischen Familie, die emigriert war. Ihr Vater war Landgerichtspräsident in Leipzig gewesen. Ich wurde von ihnen eingeladen und herzlich aufgenommen. Die Sozialpädagogen spielten eine wichtige Rolle in der Klinik. Neben der Klinik gab es das theoretische Institut, das Institute of Psychiatry. Die meisten Consultants waren Professoren oder Senior Lecturers am Institut und betrieben dort Forschung. Das Zentrum des Instituts war eine umfassende Bibliothek, die intensiv genutzt wurde. Wenn man die Bibliothek betrat, saßen immer viele Leute dort. Aubrey Lewis, der Emeritus-Professor, hatte dort ein kleines Zimmer. Eines Tages, vielleicht drei oder vier Wochen nach meiner Ankunft, wurde ich zu ihm gerufen. Aubrey Lewis war jemand, den die jungen Leute fürchteten, aber auch er wurde für seine kritische Klugheit respektiert. Er erzählte mir, dass er in Deutschland gewesen sei und Bonhoeffer in Berlin getroffen habe, und er sprach recht positiv über ihn.

Aubrey Lewis fragte mich nach mehreren Namen, bei deren Nennung ich überhaupt nicht wusste, wer das war und was aus ihnen geworden war. Damals kannte ich sie nicht. Im Nachhinein vermute ich, dass er nach Persönlichkeiten gefragt hat, die ich später, als ich mehr über die Geschichte wusste, als wichtige Psychiater während der Zeit des Nationalsozialismus hätte identifizieren können. Er erwähnte nicht die deutschen Psychiater, insbesondere die jüdischen, die nach England emigriert waren, und sprach auch nicht direkt über den Nationalsozialismus. Dazu werde ich später noch etwas sagen, besonders über Meyer-Gross und Slater.

Dann sagte er: »Haben Sie Jaspers gelesen?« Ich antwortete ehrlich, dass ich zumindest reingeschaut hätte. Er riet mir, bevor ich mich mit den englischen Psychiatern beschäftige, die klassischen deutschen Psychiater zu lesen, insbesondere Jaspers. Zudem wollte er wissen, ob die englische Übersetzung von Jaspers durch Hoenig korrekt sei, da er gehört habe, dass es darin Fehler gebe. Ich folgte seinem Rat. In den ersten Monaten las ich intensiv Jaspers, und das wurde später für mich von zentraler Bedeutung. Das war also das Institute of Psychiatry.

Ein bedeutender Ort dort war die Abteilung von Michael Shepherd, und hier muss ich etwas weiter ausholen. Wenige Jahre bevor ich nach London kam, fand eine Konferenz in New York statt, zu der Joe Zubin eingeladen hatte. Diese Tagung spiel eine zentrale Rolle in der Geschichte der Psychiatrie. Joe Zubin und Aubrey Lewis stellten in ihren jeweiligen Vorträgen fest, dass in den nationalen Statistiken Englands und den USA enorme Unterschiede in der Häufigkeit mancher Diagnosen auffielen. Spiegeln diese Unterschiede wahre unterschiedliche Erkrankungshäufigkeiten wieder oder sind sie lediglich Ausdruck unterschiedlicher diagnostischer Gepflogenheiten?

In dieser Konferenz hielt der deutschstämmige Philosoph Carl Gustav Hempel einen Grundsatzvortrag zu Problemen der Taxonomie, der Klassifikation in der Psychiatrie. Hempel argumentierte, dass die Psychiatrie in einer Situation sei, in der sie nur beschreiben könne. Er betonte, dass man sich vorerst von der Idee, dass es Krankheiten im Sinne von Kraepelin gäbe, verabschieden müsse. Hypothetische Ursachen sollten keinen Einfluss haben auf die Art, wie psychische Erkrankung klassifiziert werden. Das neue System sollte atheoretisch sein. Mögliche Ursachen sollten getrennt von der Deskription aufgeführt werden, das neue System müsse multiaxial werden. Diese drei Begriffe waren entscheidend: deskriptiv, multiaxial und atheoretisch. Hempel betonte schließlich, dass ein deskriptives Klassifikationssystem nur reliabel sein kann, wenn Regeln zur Beschreibung durch operationale Definitionen festgelegt werden. Aus Deutschland nahm an dieser wichtigen Konferenz J. L. Meyer aus Göttingen teil. Die von Hempel vorgeschlagene Vorgehensweise wurde die Grundlage des neuen ICD 10 bzw. DSM 3 Klassifikationssystems: operational definierte Deskriptionen, atheoretisch, multiaxial und ersetzte die bis dahin benutzte Einteilung psychischer Erkrankungen nach hypothetischen Krankheitseinheiten im Sinne Kraepelins. Amerikanische Kollegen sprachen später immer über die kraepelinsche Wende mit dem neuen Klassifikationssystem. Sie waren wohl etwas geschichtsvergessen, es war ja gerade die Überwindung des kraepelinschen Systems. Vordenker in Deutschland waren ja eher Alfred Hoche, der 1920 das unrühmliche Buch »Die Freigabe der Vernichtung unwerten Lebens: Ihr Maß und ihre Form« mitherausgegeben hatte, mit seiner Idee der Symptomverkoppelung und Karl Bonhoeffer mit seiner Idee des Reaktionstypus gewesen. Aubrey Lewis hatte Bonhoeffer in Berlin besucht, es schließen sich Kreise.

In der Folge des genannten Kongresses hatten Zubin und Aubrey Lewis beschlossen, eine empirische Studie über die Hintergründe dieser diagnostischen Diskrepanzen zwischen den beiden Ländern durchzuführen. Dazu entwickelten sie ein standardisiertes diagnostisches Instrument, die Present State Examination, PSE, und untersuchten so in standardisierter Weise Patienten in beiden Ländern. Die Ergebnisse zeigten, dass die enormen Unterschiede der Diagnosehäufigkeiten in beiden Ländern allein auf den unterschiedlich angewandten Diagnosekriterien beruhten. Diese Untersuchung hat maßgeblich zu der sich nun anschließenden Diskussion um die Weiterentwicklung der ICD und des amerikanischen DSM-Systems beigetragen. John Cooper und John Wing auf englischer Seite, Robert Spitzer auf amerikanischer Seite und Norman Sartorius als offiziell Verantwortlicher für die Entwicklung der ICD-10 waren die Protagonisten. An diesem Projekt durfte ich in London mitarbeiten.

Die Zeit am Maudsley war lebendig und vielfältig. Es gab einen Psychoanalytiker als Consultant, Heinz Wolff, auch er ein deutscher Emigrant. F. Kräupl Taylor, ebenfalls Psychoanalytiker, hatte eine Station für Patienten mit Anorexie sowie mit der damals neu beschriebenen Borderline-Störung. Der Saturday Morning Club, bei dem Ärzte in Weiterbildung Vorträge halten mussten, war eine besondere Herausforderung. Einer der Professoren war »in the chair« und versuchte gnadenlos die Argumentationen des Vortragenden auseinanderzunehmen. Der Saturday Morning Club sollte deutlich machen, dass nichts im Fach Psychiatrie einfach »wahr« ist. Alles sind Konstrukte. Man sollte lernen zu »Falsifizieren« im Sinne von Karl Popper. In einfachen Worten: Wir sollten lernen uns zu hinterfragen, selbstkritisch zu sein. Einfach alles darf man hinterfragen, wenn man es nur klug tut.

In London wurde großer Wert darauf gelegt, »quer zu denken« und dies galt als wichtiger Teil der Ausbildung. Diese Fähigkeit, abseits ausgetretener Pfade zu denken, habe ich später als eine der wichtigsten Lektionen aus der Zeit am Maudsley empfunden.

Von den vielen Menschen, die ich kennenlernte, und die später eine wichtige Rolle in meinem Leben spielten, war John Wing einer der wichtigsten. Mit ihm veröffentlichte ich Artikel über das CATEGO-System und das PSE. Seine Frau Lorna Wing, eine Forscherin im Bereich geistige Behinderung und Autismus, beeindruckte mich ebenfalls. Das Ehepaar hatte eine schwer autistische Tochter. Lorna Wing führte damals eine wegweisende Untersuchung durch. Sie evaluierte im Rahmen des Medical Research Council die stattgefundenen Reformen der Versorgung von Menschen mit Intelligenzstörungen. Große Institutionen waren aufgelöst worden, die betroffenen Patienten wurden in kleinen Gruppen von zehn bis maximal zwölf Personen in Wohngruppen gemeindenah untergebracht. Sie entdeckte etwas Faszinierendes. Die erfolgreichste Integration gelang in solchen Gruppen, in denen die Hälfte der Mitarbeiter keine professionelle Ausbildung hatte und die durchschnittliche Beschäftigungsdauer der Mitarbeiter nicht länger als fünf Jahre betrug. Kürzere Anstellungszeiten und der Einsatz von Nicht-Professionellen führten zu einer besseren Funktionalität in diesen kleinen Gemeinschaften. Diese Erkenntnisse prägten nicht nur meine Zeit in London, sondern sollten auch später meine Arbeit in Kaufbeuren maßgeblich beeinflussen. Normalität ist therapeutisch, genial!

John Wing war maßgeblich an meiner sozialpsychiatrischen Entwicklung beteiligt. Die Evaluation der englischen Psychiatriereform lag, über seine einflussreiche Funktion im Medical Research Council, in seinen Händen. Er nahm mich mit zu Besprechungen und Tagungen. Später wurde er von der Enquete-Kommission gebeten, über die englischen Psychiatriereformen zu schreiben, sein Aufsatz wurde dann im Anhang des Enquete Berichts veröffentlicht. Ich habe ihn damals gefragt, warum er in diesem Artikel so zurückhaltend Empfehlungen ausspricht. Als begeisterter Anhänger des englischen nationalen Gesundheitsdienstes, NHS, habe er sich, angesichts des Grundproblems der deutschen ärztlichen und damit auch psychiatrischen Versorgung zurückgehalten, Einzelempfehlungen auszusprechen: Das »fee for service« Prinzip, welches einer sozialpsychiatrischen Reform grundsätzlich im Wege stehen würde.

FELICITAS SÖHNER: Du sprachst vorher noch den Einfluss von Mayer-Gross und Slater an.

MICHAEL VON CRANACH: Ja genau. Meyer-Gross praktizierte in Heidelberg und war einer der Großen in der Psychiatrie. Er hatte maßgeblich an einem Handbuch in Deutschland mitgewirkt und war noch rechtzeitig nach England ausgewandert, wie viele andere jüdische Psychiater am Maudsley auch. Am Maudsley war er als Consultant tätig und verfasste zusammen mit Slater ein Lehrbuch, das damals als Standardwerk der Psychiatrie in England galt. Dieses Lehrbuch war zwar qualitativ hochwertig, aber zugleich sehr klassisch und stark von deutschen Einflüssen geprägt, ebenso wie Slater selbst.

Ich habe eine Person vergessen zu erwähnen, die in einem weiteren Forschungsbereich von Shepherd aktiv war. David Goldberg. Neben der Epidemiologie und der diagnostischen Abteilung leitete Shepherd eine weitere Forschungsgruppe, die sich mit der Psychiatrie in der Allgemeinpraxis beschäftigte. David Goldberg übernahm später die Leitung dieser Arbeitsgruppe und baute sie weiter aus. David war ein äußerst energiegeladener, humorvoller und kraftvoller Mensch. Er war auch für die universitäre Facharztausbildung zuständig. Einmal bat mich David, im Weiterbildungsseminar über den Psychosebegriff bei Kraepelin zusprechen. In dem Referat erwähnte ich zum ersten Mal, dass während der Zeit des Dritten Reiches viele psychiatrische Patienten ermordet wurden. David sagte, dass er darüber nicht genauer Bescheid wisse, aber es meine Aufgabe sei, darüber mehr zu recherchieren Leider habe ich diese Aufgabe erst später angenommen.

David Goldberg war eine bedeutende Persönlichkeit, er bekam eine Professur in Manchester und kehrte als Direktor zum Institute zurück. Das letzte Mal, dass ich ihn persönlich sah, war während des Weltkongresses der Psychiatrie in Hamburg 1999, wo ich die Ausstellung »In Memoriam« zeigte. Dort wurde die internationale Psychiatriegemeinschaft erstmals mit der Thematik der »Euthanasie«-Verbrechen konfrontiert. Wir organisierten auch ein Begleitsymposium, an dem unter anderem Ralf Seidel teilnahm. Goldberg hörte interessiert zu und beschwerte sich dann offiziell beim deutschen Veranstalter, dass es für diese Veranstaltung, anders als bei anderen Symposien, keine Simultanübersetzung gab. Er betonte, dass es die einzige Veranstaltung gewesen sei, bei der dies unbedingt notwendig gewesen wäre. Goldberg war bekannt für sein starkes Engagement.

In der Zeit am Maudsley gibt es noch ein paar erwähnenswerte Personen. Da wäre zunächst meine Freundschaft zu Assen Jablensky. Er war ungefähr zur gleichen Zeit wie ich dort. Assen war ein bulgarischer Kollege mit einer äußerst beeindruckenden intellektuellen Ausbildung und einem philosophischen Hintergrund. Mit Assen war ich eine Zeit lang eng befreundet. Wir haben versucht, die in einer Arbeit von Kraepelin diagnostizierten Patienten mit der neuen Klassifikation zu klassifizieren. Das Ergebnis war überraschend positiv, es gab tatsächlich eine gewisse Übereinstimmung. Diese Freundschaft führte dazu, dass ich ihn in Bulgarien besuchte und bei ihm wohnte. Er hatte eine liebevolle Mutter und war wie ich ein Einzel- und Waisenkind. Seine Mutter war Opernsängerin und sein Vater, soweit ich mich erinnere, war ein Mitbegründer der bulgarischen kommunistischen Partei und spielte nach dem Krieg eine wichtige Rolle beim Aufbau Bulgariens. Ich war mehrmals in Sofia und hatte engen Kontakt zu bulgarischen Kollegen, darunter Nikola Shipkowensky, der perfekt Deutsch sprach und die klassische deutsche Psychiatrie in- und auswendig kannte. Unsere Tagungen endeten immer mit viel Wodka, Gesang und Erinnerung an alte Zeiten, sehr melancholisch irgendwie. Assen ging zur Weltgesundheitsorganisation und wanderte schließlich nach Australien aus. Nach der Wende war er eine Zeit lang sogar Direktor der Bulgarischen Akademie der Wissenschaften, aber dann gab es Probleme und er zog nach Australien, wo er Professor in Perth wurde.

Es gab am Maudsley einen Consultant namens Douglas Bennett, der die Tagesklinik leitete. Die Tagesklinik gehörte zum Bethlem Hospital, einem zweiten Krankenhaus, das dem Maudsley angegliedert war. Bennett war äußerst freundlich und liebenswürdig und setzte beispielhaft die Prinzipien der englischen Sozialpsychiatrie praktisch um. Selten habe ich einen Psychiater erlebt, der eine solche Haltung auf Augenhöhe zu seinen Patienten hatte. In dieser Zeit arbeitete auch Christiane Haerlin bei ihm, eine deutsche Arbeitstherapeutin, die später eine wichtige Rolle in der deutschen Psychiatriereform spielen sollte. Viele Deutsche sind in den folgenden Jahren zu Bennett gepilgert, auch Luc Ciompi, damals in Lausanne, wenn ich es richtig erinnere.

Christiane bewunderte Bennett ihr Leben lang. Sie leitete später in Köln ein Reha-Zentrum für psychisch Kranke. Aktuell ist sie Ehrenvorsitzende von CEFEC, der europäischen Vereinigung für Integrationsfirmen. Christiane hat in dieser Zeit die englische Praxis der Tagesklinik nach Deutschland gebracht.

Ein weiterer wichtiger Mensch für mich war Asmus Finzen. Wir ich pflegten die Tradition, samstags zu Foyles zu gehen, der wohl größten, noch existierenden medizinischen Buchhandlung im Zentrum von London. Die Buchhandlung war eher eine riesige Bibliothek über mehrere Stockwerke und dort konnten wir stundenlang stöbern und Bücher kaufen. Asmus liebte besonders alte Bücher. Aus dieser gemeinsamen Leidenschaft entstand die Idee, als eine Art Erfolg unserer Arbeit und als Ausdruck unserer Dankbarkeit gegenüber den Engländern, einen Reader mit englischen sozialpsychiatrischen Texten beim Springer-Verlag herauszugeben. Das war wohl einer der ersten sozialpsychiatrischen Texte, wie sie damals genannt wurden, die in Deutschland veröffentlicht wurden. Auf diese Weise haben wir die englische Perspektive bekannt gemacht.

Vielleicht sollte ich auch Heiner Leggewie erwähnen. Heiner Leggewie war ein in Hamburg methodisch geschulter Psychologe, der zunächst in Frankfurt die Arbeiten von Hans-Joachim Bochnik methodisch unterstützt hatte, dann am MPI in München tätig war, wo wir uns kennenlernten. In London erlebte er eine sozialpsychiatrische Wende, nach seiner Rückkehr nach Deutschland erhielt er später in Berlin eine Professur für Gemeinde-Psychiatrie und behielt eine sehr kritische Haltung zur traditionellen Psychiatrie.

Zu London habe ich Folgenden noch vergessen: George Brown war ein Soziologe, ein unglaublich hilfsbereiter und zugewandter Mensch, mit dem man sich gerne unterhielt. Er spielte in der Sozialpsychiatrie eine zentrale Rolle und führte grundlegende epidemiologische Studien durch. Dabei wies er beispielsweise in einer Feldstudie nach, unter welchen Bedingungen Frauen im Stadtteil Islington depressiv wurden. Diese Studie war beeindruckend, da sie zeigte, dass Armut, Prekarität und der Status als Alleinerziehende tatsächlich Faktoren waren, die in einem eindrucksvollen Ausmaß Krankheiten bedingen konnten. Eine klassische epidemiologische Untersuchung.

Eine weitere bedeutende Figur war Julian Leff. Er hat maßgeblich zum Konzept der Expressed Emotions (EE) beigetragen. Soweit ich mich erinnere, war es aber George Brown, der als Erster darauf hinwies, dass der Verlauf von schizophrenen Erkrankungen stark von dem emotionalen Klima innerhalb der Familie abhängt. Die Einstellung der Angehörigen zur Krankheit und zum Erkrankten spielt dabei eine entscheidende Rolle. Julian Leff war jedoch nicht nur forschungsorientiert, sondern auch äußerst durchsetzungsstark. Überhaupt war die Atmosphäre, die ich am Institut erlebte, vollkommen anders als die, die ich am Max-Planck-Institut erfahren hatte. Sie war viel kollegialer, weniger hierarchisch, gleichzeitig im Unter- oder Hintergrund jedoch auch äußerst kompetitiv. Diese eher verstecke Wettbewerbsorientierung zeigte sich dann beispielsweise offen in einer Squash-Liga der wissenschaftlichen Mitarbeiter, an der viele teilnahmen. Die Platzierung an der Spitze dieser Liga, hart umkämpft, vermittelte auch Status. Einmal fragte mich Julian Leff, ob ich

Schach spiele. Als wir spielten, wurde mir schnell klar, dass er auf einem ganz anderen Niveau spielte als ich. Er beendete das Spiel schnell, angesichts des Niveauunterschieds offensichtlich gelangweilt und ließ mich das auch spüren. Man hatte einen Status, wenn man »bright« war.

FELICITAS SÖHNER: Ich versuche gerade, gedanklich den Bogen weiter zu spannen. Die Zeit in Maudsley ging ja irgendwann zu Ende und dann kamen weitere Stationen. Wenn Du jetzt biografisch Deinen Weg ansiehst, wie ging es dann weiter?

MICHAEL VON CRANACH: Die Entscheidung zur Rückkehr war für mich eine schwierige Überlegung. Mein Stipendium vom British Council lief nach einem Jahr ab und das US-UK Diagnostic Project stellte mich nun direkt an, sodass ich weiterhin blieb. Ich hatte zwischenzeitlich geheiratet, für meine Frau war klar, dass wir zurückkehren sollten. Wir überlegten wie und ich wusste nicht genau, wohin es gehen sollte.

Ich schrieb an das Max-Planck-Institut, dass ich das US-UK Diagnostic Project auch in Deutschland durchführen wollte, um die Ergebnisse zu vergleichen. Die Antwort war kurz und klar: kein Interesse. Ratlosigkeit machte sich breit. Dann kontaktierte ich Joachim E. Meyer, der in Göttingen war und damals an der berühmten Konferenz in New York teilgenommen hatte. Seine Antwort war jedoch distanziert und abweisend. Dann kam eines Tages Shepherd zu mir und sagte, dass ich am nächsten Tag mittags in die Kantine kommen sollte, er wolle mich einem vielversprechenden deutschen Kollegen vorstellen. Das war der Moment, als ich Professor Hanns Hippius traf.

Hippius war damals noch sehr jung, freundlich und liebenswürdig. Er strahlte eine glaubhafte Autorität aus, ohne dabei autoritär zu wirken. Wir hatten gemeinsam zu Mittag gegessen, und er fragte mich nach meinen Aktivitäten. Wir hatten ein langes Gespräch. Hippius erklärte, dass er zur Zeit von Berlin aus über Lehrstühle in Hamburg, München und Salzburg verhandle. Er würde sich freuen, wenn ich mich bei ihm bewerben würde. Allerdings könne er mir nicht sagen, wo. Er bat um Geduld und ich schrieb ihm dann sofort, dass ich bereit sei, dorthin zu gehen, wo er hinginge.

Da ich noch mein Neurologie-Jahr für die Facharztausbildung absolvieren musste und Hippius noch nicht entschieden hatte, wohin er gehen würde, bewarb ich mich als Interimslösung um eine Stelle an der Universitätsklinik

Marburg, wo Neurologie und Psychiatrie damals noch gemeinsam geführt wurden. Ich landete schließlich bei Hans Jacob in der Neurologie.

Nach meiner Ankunft in Marburg stellte ich fest, dass es sich um eine, im Londoner Vergleich, eher verschlafene psychiatrisch-neurologische Klinik handelte. In der Nachbarschaft gab es eine äußerst aktive, wohl die erste selbstständige Kinder- und Jugendpsychiatrie in Deutschland. Der Leiter dieser Abteilung war Herrmann Stutte, sein Oberarzt Helmut Remschmidt. Stutte war ein Schüler von Villinger. Erst viel später, in den achtziger Jahren, erfuhr ich von der Rolle, die Villinger und Stutte in der nationalsozialistischen Psychiatrie gespielt hatten. Überraschenderweise gab es auch einen Lehrstuhl für Forensische und Sozialpsychiatrie unter der Leitung von Helmut Ehrhardt. Ehrhardt führte ein Ein-Mann-Institut, in dem er hauptsächlich Gerichtsgutachten erstellte und selten in Erscheinung trat. Er lud mich zu einem Gespräch ein, wir sprachen über meine Erfahrungen mit der englischen Sozialpsychiatrie. Ich erkannte, dass diese ihm fremd war, dass sein Konzept von Sozialpsychiatrie irgendwie eugenische Konnotationen hatte

Später erfuhr ich dann erst von der Rolle Ehrhardts, Doktorand von Villinger, in der Zeit des Nationalsozialismus.

In Marburg waren zwei entscheidende Ereignisse für mich prägend. In Gießen, nur einen Katzensprung von Marburg entfernt, war Erich Wulff Leiter der Tagesklinik an der dortigen psychiatrischen Universitätsklinik. Er hatte von meinem Aufenthalt in England gehört und mich zu sich eingeladen. Bei mehreren Besuchen hatte ich faszinierende Gespräche mit diesem eindrucksvollen Menschen, der, obwohl nervös, äußerst zentriert wirkte. Wir tauschten uns über meine Erfahrungen in England aus, und er erzählte mir von der französischen, anthropologisch orientierten Psychiatrie, die sich stark von der pragmatischen englischen unterschied. Dies öffnete mir die Augen für eine politisch und philosophisch geprägte sozialpsychiatrische Entwicklung in Frankreich seit den fünfziger Jahren, die in England wenig thematisiert wurde. Er führte mich dazu, Michel Foucault und Robert Castel zu lesen, sprach über Basaglia. Ich verstand später nie, wie man diese psychiatriekritischen Haltungen als Antipsychiatrie abtun konnte. Es war eine andere, kluge, selbst wiederum kritisierbare Sicht auf unser Fach.

Über Asmus Finzen kam ich in Kontakt mit einer großen Gruppe junger Kollegen, viele mit Auslandserfahrung, die sich als Sozialpsychiater definierten und vom 68er-Geist inspiriert, eine Reform der Psychiatrie forderten. Wir trafen uns im Mai 1970 in Mannheim, ca. 40 Personen. Klaus Dörner, Christiane Haerlin, Maria Rave, Mark Richartz, Asmus Finzen, Manfred Bauer, Niels Pörksen, um einige, die mir wichtig waren, zu nennen. Ich war in dieser Gruppe eher unsicher, eine neue Unsicherheit, die ich in England nicht gekannt hatte. Ich konnte der Rhetorik von Klaus Dörner wenig entgegensetzen, und ich spürte auch ein gewisses Misstrauen mir gegenüber, da ich mich in England mit Fragen der Diagnostik beschäftigt hatte, ein Thema, dem sie kritisch gegenüber standen. Zusammen mit Asmus und Christiane brachten wir die englischen Ideen ein, während Niels Pörksen amerikanische Ansätze einbrachte. Es entstand der Mannheimer Kreis, eine spannende Gemeinschaft.

Ein bedeutsames Ereignis war dann die DGPN-Jahrestagung in Bad Nauheim im Sommer 1970. Wir verabredeten uns dort hinzugehen, in die DGPN einzutreten und einen neuen reformorientierten Vorsitzenden zu wählen. Kaspar Kulenkampff bot sich an. Die DGPN Tagungen waren damals klein, kaum mehr als 100 Teilnehmer und zum Erstaunen der Mitglieder erschienen plötzlich 30 bis 40, junge, kaum bekannte Kollegen, die in die Gesellschaft eintraten. Kulenkampff wurde mit großer Mehrheit gewählt. Wir dachten, dass wir nun die wissenschaftliche Fachgesellschaft der Psychiatrie auf Reformkurs gebracht hätten.

Kurz darauf erhielten wir jedoch einen Brief von Helmut Ehrhardt, dem langjährigen Sekretär der Gesellschaft, der erklärte, dass ein Gericht die Wahl für ungültig erklärt hatte. Wir neuen Mitglieder waren angeblich erst nach der Wahl offiziell aufgenommen worden, daher hätten wir nicht abstimmen dürfen. Die Wahl wurde für ungültig erklärt, und per Briefwahl, an uns vorbei, wurde ein anderer gewählt. Diese Entscheidung war eine klare Ablehnung jeglicher Reformen und eine verpasste Chance für die deutsche Psychiatrie Es war wirklich bedauerlich! Kurz darauf organisierten wir uns, aus dem Mannheimer Kreis wurde die Deutsche Gesellschaft für Soziale Psychiatrie. Man kann darüber streiten, ob wir von innen in der DGPN mehr Reformerisches erreicht hätten, ich glaube nicht.

Die Zeit in München begann für mich am 1. Januar 1971, gleichzeitig trat Hippius seine Stelle als Direktor der damals noch Nervenklinik der LMU an. Sein Stellvertreter wies mich dann der geschlossenen Männerstation zu, und ich war schockiert. Man betrat die Station, ein kleiner Vorraum, eine Stationsküche, ein Bad, ein winziges Arztzimmer für drei Assistenten und ein großer Wachsaal mit vielleicht 18 Betten. In einer Ecke des Wachsaals befand sich eine Toilette, einsehbar. Ein Schrank, dessen Oberseite gewölbt war, damit sich niemand darauflegen konnte. Die Patienten lagen im Bett oder liefen in einem einheitlichen hellblauen Bademantel herum, eine Ordensschwester leitete die Station. Der Oberarzt machte täglich Visite, die Patienten mussten im Bett liegen. Er ging von Bett zu Bett und fragte den Assistenzarzt: »Was ist das?« Der Assistenzarzt antwortete: »Das ist eine 14.« Und so ging es weiter. Am Abend machte Hippius regelmäßig einen Rundgang durch die Stationen, er war ebenso schockiert. Diese abendlichen Kontakte mit ihm wurden für mich sehr wichtig.

Er kam oft erst um sieben oder acht Uhr, und betrachtete es als selbstverständlich, dass einer der Assistenten blieb, und ich blieb auch nicht ungern. Er nahm sich immer Zeit. Wir saßen in dem kleinen Arztzimmer und er erzählte über seine psychiatrische Entwicklung, die Situation in Berlin, seine Freundschaft mit Horst-Eberhard Richter, sprach humorvoll und kritisch über andere Kollegen, erzählte aber auch sehr Persönliches und ich brachte auch viel Persönliches in das Gespräch ein. Dies geschah in einer unhierarchischen, ja freundschaftlichen Atmosphäre. Obwohl ich wenig Erfahrung in meinem Leben mit älteren Männern hatte, entstand für mich eine tiefe und vertrauensvolle Beziehung, gekennzeichnet durch Respekt und gegenseitige Wertschätzung. Gleichzeitig konnte er in den morgendlichen Konferenzen, die sehr strukturiert abliefen, sehr einschüchternd wirken. Dort konnte er in seinen Augen kritische oder sozialpsychiatrisch anmutende Bemerkungen mit Schärfe zurückweisen, Themen, die wir abends völlig problemlos erörtert hatten.

Manchmal hatte ich den Eindruck, dass er Angst hatte, zu fortschrittlich zu sein und die Kontrolle über die Klinik oder über die deutsche Psychiatrie zu verlieren.

In den 1968er-Jahren war Hippius in Berlin gewesen. Er hatte die Klinik von Helmut Selbach übernommen, der als extrem konservativ und starr galt. Selbach war in der Zeit des Nationalsozialismus an den Menschenversuchen der Luftwaffe beteiligt gewesen und hatte enge Beziehungen zu Hans Heinze gehabt, einem der Hauptverantwortlichen der nationalsozialistischen »Euthanasie«-Verbrechen. Ich habe ihn sogar mal später kennen gelernt, wusste aber zu dem Zeitpunkt nichts über diese vergangenen Ereignisse, ich hätte ihn gerne gefragt. Hippius brachte neuen Wind in die Berliner Klinik: Wissenschaft, internationale Kontakte und Überwindung der seit Kriegsende bestehenden Isolierung der deutschen Psychiatrie vom Weltgeschehen. Das setzte er in München fort.

Hippius unterstützte mein Vorhaben, das US-UK Diagnostic Project in Deutschland fortzuführen. Ich übersetzte das PSE, das hauptsächlich von John Wing entwickelte standardisierte Interview zur Ermittlung des psychopathologischen Befundes. Ich bekam ein Videostudio für Lehrzwecke. Es entstanden Arbeiten zum diagnostischen Prozess in der Psychiatrie und Untersuchungen zur Reliabilität der psychiatrischen Diagnostik.

Während meiner Zeit in München habe ich Hippius auch in seiner Rolle als stellvertretender Leiter der Enquete-Kommission erlebt. Wir diskutierten viel, ich »durfte« Protokoll schreiben bei den Sitzungen der Harmonisierungskommission, die einen letzten Versuch machte, die Trennung von psychiatrischer und psychotherapeutischer Versorgung zu verhindern. Die Spannung zwischen Hippius und Horst Eberhard Richter, die zentralen Figuren der Kommission, war deutlich zu spüren. Der Versuch scheiterte, bis heute leiden wir an den Konsequenzen. Da hat die Enquete versagt.

THOMAS BECKER: Ich stimme Dir zu, dass Hippius eine bedeutende Figur in der deutschen Psychiatrie ist und in seiner Wirkung, zeitgeschichtlich betrachtet, einige Ähnlichkeiten mit Klaus Dörner und – auf andere Weise – mit Heinz Häfner aufweist. Hippius hat die deutsche Psychiatrie näher an die amerikanische Psychiatrie und die Welt-Psychiatrie herangeführt. Er betonte die Verwurzelung psychischer Krankheiten im zentralen Nervensystem und wagte es, ähnlich wie Kraepelin, exzellente klinische Grundlagen-Arbeit mit neurochemisch-biologischen Verfahren und Labor-Methoden in zahlreichen Arbeitsgruppen zu kombinieren. Er war ein Psychiater, der die Verbindung zur Verwurzelung im Sozialen faktisch anerkannt hat, immer den Kontakt gehalten hat zu Dir, Michael, und dieser auch von Dir unterstützten Betrachtung der Psychiatrie. Er erreichte diese Bedeutung einer historischen Figur der Psychiatrie in der Phase ihrer Erneuerung, in der Verbindung zu Kulenkampff, zur Enquete-Kommission, mit der Verankerung in der Fachgesellschaft. Er ist ein ganz großer Modernisierer der Psychiatrie und das ist natürlich komplex und so vielschichtig, wie Du es geschildert hast. Das verdient historische Anerkennung und Analyse, diese Wirkung kann mit Anekdoten nicht angemessen wiedergegeben werden. Seine Schüler sind Ordinarien an vielen verschiedenen Orten in der Bundesrepublik geworden.

Das kommt im Rahmen dieser Erinnerungsarbeit, die wir hier mit Dir machen, jetzt zum zweiten oder dritten Mal vor, dass wir uns der Personen-Geschichte der Psychiatrie zuwenden und dass wir dieses Erinnern versuchen, wissend, dass natürlich vieles oft grau ist ... im Erinnern neigen wir dann vielleicht dazu, die helle Seite, die uns Identität ermöglicht, in den Vordergrund zu stellen, weil dieses Narrativ die Kontinuität unseres Denkens und Handels unterstreicht, uns auch als Personen ein Gefühl von Kontinuität und sozusagen ‚Sinn' vermittelt. Aber es ist natürlich so, dass wir auch das Dunkle betrachten. Das Wertvolle an diesem Gespräch ist doch, dass es auch dieses Zögern gibt. Du hattest gesagt, dass es auch das Scharfe, das Kontroverse, das Beenden und das Sanktionieren gibt. Gestaltung erfordert vielleicht auch mal den holschnittartigen Zugriff. Die von dir genannte Poppersche Falsifizierung, das Weiter-Fragen ist ja nicht nur Spiel, das geht ja nicht ›einfach so‹ im Fünf-Minutentakt. Und der Zweifel allein reicht auch nicht. Deshalb ist es eben mit Julian Leff auch nicht immer nur angenehm gewesen, das würde ich ebenfalls bestätigen. Aber die Klugheit ist eben da und ich glaube, deshalb zögerst Du und das ist eben das Hell und Dunkel der Geschichte. Wir spüren hier die Last der Geschichte. Mit Hippius gab es einen großen Gestalter und deshalb hat er den Kontakt mit Dir gehalten, weil er natürlich auch spürte, dass Du für die Hälfte dieser Psychiatriegeschichte standest - eben mit einer Psychiatrie, die immer Sozialpsychiatrie ist. Ich denke, wir spürten die Gestaltungskraft.

MICHAEL VON CRANACH: Er förderte mich enorm – eine unglaubliche Unterstützung. Zunächst in Bezug auf das internationale Geschehen: Ich erinnere mich, es war mein erstes Jahr in der Klinik, dass er wenige Tage vor Weihnachten fragte: »Würden Sie morgen an meiner Stelle nach Puerto Rico fliegen?« »Natürlich, gern.« Dort fand die APA-Jahrestagung statt, und ich sollte einen Vortrag halten – an seiner Stelle. Also fuhr ich zur APA-Tagung und hielt einen Vortrag. Alle sprachen mich auf Hippius an, voller Bewunderung, die Hoffnung der deutschen Psychiatrie.

Er hat auch meine Verbindung zur WHO gefördert. Als WHO-Berater reiste ich viel zu verschiedenen Konferenzen und durfte mit Unterstützung von Norman Sartorius, damals Leiter der Mental Health Abteilung der WHO in Genf, an vielen ICD-10 Vorbereitungssitzungen teilnehmen – all das hat Hippius unterstützt. Nach einem Jahr wurde ich zum Oberarzt ernannt, der jüngste seit Langem, ich war 30 Jahre alt. Später übernahm ich die Leitung der Poliklinik, was wunderbar war. Sie war etwas außerhalb am Beethovenplatz untergebracht, dort arbeitete ein fantastisches Team. Albrecht Egetmeyer kam zu uns, Bernd Holl und Rosamunde Wolff, die die Fachschwesternausbildung für Psychiatrie in Bayern aufgebaut hat. Hier konnten wir uns auf sozialpsychiatrische Ansätze konzentrieren, und auch das hat er gefördert. Doch wenn es um DGSP-Angelegenheiten ging, zeigte er sich ängstlich, zurückhaltend und vorsichtig. Über all die Jahre hatte ich meine Kontakte zur DGSP gepflegt, und wurde in München und Bayern in sozialpsychiatrischen Fragen ein gefragter Gesprächspartner. Hippius hatte mein Habilitationsverfahren vorangetrieben und als ich mich dann – aus persönlichen Gründen – dazu entschied, mich beruflich zu verändern, war er enttäuscht. Ich hatte mich 1979 in Maastricht um einen Lehrstuhl für Psychiatrie beworben und diesen auch erhalten, obwohl mein Habilitationsverfahren noch nicht abgeschlossen war. Als ich ihm davon erzählte, spürte ich, dass er von meiner Eigeninitiative enttäuscht war. Maastricht hatte angefragt, über meine Arbeit in England sind sie auf mich aufmerksam geworden. Doch dann kamen mir Zweifel, ob die Entscheidung nach Maastricht zu gehen, richtig war und ich sagte ab. Es waren persönliche Gründe, aber auch Differenzen mit Maastricht. In dieser Phase der Verunsicherung las ich die Ausschreibung zu der Stelle des Direktors des Bezirkskrankenhauses Kaufbeuren. Ich ging zu Hippius und sagte ihm, dass ich mich für die Stelle in Kaufbeuren bewerben würde. Zuerst war er, glaube ich, erneut enttäuscht. Ich aber spürte einen Hauch von Freiheit, der Beginn eines Abenteuers, die Chance, meine ureigenen Vorstellungen zu verwirklichen. Der erste bayerische Landesplan für Psychiatrie, basierend auf den Ergebnissen der Enquete, war gerade erschienen. Jetzt musste gehandelt werden. Hippius unterstützte mich schlussendlich doch, ohne seine Hilfe hätte ich die Stelle wohl nicht bekommen.

FELICITAS SÖHNER: Zu Hippius habe ich noch eine besondere Frage und zwar: Wie würdest Du seine Rolle in der Psychiatriereform zusammenfassen oder einordnen?

MICHAEL VON CRANACH: Das erinnert mich daran, später noch etwas über die Franzosen und Hippius zu erzählen. Das muss ich unbedingt erwähnen. In Bezug auf die Psychiatriereform glaube ich, dass Hippius eher auf der vorsichtigen Seite stand und versuchte, nicht zu viele Veränderungen oder Wagnisse einzugehen. Er konnte sich nicht vorstellen, dass eine Psychiatrie im Allgemeinkrankenhaus das Regelmodell sein könnte, oder dass psychiatrische Kliniken Ambulanzen eröffnen würden. Die Einordnung der Psychotherapie fiel ihm schwer, er betrachtete sie als einen gesonderten Teil psychiatrischen Handelns, eine gesonderte Methode, der Psychiatrie jedoch untergeordnet. Als der Wissenschaftsrat entschied, dass alle medizinischen Fakultäten Lehrstühle für psychosomatische Medizin einrichten sollten, hat er das in München verhindert und lediglich eine, seinem Lehrstuhl zugeordnete, Abteilung in seiner Klinik eingerichtet. Er betrachtete die Psychotherapie nicht als ein zentrales psychiatrisches Element. Es gab immer noch dieses seit Kraepelin in der deutschen Psychiatrie tradierte Bild, dass Psychotherapie etwas Grenzwissenschaftliches, gar Unwissenschaftliches sei. Dass sie vielleicht für leichtere psychische Störungen eine Rolle spiele, nicht aber für »wirkliche« psychische Erkrankungen. Hippius sah das wachsende gesellschaftliche Interesse an Psychotherapie eher als zeitgeistige Erscheinung. Ich erinnere mich an die erwähnten kontroversen Sitzungen mit Horst-Eberhard Richter. Richter war jemand, der auf universitärem Niveau im Bereich der Psychotherapieforschung arbeitete, aber auch Buch um Buch schrieb und eine herausragende Figur der deutschen Linken und Intellektuellen war. Das war Hippius auch suspekt. Ich weiß nicht, wie er es genannt hätte, vielleicht das volkshochschulhafte Element dieser Literatur. Dagegen hatte er eine enge Beziehung zu Annemarie Dührssen. Das war vielleicht die Art von Psychotherapie, die er ernst nahm. Ich denke aber, dass ihm die Psychotherapie in dieser Zeit zu politisch war. Daher seine Zurückhaltung

Zu erwähnen ist schließlich auch eine sicherlich positive Konkurrenz zu Mannheim, zum Zentralinstitut für Seelische Gesundheit unter Heinz Häfner. Hippius baute auch eine epidemiologische Abteilung in der Klinik in München auf, sein Mitarbeiter Horst Dilling führte eine große, epidemiologische Studie über psychische Störungen in der Hausarztpraxis durch, später übernahm Manfred Fichter die Abteilung. Ich erinnere Hippius' vielsagendes, schmunzelndes Lächeln, wenn er darüber sprach, dass Häfner sein neu gegründetes Institut in Mannheim als »Zentralinstitut« bezeichnete.

Hippius pflegte eine enge Freundschaft mit Pierre Pichot. Auch die französische Psychiatrie befand sich in dieser Zeit in einem Wandel. Pichot vertrat die klassische französische Psychiatrie, repräsentiert durch die Société Médico-Psychologique, die wohl älteste psychiatrische Gesellschaft der Welt. Diese Gesellschaft hatte eine beeindruckende Tradition. Demgegenüber stand eine Bewegung um Henry Ey, »Évolution Psychiatrique« mit einer psychodynamischen und anthropologischen Orientierung. Schließlich gab es innovative sozialpsychiatrische Gruppierungen. François Tosquelles, ein katalanischer Emigrant aus Franco-Spanien, hatte in einer südfranzösischen Anstalt mit großem Engagement neue sozialpsychiatrische Elemente eingeführt, in Paris hatten engagierte Psychiater im 13. Arrondissement modellhaft eine stark psychoanalytisch orientierte, umfassende Versorgung der Bevölkerung, »Psychiatrie Du secteur«, organisiert. Ich war beeindruckt von der Arbeit von Lucien Bonnafé und Georges Daumézon, las tief bewegt »Die Verdammten dieser Erde« von Frantz Fanon, Schüler von Tosquelles. Seine Anstaltserfahrungen waren der Ausgangspunkt seiner Auseinandersetzung mit dem Kolonialismus.

Nachdem Hippius (wie ich) ein Jahr in München war, wurde er von der Société Médico-Psychologique zu einem Vortrag im Rahmen der Jahresversammlung eingeladen. Hippius nahm Horst Dilling und mich mit. Die Sitzung fand in einem düsteren, theaterartigen Raum in Paris statt, an den Wänden hingen von der Zeit verwaschene Vorhänge, umsäumt von Marmorbüsten. Die Sitzung hatte etwas Gespenstisches. Ellenlange Vorträge kulminierten in einem Streitgespräch zwischen dem mir uralt erscheinenden Henri Baruk und dem Katalanen Ramón Sarro, beide warfen extrem gebildet mit Zitaten um sich. Schließlich wurden Hippius, und aus Höflichkeit Horst Dilling und ich gleich mit, auf die Bühne geholt und zu Ehrenmitgliedern der Société Médico-Psychologique ernannt. Danach gab es ein opulentes Abendessen. Als ich dabei in der Tischrunde das Gespräch auf Henry Ey und auf die anderen Entwicklungen in Frankreich brachte, erntete ich betroffenes Schweigen, auch in Frankreich hatten sie es nicht geschafft, die verschieden Perspektiven konstruktiv zu diskutieren. Es war eine surreal anmutende Sitzung, die zeigte, wie eine stehengebliebene Psychiatrie ihre Modernisierer suchte. So wie Hippius in Deutschland, sollte Pichot diese Aufgabe in Frankreich übernehmen, innerhalb einer konservativen Grundhaltung. Die Polarisierung zwischen den verschiedenen Perspektiven blieb, in Teilen bis heute noch.

THOMAS BECKER: Ich denke, Pichot ist jemand, der auch bedeutsam war in der Gründungsphase der Europäischen Psychiatrischen Vereinigung, zunächst Association of European Psychiatrists (AEP), heute bekannt als European Psychiatric Association (EPA). Ursprünglich wurde sie als europäische Organisation von Psychiaterinnen und Psychiatern ins Leben gerufen und entwickelte sich später zu einer europäischen Dachorganisation der Psychiatrie-Fachgesellschaften der europäischen Länder. Ich denke, auch mit dieser Leistung ist Pichot in die Gruppe der Nachkriegsmodernisierer europäischer Psychiatrie einzuordnen.

MICHAEL VON CRANACH: Pichot hat für die französische Psychiatrie das Gleiche erreicht, wie Hippius für die deutsche: Er brachte sie wieder in den internationalen Fokus und half, ihre Isolation in der psychiatrischen Welt zu überwinden.

Noch ein Beispiel für meine Schwierigkeiten mit Autoritäten: Jedes Jahr besuchte Karl Leonhard, Ordinarius für Psychiatrie an der Charité in Ostberlin, die Nussbaumstraße. Dieser Besuch wurde von einem Oberarzt organisiert, Helmut Beckmann, der ein großer Fan von Leonhard war. Statt eines Vortrags wurden ihm in der Bibliothek vor uns allen im Drei- bis Vier-Minutentakt Patienten vorgestellt, die er kurz betrachtete, ein paar Fragen stellte und dann nach seinem komplexen System der Einteilung endogener Psychosen diagnostizierte. Dieser Ritus war für mich problematisch, da ich, überzeugt von dem ICD-System einerseits und meiner ärztlichen Haltung andererseits, Leonhards Vorgehen als absurd und ethisch bedenklich empfand. Die Patienten wurden auf eine entwürdigende und mystifizierende Weise präsentiert, was ich als unangemessen empfand.

Dies erinnerte mich an die Zeit am MPI, als ich die Insulinkuren durchzuführen hatte. Ich empfand es als belastend, die Patienten dem Tod nahezubringen und sie dann zu retten, während andere dies als therapeutisch ansahen. Diese unterschiedliche Bewertung von Situationen beunruhigt mich bis heute: Warum empfinde ich etwas als schwierig, während andere es als unproblematisch betrachten? Diese ethischen Bewertungen hängen wohl mit der individuellen Biografie zusammen.

FELICITAS SÖHNER: Also mein spontaner Eindruck ist: Die unterschiedlichen Perspektiven spiegeln die Begeisterung für die schnelle Diagnose, die

Technik und die therapeutische Maßnahme wider. Während einige den Fokus auf die professionelle Seite legen, die Effizienz der Diagnose und die Wirksamkeit der Therapie, richtet Deine Perspektive den Blick auf die Betroffenen. Du interessierst Dich für die Auswirkungen auf die Menschen und bewertest die Situation dementsprechend. Dies verdeutlicht die Vielfalt der Blickwinkel im medizinischen Umfeld und die Notwendigkeit, beide Perspektiven zu berücksichtigen, um eine umfassende Bewertung vornehmen zu können.

MICHAEL VON CRANACH: Richtig. Das ist ein gutes Argument. Die Perspektive ändert die Bewertung. Aber warum sehen wir das dann aus einer unterschiedlichen Perspektive?

FELICITAS SÖHNER: Wenn wir in der Medizinethik mit den Studierenden Fälle diskutieren, steht uns eine ähnliche Herausforderung bevor: Dieselbe Situation aus verschiedenen Blickwinkeln zu betrachten. Wir müssen uns in die Perspektive des Arztes, des Patienten, der Angehörigen, der Pflegekräfte, der Universität und der Rechtsabteilung einfühlen. Bei jeder Betrachtung tauchen unterschiedliche Argumente auf. Das ist etwas, was bewusst geübt werden muss. Vielleicht gibt es Menschen, die dies automatisch tun, die in der Lage sind, verschiedene Perspektiven einzunehmen. Andere hingegen könnten eher dazu neigen, sich auf ihre eigene Sichtweise zu fokussieren und dies weniger oder gar nicht zu tun.

THOMAS BECKER: Da steckt natürlich auch drin: Der Mensch ist Teil der Natur und das Gehirn ist ein Bestandteil des Körpers. Die Medizin widmet sich dem Studium der Natur des Menschen. Also ist dies eine Untersuchung der Natur, aber die Medizin beschäftigt sich auch mit einem Subjekt. Sie erfüllt ihren Auftrag nur dann, wenn sie beide Perspektiven integriert. Rudolf Karl Freudenberg, einer der bedeutenden Reform-Psychiater in England, der zusammen mit George Brown und John Wing die sogenannte Three Hospitals Study durchgeführt hat (1973 im Buch »Institutionalism and Schizophrenia« publiziert), also eine umfassende Studie über Institutionalismus, Reform-Psychiatrie und Aktivierung im Krankenhaus- oder Anstaltsalltag, konnte mit seinen Kollegen in diesem Rahmen zeigen, dass Veränderungen in der therapeutischen Haltung und Praxis die Negativsymptomatik reduzieren und das Wohlbefinden von Patientinnen und Patienten verbessern können.

Dieser Rudolf Freudenberg, der eines der drei Reformkrankenhäuser leitete, hatte sich durch die Insulinkoma-Therapie bei Sakel in Wien profiliert und war auch dafür bekannt. Er emigrierte über die Schweiz nach England und wurde dort Reform-Psychiater. Er verließ die Insulinkoma-Therapie wie viele andere auch. Er verfasste auch einen Beitrag für die »Psychiatrie der Gegenwart«. Das zeigt uns, wie sich jemand mit Medizin als »Intervention in die Natur« mit Hypoglykämie beschäftigt, in der Hoffnung die Veränderungen im Organismus bewirken eine Besserung der Symptomatik, dann bei ständigem Befragen der Evidenz aber zu dem Schluss kommt, dass dies keine gute Methode ist – und sich stattdessen der Reformierung der Psychiatrie und Sozialpsychiatrie zuwendet. Das hast Du ja auch erlebt, wie die Insulinkoma-Therapie dann in den Hintergrund rückte. Sie ist ja danach noch einmal in milderer Form wiedergekommen in den sechziger Jahren. Und das zeigt, dass alle mit diesem Spannungsverhältnis zurechtkommen müssen.

Ich glaube, Du tust Dich leichter mit denen, die gerne zwischen beiden Perspektiven hin und her wechseln, und Du tust Dich schwerer mit denen, die auf einer Perspektive beharren. Leonhard ist natürlich auf der Seite derer, die, sicher vor dem Hintergrund einer philosophischen Grundhaltung, sagen, der Mensch ist Teil der Natur, die Erkrankung ist eine Erkrankung des Gehirns und wir müssen wie mit einem ›Skalpell‹ die Phänomene von Krankheit unterscheiden, um diese Naturerscheinungen richtig einzuordnen. Jemand, der auch die Veröffentlichung der Rodewischer Thesen nicht wollte, da ging es ja um die Psychiatrie-Reform in der DDR, davon hielt er nichts, er stand auf einer Seite und wollte keinen Perspektivwechsel. Wir würden denken, damit hat er den Anspruch, den das Fach uns stellt, verfehlt. Aber Figuren wie Shepherd und auch Hippius sind gerade durch die Fähigkeit zum Perspektivwechsel ausgezeichnet. Shepherd natürlich mehr methodenkritisch. Sehr, sehr mathematisch-methodisch – das war Shepherd. Hippius hingegen war mehr auf der klinischen, menschlichen und naturwissenschaftlichen Seite. Beide konnten nicht umhin, die wechselnde Perspektive anzuerkennen und stets die Bereitschaft zur Falsifizierung einzuräumen. Mit solchen Menschen fühlst Du Dich wohl. Bei Leonhard war das anders ... ich habe ihn ebenfalls erlebt, besonders in diesen Zuordnungsübungen zu den vielfältigen psychotischen Sub-Identitäten. Er war zweifellos brillant in der präzisen Exploration und der anschließenden Einordnung in ein System, aber er hatte kein Interesse am Perspektivwechsel und verfehlte dadurch die Person, ihre Subjektivität sowie ihre Würde. Ich denke, das könnte uns helfen. Du fühlst Dich, denke ich, mit Shepherd wohl. Er hätte Dir vielleicht gesagt: »Was erzählen Sie da für einen Nonsens?« Aber er hätte jederzeit diesen Perspektivwechsel mitgemacht, ohne Schwierigkeiten. Das sehe ich als äußerst positiv. Es hat viele Vorteile, mit Zweiflern zusammen zu sein. Und Leonhard war kein Zweifler.

MICHAEL VON CRANACH: Richtig. Und was Du sagst, hat zwei Aspekte, die ich für wichtig halte. Zum einen könnte man es so ausdrücken: Ärzte behandeln Krankheiten oder Ärzte behandeln Menschen. Sie müssen natürlich beides tun. Ganz konkret hast Du recht in dieser Sache, wenn ich mich daran erinnere, dass ich zu Hippius gesagt habe: »Herr Professor« ich habe immer »Herr Professor« zu ihm gesagt, obwohl er später so gut wie alle seine engeren Mitarbeiter duzte, bin ich immer bei »Herr Professor« geblieben. Zu niemand anderem sage ich sonst »Herr Professor«, aber bei ihm bis zum Schluss. Und er hat es auch nicht geändert. In der Zeit meiner Kindheit sprachen in konservativen spanischen Familien die Söhne ihre Väter mit »Sie« an, als Zeichen von Respekt für den Menschen, aber auch vor seiner Autorität. Also habe ich beispielsweise gesagt: »Herr Professor, wir können das nicht mehr mit Leonhard machen.« Und er sagte: »Ich verstehe Sie gut, ich verstehe Sie total, Sie haben völlig recht. Aber er ist einfach Herr Leonhard. Und er kommt aus der DDR. Er hat eine Idee, eine Tradition, auch wenn wir das schwierig finden, da gebe ich Ihnen ja völlig recht, aber ...« Er suchte einen Kompromiss. Ich war der Meinung, das dürfen wir nicht zulassen, so etwas vor Anderen zu tun. Das ist vielleicht ein Merkmal von mir, dass ich wenig kompromissbereit bin.

THOMAS BECKER: Vielleicht ließ Leonhard auch einen Kompromiss nicht ohne weiteres zu. Ich war beeindruckt, aber ich würde eher eine gewisse Gegnerschaft betonen, natürlich mit riesigem Respekt. Heuristiken, wie sie in Würzburg deutlich wurden, weckten die Hoffnung, dass biologische und genetische Befunde – besonders mit den neuen Methoden – die Zuordnung zu von Leonhard definierten Krankheitsgruppen ermöglichen könnten. Seine genialen und sprachlich elaborierten Heuristiken schürten die Hoffnung, die Ursachen klären und im Sinne von Kraepelin Klarheit zwischen verschiedenen Erkrankungen schaffen zu können. Leonhard war auch früh an der Weiterentwicklung des Konzepts der bipolaren affektiven Störung beteiligt, zusammen mit einer Kollegin. Es gab auch eine italienisch-skandinavische Arbeitsgruppe, die sich damit beschäftigte, aber er hatte auch hier etwas sehr Originelles in der Unterscheidung der Stimmungserkrankungen gemacht.

Diese Ansätze sind in der Welt-Psychiatrie, der amerikanischen Psychiatrie und der heutigen neurobiologischen Forschung als Forschungsparadigma wiederzufinden. Das ist alles zu respektieren und solche Ansätze finden sich auch in der heutigen Psychiatrie. Aber wenn ich mir den Ansatz von Leonhard vor Augen führe – mein Lehrer war Beckmann, jemand, der Stimmungserkrankungen auf Platz Eins des Forschungsprogramms der Klinik setzte – würde ich dennoch in einer gewissen Gegnerschaft bleiben. Ich glaube, da ist kein Kompromiss möglich, weil es bei psychischen Erkrankungen wesentlich ist, sie auch gleichberechtigt als eine Veränderung des »In-der-Welt-Seins« zu begreifen. Das ist eine faire Perspektive, die nicht unsinnig ist, aber immer bereit sein muss, zu changieren. Ich sah bei Leonhard keine Bereitschaft dazu und deshalb glaube ich, dass das keinen Kompromiss zulässt. Dennoch muss ich das als Teil der Psychiatrie-Geschichte zur Kenntnis nehmen. Wernicke, Kleist und Leonhard sind nicht wegzudenken, weil sie auch eine wichtige Schule repräsentieren – eine bedeutsame Schule. Doch trotzdem sehe ich die hier Genannten nicht als »Brückenbauer«. Hippius und Shepherd waren zwei sehr unterschiedliche Persönlichkeiten, die in der Welt des Denkens, der Erkenntnis und der Gestaltung große Leistungen vollbracht haben und als Vorbilder fungieren: Hippius mit klinischer Fundierung, Forschung und Gestaltung, Shepherd mit ebenso fundierter klinischer Basis, Epidemiologie, Methodenleidenschaft und -kritik, Denkschärfe und pragmatischer Nutzenorientierung. Beide sind Vertreter des Fachs, die den Widerspruch und den Perspektivwechsel als essenzielle Elemente der Psychiatrie betrachten.

Das vierte Leben: Kaufbeuren – Versorgungsstruktur und Erinnerung

Michael von Cranach, Thomas Becker, Felicitas Söhner

FELICITAS SÖHNER: Wir sprechen heute über dein sogenanntes viertes Leben, Michael, dein berufliches Wirken in Kaufbeuren. Wenn Du Dich zurückerinnerst, Michael, kannst Du mir oder uns den Weg nach Kaufbeuren beschreiben und vor allem das Umfeld, in dem Du dort angekommen bist und in dem Du dann gearbeitet hast?

MICHAEL VON CRANACH: Am 2. Mai 1980 habe ich meine Position in Kaufbeuren angetreten. Ich wurde, wie damals üblich, nicht als Chefarzt, sondern als Direktor des Bezirkskrankenhauses eingestellt. Das bedeutete, dass ich für alles zuständig war – von der Wirtschaftlichkeit bis zum Gutshof und somit nicht nur für die Patientenversorgung. Meine feierliche Einführung erfolgte mit Ansprachen vom Bezirkstagspräsidenten und anderen Autoritäten, untermalt mit Musik. Meine Biografie wurde kurz erwähnt. Am nächsten Morgen um 8 Uhr habe ich meinen Dienst angetreten.

Als erstes sprach ich mit meiner langjährigen Sekretärin, Renate Schmidt, mit der ich dann 26 Jahre lang arbeitete. Leider liegt sie jetzt im Sterben, sie war mir eine unglaubliche Hilfe. Manchmal denke ich, ich hätte das ohne sie nicht geschafft. Ich fragte sie, was man als Direktor am ersten Tag tun solle. Sie schlug vor, dass ich zunächst die Akten unterschreiben solle, die auf meinem Schreibtisch lagen – einen Turm von Akten, den ich ab da jeden Morgen zu unterschreiben hätte. Unter den zu unterzeichnenden Dokumenten befand sich sogar der Speiseplan für die nächste Woche. Da ich mich entschieden hatte, Verantwortung auch zu delegieren, fragte ich Frau Schmidt, warum ich den Speiseplan unterschreiben müsse, da dies eigentlich die Aufgabe des Kochs sei. Sie erklärte mir, dass ich für das Essen verantwortlich sei. Also rief ich den Koch an und sagte, er solle den Speiseplan ab sofort selbst unterschreiben. Der Koch erklärte jedoch, dass das gegen die Regeln sei – es müsse immer der Direktor unterschreiben.

Das war ein großer Aufruhr, und ich war noch keine halbe Stunde da. Dann kam der Verwaltungsleiter und klärte mich auf, dass es die Verantwortung des Direktors sei, die Qualität des Essens zu überprüfen. Das hatte Tradition, seit die Amerikaner nach dem Krieg in Kaufbeuren gewesen waren. Damals wusste ich noch nichts von der Rolle Kaufbeurens in der Zeit des Nationalsozialismus und von der damaligen ›Hungerkur‹. Dann machte ich die Runde, um die Oberärzte kennenzulernen. Ich klopfte an einer Tür. Ein älterer Herr stand vor mir, kurz vor der Pensionierung, an der Wand im Hintergrund hing eine große Landkarte des Großdeutschen Reiches. In Anspielung auf meine Jugend in Spanien erzählte er mir stolz von seinen Erfahrungen mit der Legion Condor in Spanien. Die Legion Condor war eine deutsche Truppe, die Hitler zur Unterstützung des Franco-Aufstandes nach Spanien geschickt hatte. Ich war schockiert und fragte mich, wie dieser Mann denken konnte, dass ich das gut finden würde. Was ging in seinem Kopf vor? Wo lebte er, dass er meinte, mich damit beeindrucken zu können? Ich erkannte, dass in dieser Anstalt die Zeit stehen geblieben war.

In den ersten Tagen erfuhr ich, dass in der Klinik von Ärzten und Pflegepersonal offen von »guten« und »schlechten« Patienten gesprochen wurde. »Gut« waren die Patienten, die sich problemlos auf den Stationen führen ließen und an der Arbeitstherapie teilnahmen. »Schlecht« waren die Patienten, die Schwierigkeiten machten und sich den Routinen der Anstalt widersetzten. Erst später wurde mir klar, dass dies im Grunde genommen die Fortsetzung von »lebenswert« und »lebensunwert« war – es waren die Kriterien, nach denen während des Krieges entschieden wurde, wer leben durfte und wer nicht. Die Situation in der Klinik war aus klinischer und menschlicher Sicht eine Katastrophe. Etwa tausend Patienten waren da und die Hälfte lebte seit Jahren, teilweise Jahrzehnten in der Anstalt, »chronische« Patienten, von der Krankenkasse ausgesteuert, die als Pflegefall in einer heimartigen Struktur lebten. Die andere Hälfte der Patienten waren »akut« erkrankte Menschen mit einer Aufenthaltsdauer von Wochen bis Monaten. Die Klinik war zweigeteilt: Es gab eine Geschlechterachse und Männer wurden von männlichem Pflegepersonal auf der linken Seite, Frauen von weiblichem Personal auf der rechten Seite betreut. Es gab überhaupt keine Kontakte zwischen diesen Bereichen, auch nicht bei den Arbeitstherapien. Sogar die Pflegedienstleitung war getrennt. Auf der männlichen Seite gab es die Regelung, dass die Pfleger erst, wenn sie morgens den Dienst antraten, erfuhren, auf welcher Station sie arbeiten würden. Durch den dauernden Wechsel der Stationen sollten allzu enge Beziehungen zwischen Pflegepersonal und Patienten vermieten werden.

Die Struktur der Stationen und die Bedingungen, unter denen die Patienten lebten, waren stark von institutionellen Praktiken geprägt. Dazu gehörte das Kapo-System, bei dem Patienten auf andere Patienten aufpassten, was einerseits zur Entlastung des Pflegepersonals führte, andererseits aber einer besseren Kontrolle der Patienten diente, mit all den schlimmen Folgen für das Zusammenleben der Patienten.

Die Pflegestationen verfügten über einige Zwei- und Dreibettzimmer, aber auch über große Wachsäle, in denen die Patienten weder persönlichen Raum, noch so gut wie keinen persönlichen Besitz hatten und Anstaltskleidung trugen, die einmal pro Woche bei der Wäscheverteilung ausgegeben wurde. Dies erinnerte mich an John Wings bekannte Drei-Hospital-Studie in England: Die Qualität einer Pflegestation korreliert positiv mit dem Umfang des persönlichen Besitzes der betreuten Menschen.

Ich war sehr ambivalent gegenüber der Arbeitstherapie. Ich wusste von der langen Tradition dieses Ansatzes und wusste auch von den positiven Veränderungen, welche die Arbeitstherapie seit den 1920er-Jahren in den Anstalten bewirkt hatte.

Dabei tauchte aber bei mir auch immer die Assoziation »Arbeit macht frei« auf. Es fiel und fällt mir schwer, das so offen auszusprechen, weil ich weder damals noch heute die Mitarbeitenden kränken wollte oder will.

Es gab beispielsweise einen Holzhof, wo eine ›Kolonne‹ von Patienten morgens antrat und Holz spaltete. Dieses Holz wurde dann zu einem hohen Preis für die Kaminbefeuerung an Privathaushalte verkauft. Die Patienten, die an diesen Arbeitstherapien teilnahmen, wurden mit kleinen Geldbeträgen oder mit der anderen »Anstaltswährung« (Zigaretten) entlohnt.

Ich lebte in der Direktorenvilla auf dem Klinikgelände, wie es alle Direktoren der bayerischen Anstalten aufgrund der Residenzpflicht taten. Anders als das in anderen Anstalten der Fall war, bewohnte ich in der Villa jedoch nur eine Wohnung. In den beiden Stockwerken über mir wohnten zwei Oberärzte in dieser einst schönen, durch nicht stilgerechte Renovierung jedoch entstellten Gründerzeitvilla – die prachtvollen Kastenfenster waren verschwunden, ein trauriger Anblick.

Nach wenigen Wochen machte meine Frau mich darauf aufmerksam, dass im Treppenhaus vor der oberen Nachbarwohnung häufig stundenlang eine Frau saß. Neugierig geworden, erkundigte ich mich und erfuhr, dass die Oberärzte Patienten als Hauspersonal beschäftigten. Die Ehefrau des Oberarztes ging einkaufen, und die Patientin trug die Einkäufe oder putzte die Wohnung. Auch ließen sich Ärzte von den Patienten, die im Fuhrpark arbeiteten, ihre Autos waschen.

Als ich von diesen Praktiken erfuhr, verbot ich sie umgehend und ohne Diskussion. Mir wurde bewusst, dass es Situationen gibt, bei denen ich auf meine Macht als Klinikdirektor zurückgreifen musste. Der Oberarzt und weitere Mitarbeiter setzten sich für die Patientin ein, die selbst über den Verlust ihrer Tätigkeit trauerte. Ich sagte ihnen, dass die Patientin die Tätigkeit gerne fortsetzen könnte, allerdings müssten sie einen Vertrag abschließen und sie angemessen entlohnen. In solchen Momenten empfand ich gelegentlich Wut. Ich versuchte, diese Wut zu rechtfertigen, sie nicht zu verbergen und keine Kompromisse nach außen hin einzugehen. Man könnte es als konstruktive Empörung bezeichnen – die Berechtigung, sich zu empören, bei gleichzeitiger Notwendigkeit, dies auch zu tun. Dieser Raum für Empörung war meiner Meinung nach von großer Bedeutung.

Es gibt zahlreiche Beispiele, unter anderem auch die Auseinandersetzung über den Zoo. Kaufbeuren war wohl die einzige Anstalt, die in den 1950er-Jahren, auf die Idee eines Arztes hin, einen Zoo eingerichtet hatte. Der Zoo bestand aus einem winzigen Schuppen am Rande des Anstaltsgeländes, in dem jeweils auf wenigen Quadratmetern ein paar Tiere untergebracht waren, die sich in einem, wie ich fand, desolaten Zustand befanden. Ein Oberpfleger war für den Zoo abgestellt. Gemeinsam mit einigen Patienten versorgte er die Tiere, und man war sehr stolz darauf. Ich fühlte mich traurig beim Anblick des Zoos, fand auch die Unterbringung der Tiere nicht tiergerecht. Nachdem ich feststellte, dass so gut wie niemand den Zoo besuchte, weder Patienten noch Stadtbewohner, gab ich die Anweisung, den Zoo zu schließen.

Dies führte zu einer intensiven Diskussion, welcher sich auch der Personalrat anschloss, der sich für den Arbeitsplatzerhalt stark machte. Ich argumentierte, dass wir, angesichts unserer Personalnot, jeden Pfleger auf der Station brauchten und dass ich keinen Sinn in einem Zoo erkennen konnte. Ich ließ mich in meiner Empörung zu der zynischen Behauptung hinreißen, dass die einzige Begründung für die Aufrechterhaltung des Zoos darin bestünde, den Patienten vor Augen zu führen, dass es anderen noch schlechter ginge als ihnen.

Ich machte in dieser Anfangszeit aber auch sehr positive Erfahrungen, besonders in der Zusammenarbeit mit dem Pflegepersonal und den Verwaltungsangestellten. Ich glaube, sie erkannten früh, dass dieser neue Wind auch für sie eine Art Befreiung war und viele der alteingesessenen Mitarbeiter wurden dann Mitstreiter in den Reformbemühungen.

Weiterhin ermutigend in dieser Situation war, dass im Zuge der Psychiatriereform viele neue Gesichter in die Klinik kamen: junge Mitarbeiter, Ärzte, Sozialpädagogen, Psychologen und Schüler der anstaltseigenen Krankenpflegeschule. Viele entschieden sich nun, wahrscheinlich im Zusammenhang mit unseren Reformbemühungen, in der Klinik zu bleiben und zu arbeiten. Dies trug wesentlich dazu bei, dass junge motivierte Krankenschwestern und Krankenpfleger eine neue Dynamik einbrachten. Erstaunlicherweise erkannte die Mehrheit der Mitarbeiter sehr schnell, dass Veränderungen notwendig waren. Es war, als ob sie, ähnlich wie im Märchen von den Kleidern des Kaisers, plötzlich realisierten, dass sich der Zeitgeist verändert hatte, und dass ihre berufliche Rolle durch eine Änderung ihrer Haltung bereichert werden konnte. Das beeindruckte mich.

Ich hatte Goffman gründlich gelesen, ein Buch, das für mich äußerst bedeutsam war, da es die Mechanismen der Institutionalisierung treffend beschreibt. In dieser vollständig abgeschlossenen und kontrollierten Welt, war das Pflegepersonal sozusagen ›die Herren der Klinik‹, wie es Kisker und Mitarbeiter einmal ausdrückten, welches den Alltag in der Anstalt kontrollierte. Allerdings kann man das Leben nicht wirklich völlig kontrollieren, es findet auch heimlich statt.

Auf einer »chronischen Station gab es eine Art »Kneipe«. Als wir erstmals einen Sozialpädagogen für die Stationsleitung bestimmten, kam er eines Tages zu mir und berichtete, dass ein Patient immer stundenlang an einer Wand des Stationsganges stehe und ab und zu kämen Patienten, sprächen mit ihm, um dann wieder zu gehen. Das käme ihm komisch vor. Ich ging also auf die Station und sah, wie der Patient neben einem alten trichterförmigen Feuerlöscher stand. Von Weitem beobachteten wir, wie Patienten zu ihm kamen, kurz mit ihm sprachen und dann wieder gingen. Abends, als die Patienten im

Bett waren, untersuchten wir den Feuerlöscher genauer und fanden eine große Schnapsflasche mit einem Schlauch darin. Der Patient ließ die anderen Patienten, die zu ihm kamen, an dem Schlauch ziehen, im Austausch für eine Zigarette (die Hauswährung) – und das wussten die Pfleger natürlich. Man kann ja das Leben nicht verhindern, oder?

Es gab sogar eine Art »Puff«. Ein Psychologe rief mich an und berichtete: »Ich sitze gegenüber dem Handwerkerhaus und da ist außen eine Tür, eine kleine Tür. Manchmal steht ein Patient vor der Tür und dann kommt ein anderer Patient. Der erste Patient öffnet die Tür, lässt den anderen hinein, und nach fünf oder zehn Minuten kommt dieser wieder heraus. Das ist merkwürdig.« Ich ging mit dem Psychologen dorthin, aber mein Generalschlüssel passte nicht. Also ging ich zum Verwaltungsleiter, dessen Generalschlüssel ebenfalls nicht passte. Dann wandte ich mich an die Handwerker und fragte, was es mit dieser Tür auf sich habe. Die Handwerker erklärten, es sei ein Zimmer, eine Toilette, die sie jedoch nie benutzten, da sie immer verschlossen sei. Ich entgegnete, dass sie nicht immer verschlossen sei, da öfter jemand davorstehe und Ausschau halte. Daraufhin hieß es: »Davon wissen wir nichts.« Schließlich wurde die Tür geöffnet und es stellte sich heraus, dass das kleine WC entfernt und stattdessen eine Matratze auf den Boden gelegt worden war. Es wurde festgestellt, dass der vor der Tür stehende Patient morgens eine chronisch kranke Patientin in dieses Zimmer führte und gegen Hauswährung dann Geschlechtsverkehr mit den anderen Patienten und dieser Patientin stattfand. So sah die Welt aus.

Jetzt ging es darum, das wirkliche Leben dort wieder hineinzulassen. Beziehungsweise darum, das Leben draußen zu ermöglichen. Das Wichtigste waren, wie bereits erwähnt, die Mitstreiter. Zu der Zeit gab es überhaupt keine Probleme bei der Rekrutierung von Mitarbeitern; es gab genügend Bewerbungen in allen Kliniken. Bald verbreitete sich jedoch die Nachricht, dass in Kaufbeuren irgendwie eine neue Ära in der Psychiatrie begonnen hatte. Zudem pflegte ich weiterhin meine Verbindung nach München, ich war in die Vorlesungen in München eingebunden. Dadurch absolvierten bereits im ersten Jahr viele Studenten von der Nussbaumstraße aus ein Praktikum bei uns. Wir erhielten zahlreiche Bewerbungen von Ärzten, da die Psychiatrie zu dieser Zeit einen Aufbruch erlebte.

Besonders erwähnenswert ist, dass sich mehrere Mitarbeiter aus der Ambulanz bzw. der Poliklinik in der Nussbaumstraße, wo ich zuvor tätig war, bei uns bewarben. Von zentraler Bedeutung, das muss ich immer wieder betonen, war Krankenschwester Rosamunde Wolff. Sie hatte nicht nur die erste Fachschwestern-Ausbildung – ich glaube sogar in Deutschland – an der Nussbaumstraße ins Leben gerufen, sondern setzte auch die Fachkrankenpflege in Kaufbeuren durch. Gemeinsam mit Albrecht Egetmeyer, der etwas später dazustieß, bauten sie die Ambulanz auf. Ein Sozialpädagoge schloss sich dem Team ebenfalls an und setzte sich von Anfang an dafür ein, dass die Sozialarbeiter ihre administrativen Aufgaben, wie die Bearbeitung von Anträgen und Kostenerstattungen, reduzierten und stattdessen mit Patienten arbeiteten. Zudem wurden Psychologen eingestellt.

Als ich die Leitung der Klinik übernahm, gab es zwei Psychologen. Eine Psychologin hatte aufgrund ihrer politischen Aktivitäten in einer linken Organisation in München ein Patientenkontakt-Verbot, das mein Vorgänger im Auftrag des Bezirks ausgesprochen hatte. Obwohl ihr gekündigt wurde, konnte sie ihre Kündigung vor dem Arbeitsgericht anfechten und für ungültig erklären lassen. Diese Psychologin war äußerst kompetent und klug. In Anbetracht des akuten Personalmangels in der Klinik hielt ich das Patientenkontakt-Verbot für sinnlos und entschied sofort, dass sie wieder Patientenkontakt haben sollte.

Dies führte zum ersten Konflikt mit dem Bezirk, dem Träger der Klinik. Jede Klinik hatte einen Bezirksrat, der als Bindeglied zum Bezirkstag fungierte. Der für uns zuständige Bezirksrat war jedoch eher reformskeptisch. Als er erfuhr, dass ich die Psychologin wieder in die Patientenversorgung einbezog, versuchte er, in unangemessener Weise Einfluss zu nehmen. Ich erklärte ihm, dass dies angesichts der Notwendigkeiten in der Klinik erforderlich sei. Die Psychologin würde nicht politisch aktiv sein, und aus diesem Grund hatte ich diese Entscheidung getroffen. Es gab eine kleine Kontroverse, die sogar den Bezirkstagspräsidenten erreichte. Zu meiner Überraschung erklärte der Bezirkstagspräsident, dass er vollstes Vertrauen in meine Entscheidungen habe. Er ermutigte mich, meine Bemühungen fortzusetzen und versicherte mir seine Unterstützung. Das war für mich von großer Bedeutung.

Bereits bei meiner Bewerbung hatte ich die Gelegenheit, den Bezirkstag über meine Reformideen zu informieren. So hatten sie nicht blind jemanden engagiert, ohne zu wissen, wohin die Reise gehen würde. Das war mir sehr wichtig. Der Bezirkstagspräsident unterstützte unser Vorgehen in Kaufbeuren intensiv, insbesondere in schwierigen Situationen. Ich glaube, ohne diese

Unterstützung wäre es noch schwieriger gewesen. In anderen Bezirken gab es große Probleme zwischen Reformideen in den Krankenhäusern und der politischen Kontrolle.

Das Wesentlichste war, wie bereits erwähnt, dass viele Mitarbeiter erkannten, dass sie in der neuen Welt nicht nur für die Klinik, sondern auch für sich selbst gewinnbringender und selbstverantwortlicher arbeiten konnten. Ein Problem gab es jedoch mit dem Personalrat, der von der ÖTV (Öffentliche Gewerkschaft Transport und Verkehr) und dem Beamtenbund gleichermaßen vertreten wurde und vordergründig die Institution im Blickfeld hatte. Ein Beispiel dazu: Bereits etwa drei bis vier Monate nach meinem Amtsantritt beschlossen wir, eine erste Station geschlechtlich zu mischen. Wir stellten ein Team aus hauptsächlich jungen Schwestern und Pflegern zusammen und hatten mehrere vorbereitende Teamsitzungen. Die Station sollte am kommenden Montag eröffnet werden. Am Freitag davor kam dann der Personalratsvorsitzende zu mir und erklärte, dass sie das unterbinden wollten, da eine solche Entscheidung mitbestimmungspflichtig sei und ich diesen Schritt nicht gemacht hätte.

Ich fragte, mit welcher Begründung sie das verbieten könnten. Seine Antwort war, dass sie das nicht wollten, denn ich hätte entschieden, die Leitung der Station einer Schwester zu übertragen und sie könnten nicht zulassen, dass eine Schwester einem Pfleger vorgesetzt sei. Wie geht man mit so etwas um? Freundlich, nicht zynisch, sagte ich zu ihm: »Sie sind Gewerkschafter, orientieren sich an Gewerkschaftsprinzipien. Wir schreiben das Jahr 1980 und wissen Sie, welche Haltung Sie da vertreten?« Ich schlug vor, den schwäbischen ÖTV-Vorsitzenden zu konsultieren oder an die ÖTV-Vorstandschaft zu schreiben, um zu sehen, wie diese dazu stehen. In der nächsten Woche teilten sie mir mit, dass sie nichts dagegen hätten. Man musste die Welt in die Klinik bringen, die Welt, die draußen geblieben war. Natürlich konnte man den Mitarbeitern nicht einfach sagen, dass ihre Haltung nicht mehr in die Zeit passte. Lass uns gemeinsam die Öffnung wagen! Es war beeindruckend zu sehen, wie schnell Einstellungsveränderungen möglich waren.

FELICITAS SÖHNER: Gab es da Kolleginnen und Kollegen im Haus und auch in anderen Häusern, die dich dabei unterstützt haben, die bei dieser Arbeit wichtig waren?

MICHAEL VON CRANACH: Alle neu hinzugekommenen Mitarbeiter standen der Psychiatriereform offen gegenüber, wir waren ja in der Lage, unsere neuen Teammitglieder sorgfältig auszuwählen. Die damaligen Abteilungsleiter waren drei Frauen und fünf Männer. Die drei Frauen waren schnell aufgeschlossen, ebenfalls zwei jüngere Kollegen. Zwei ältere Kollegen gingen bald in den Ruhestand. Es kamen jedoch schnell neue Leute hinzu. Aus den beamteten Abteilungsärzten wurden jetzt angestellte Oberärzte. Schon nach wenigen Jahren hatten wir etwa 30 Ärzte sowie zehn bis zwölf Psychologen und 16 Sozialarbeiter. Mit wenigen Ausnahmen unterstützten alle die Reform, zunehmend dann auch das Pflegepersonal und bald die Mitarbeiter der Verwaltung. Diese Menschen waren die treibende Kraft hinter den Veränderungen. Ich hatte das Glück, so viele engagierte Mitarbeiter zu haben, von denen viele weit über meine Vorstellungen hinaus aktiv waren, was ich mir vorstellen konnte. Es bildete sich rasch eine Assistentenkonferenz, an der Ärzte, Psychologen, Sozialarbeiter, Beschäftigungs- und Arbeitstherapeuten, Kunst- und Sporttherapeuten teilnahmen und etwas später auch Vertreter des Pflegepersonals. Alle Veränderungen wurden dort auch besprochen, aus der Konferenz kamen viele wichtige Anregungen. Ein Vertreter der Assistentenkonferenz nahm auch an den Oberarztkonferenzen teil.

Ganz wichtig war meine Präsenz. Jeden Tag, ausnahmslos, traf ich mich in der Frühe mit Verwaltungsleiter und Pflegedienstleitung. 15 Minuten reichten, um die Vorkommnisse des Vortages und das täglich Anfallende zu besprechen. Alle sollten gleich informiert sein, um mit einer einheitlichen Einstellung und Sprache Vorkommnisse und Veränderungen an ihre Mitarbeiter weiterzugeben. Dann ging es, ebenfalls täglich, zur Morgenbesprechung, wo alle Abteilungen vertreten waren, dort erfuhr ich von schwierigen Patienten oder Situationen, die ich dann im Laufe des Tages besuchte oder versuchte zu klären.

Die Situation in der Akutpsychiatrie war schwierig. Jeden Abend kamen zwei bis drei Krankenwagen und brachten Patienten aus Altersheimen. Es war damals üblich, dass sterbende Patienten aus Altersheimen und Pflegeheimen in die Psychiatrie geschickt wurden. Sie wurden dann in die gerontopsychiatrische Abteilung gebracht, Männer und Frauen getrennt. Es gab zwei Stationen auf jeder Seite und die Patienten wurden sofort ins Bett gelegt. Selbst wenn sie noch laufen konnten wurden sie sediert, wenn es für notwendig erachtet wurde, besonders wenn sie sehr dement und »schwierig« waren. Dies war das genaue Gegenteil von dem, was getan werden sollte, da sie eigentlich aktiviert und bewegt werden sollten. Das förderte die Entstehung von Lungenentzündungen und die Sterblichkeit war hoch.

Es wurde deutlich, dass eine umfassende Veränderung in der Gerontopsychiatrie erforderlich war. Klaus Nißle übernahm schließlich die Leitung der gerontopsychiatrischen Abteilung und wir entschieden uns – dies war eine der wenigen Situationen, in denen ich Macht ausübte –, niemanden mehr ohne vorherige Anmeldung in die stationäre Behandlung aufzunehmen. Klaus Nißle ging dann nach dem Aufbau seiner gerontopsychiatrischen Ambulanz noch einen Schritt weiter und entschied, dass wir niemanden aufnehmen würden, den wir nicht zuvor an seinem Wohnort gesehen hatten. Dies reduzierte die Einweisungen in das Krankenhaus stark, schuf Lösungen vor Ort und verbesserte das Milieu auf den gerontopsychiatrischen Stationen dramatisch.

Ein weiteres Problem bestand darin, dass jeden Nachmittag zwei bis drei Krankenwagen aus dem Zentralklinikum Augsburg kamen. Damals, bevor 1989 das Bezirkskrankenhaus Kaufbeuren auf dem Gelände des Zentralklinikums seine Arbeit aufnahm, gab es am Zentralklinikum nur eine winzige psychiatrische Abteilung mit etwa zwölf Betten. Alle Augsburger Patienten wurden zunächst dort aufgenommen und am Abend bei der letzten Visite wurde entschieden, wer nach Kaufbeuren verlegt werden sollte. Diese Praxis war völlig unsinnig: Die Patienten waren von der Verlegung enttäuscht und viele benötigten nur deshalb einen gerichtlichen Unterbringungsbeschluss, weil sie die Verlegung nicht akzeptierten. Außerdem kamen sie immer nach Dienstschluss, sodass kein regelrechtes Aufnahmeverfahren erfolgte. Für viele dieser Patienten gab es nach unserer Sicht auch gar keinen Grund zur stationären Aufnahme, wir hätten sie in unserer Ambulanz weiterbehandelt, das ging jedoch bei Augsburger Patienten nicht. Diese Praxis bestärkte uns in unserer Überzeugung, die stationäre Behandlung psychisch kranker Menschen zu regionalisieren.

Diese Beispiele zeigen, wie notwendig es war, nicht nur die Strukturen innerhalb der Klinik zu ändern, sondern auch die Strukturen des Versorgungsgebietes. Zwei Entscheidungen folgten daraus, einerseits die Verlagerung des Schwerpunktes der Klinik von den Stationen weg in die neugegründete Institutsambulanz und anderseits die Regionalisierung des stationären Bereiches, die Verlagerung von Stationen in die Allgemeinkrankenhäuser der Region.

Es ging aber nicht nur um strukturelle Veränderungen, vor allem auch um die Veränderung unserer Haltung. Ein Weg dazu war die Erweiterung unserer klinischen Perspektive um die Perspektive der Betroffenen und die ihrer Angehörigen.

Es ist sicherlich kein Zufall, dass sich die Psychiatrieerfahrenen zuallererst in Irsee zusammengeschlossen haben, um ihren Verein zu gründen. Auch für die bayrischen Angehörigen war der Kontakt mit Kaufbeuren, nicht zuletzt durch die Initiativen von Albrecht Egetmeyer, ein wichtiger Impuls für ihr Zusammenkommen.

Ein Höhepunkt, der für mich wirklich beeindruckend war, ereignete sich 1985, wenn ich mich recht erinnere. In Kaufbeuren fand die Jahrestagung der Deutschen Gesellschaft für Soziale Psychiatrie (DGSP) statt. Diese war damals, würde ich sagen, ein sehr lebendiger Verband, multiprofessionell besetzt, innovativ, kritisch und mit zahlreichen Psychiatriereformern. An diesen Tagungen nahmen 500 bis 600 Personen teil, Höhepunkt war ein wildes Fest mit Tanz und Vorführungen, neben inspirierenden, kritischen Vorträgen mit spannenden Reformvorschlägen.

Vor der Tagung hatte ich Bedenken, ob das gut gehen könne – mit dem Bezirk, dem Bezirkstag, der Verwaltung und den Mitarbeitern, wenn diese Horde von netten, jungen, wilden Leuten käme. Es war ein unglaublicher Erfolg.

Es gab mehrere denkwürdige Momente. Georg Simnacher, der damalige (und langjährige) Bezirkstagspräsident, hielt einen Vortrag – könnt Ihr Euch das vorstellen? Simnacher in diesem schmucklosen Festsaal inmitten des viereckigen Gebäudes, das in der Phase des Direktors der NS-Zeit, Valentin Faltlhauser, gebaut worden war, darin etwa 500 Gäste und Simnacher hielt seinen Vortrag. Das war wirklich beeindruckend, die Leute waren so begeistert von Simnacher, der überhaupt keine Berührungsängste hatte. Ein Höhepunkt war dann das Fest, mit Musik und Vorführungen. Es gab Sketche der Klinikmitarbeiter und der Tagungsteilnehmer, die sehr lustig waren. Der absolute Höhepunkt war, dass plötzlich orientalische Musik erklang und jemand ankündigte, dass jetzt ein Bauchtanz stattfinden würde. Dann trat eine vielleicht 40-jährige Frau, etwas dicklich und unbeholfen, sozusagen »bauchfrei« und mit einem Schleier auf die Bühne und führte recht unbeholfen einen Bauchtanz vor. Ich fühlte mich ein wenig unwohl, wie, ist das lustig oder was ist das? Es herrschte totale Stille, ich glaube, jeder spürte es. Dann endete es nach ein paar Minuten und sie trat vor und sagte: »Sie werden wohl alle gedacht haben, wie kann so eine Frau wie ich Ihnen hier einen Bauchtanz vorführen. Aber Sie müssen den Hintergrund wissen. Ich liebe Bauchtanz, aber ich nehme schon seit 20 Jahren Neuroleptika, habe 20 oder 30 Kilo zugenommen, bin völlig verlangsamt in meinen Bewegungen. Das haben Sie aus mir gemacht. Aber keiner kann mir verbieten, hier einen Bauchtanz zu machen.«

FELICITAS SÖHNER: Das ist sehr beeindruckend.

MICHAEL VON CRANACH: Das war wirklich ein besonderes Erlebnis und ein weiterer Schritt, die Patienten aus einer neuen Perspektive zu betrachten. Die Auseinandersetzung mit ihrer Sichtweise führte dazu, dass regelmäßig Vorträge zu diesem Thema gehalten wurden. Zwei Personen haben dabei unsere Wahrnehmung nachhaltig beeinflusst – Ernst Klee und Peter Lehmann. Die beiden, insbesondere Lehmann als Vorsitzender einer Psychiatrieerfahrenen-Organisation, eröffneten ihre Vorträge mit den provokanten Worten: »Ihr Psychiater seid Mörder.« Dies löste Kritik und Unruhe in der Klinik aus. Mitarbeiter warfen mir vor, dass dies zu weit gehe. Es entstand eine Diskussion über die Gründe für diese Aussagen und ihre Formulierung.

Mit Ernst Klee entwickelte sich eine echte Freundschaft. Wie geht man jedoch mit solcher Kritik und unterschiedlichen Perspektiven um? Wie lebt man damit? Das war eine bedeutende Diskussion, die wir geführt haben. Jedes Jahr organisierten wir einen Nachmittag bis spät in den Abend für alle dem Ärztlichen Direktor zugeordneten Mitarbeiter. Bertram Sellner, der Pflegedirektor, führte später dasselbe im pflegerischen Bereich durch. Unsere Überlegungen kreisten um Fragen wie: Wie können wir in der Psychiatrie mit unserer eigenen Arbeit im Einklang stehen? Wie können wir mit dem, was wir tun, leben? Welche Wege gibt es, um unsere Arbeit sinnvoll zu gestalten? Wie gehen wir mit den Widersprüchen von Macht um? Diese Diskussionen waren entscheidend für uns. Sie halfen uns, schwierige Situationen besser zu ertragen, da wir sie nicht nur als Belastung, sondern auch als Ansporn zu Veränderung sahen. Besonders in Momenten, in denen wir Zwangsmaßnahmen anwenden mussten und diesen gleichzeitig ambivalent gegenüber standen, lernten wir, mit der Unsicherheit umzugehen und entwickelten eine gemeinsame Sprache, um darüber zu sprechen.

FELICITAS SÖHNER: Michael, Du sprachst gerade über die Tagung 1985 und Ernst Klee. Er spielte ja auch eine Rolle in der Erinnerung an die Verbrechen, die in der NS-Zeit in der Psychiatrie geschehen sind. Wie kamst Du zu dieser historischen Erinnerungsarbeit und aus welchen Gründen?

MICHAEL VON CRANACH: Schon in den ersten Tagen meiner Tätigkeit in Kaufbeuren wurde mir klar, dass diese Klinik eine besondere Rolle in der Zeit des Nationalsozialismus gespielt hatte. Mein Stellvertreter berichtete mir von Ernst Mader, einem engagierten Lehrer, der im Kaufbeurer Archiv recherchiert hatte. Mader stellte die Behauptungen auf, in Kaufbeuren seien Patienten mit Medikamenten getötet worden. Aufgrund dieser Aussagen erhielt er Hausverbot. Ich nahm Kontakt mit ihm auf, hörte seine Erzählungen und erfuhr, dass er ein wichtiges Buch geschrieben hatte – eine der ersten Dokumentationen über Vorkommnisse in einer einzelnen Anstalt neben Gerhard Schmidts Werk zu Haar.

Das Büchlein erschien bald. Um mehr über die Vorfälle zu erfahren, begann ich, alte Krankenakten vom Dachboden zu holen und zu lesen. Dort befanden sich unzählige Dokumentenordner, außerdem beantragte ich die Ermittlungsprozessakten gegen Faltlhauser.

Mit Hilfe meiner Sekretärin richteten wir ein historisches Archiv ein, ich begann über dieses Thema Vorträge zu halten und zu publizieren. Es erschienen Berichte in der lokalen und überregionalen Presse. Nachdem einige Bezirksräte Bedenken äußerten, gab es ein Gespräch mit dem Bezirkstagspräsidenten, mein Vorgesetzter. Entgegen meinen Befürchtungen betonte er, wie wichtig auch diese Aufgabe für die Verbesserung der Glaubwürdigkeit der Psychiatrie sei und motivierte mich, diesen Weg weiterzugehen. Ich sprach über diese Thematik erstmalig im Ausland.

Die Société Médico-Psychologique lud mich nach Paris ein, der Saal war voll, es gab keine Fragen, keine Diskussion. Beim Empfang sprach kaum jemand mit mir. Der damalige Präsident fragte mich verwundert, warum ich etwas so Belastendes über die deutsche Psychiatrie sagen würde. Das fand ich seltsam und brachte mich zu dem Verdacht, ob auch in Frankreich schlimme Dinge passiert seien. Die Sache ist bis heute noch ungeklärt.

Helmfried Helmchen war zu der Zeit Direktor der Klinik für Psychiatrie der FU Berlin. Helmchen setzte sich später intensiv mit der Frage auseinander, warum die Ärzte damals so gehandelt haben. Sein Schwerpunkt lag dabei auf dem Argument, dass der Zeitgeist vieles erklären könne. Diese Sichtweise hat etwas Apologetisches, da sie besagt, dass der Mensch, vereinfacht gesagt, Opfer des Zeitgeistes ist und dass wir, wenn wir den Zeitgeist berücksichtigen, vorsichtiger bei der Bewertung der Taten sein sollten. Das Gegenargument liegt auf der Hand: Es gibt nicht einen einheitlichen Zeitgeist, sondern viele verschiedene. Selbst in der Nazi-Zeit gab es Menschen, die anders dachten. Man kann nicht automatisch behaupten, Opfer des Zeitgeistes zu sein, insbesondere in solchen Angelegenheiten.

Entscheidend für unsere Arbeit war eine große Veranstaltung des Verbands der Bezirke in München im Jahr 1985, Georg Simnacher, auch Präsident des Verbandes der Bayerischen Bezirke, bat mich, einen Vortrag zu diesem Thema zu halten. Dieser wurde von der Presse ausführlich kommentiert. Es folgte ein Radiointerview und nach Rücksprache mit Simnacher beschloss der Verband der Bezirke kurz darauf, dass wir in Kaufbeuren eine Dokumentation zu den Geschehnissen der NS-Zeit in allen bayerischen Bezirkskrankenhäusern erstellen sollten.

Nach einigen Überlegungen entschloss ich mich, keinen Historiker hinzuzuziehen, sondern entschied, dass wir Mitarbeiter in allen Bayerischen Krankenhäusern das selbst machen sollten. Es sollte kein rein historisches Buch entstehen, sondern ein Prozess der Auseinandersetzung eingeleitet werden.

In allen Krankenhäusern (bis auf eines) haben sich tatsächlich Teams gebildet. Zum Teil war es nur eine Person, zum Teil waren es zwei oder drei. Wir haben uns dann regelmäßig getroffen und entschieden, unter welchen Aspekten wir in unseren Häusern arbeiten würden. Alle Arbeiten in diesem Buch sind auf die gleiche Weise gegliedert: die Vorgeschichte, was in der Zeit im Nationalsozialismus geschah, was von 1933 bis 1939 geschah, die Rolle der Zwangssterilisation, dann die Deportation der Patienten, die dezentrale »Euthanasie« und die Rolle der Ärzte, schließlich die Rolle des Pflegepersonals. Wir haben uns einen Leitfaden gemacht und uns alle drei Monate einen ganzen Tag lang getroffen – von Krankenhaus zu Krankenhaus. Das war eine sehr konstruktive Zeit, bis auf ein Krankenhaus haben alle mitgemacht. Dieses Kapitel habe ich schließlich zusammen mit dem ärztlichen Leiter geschrieben.

FELICITAS SÖHNER: Welchen Beitrag wolltest Du zur Erinnerungskultur leisten? Hast Du Dir diese Gedanken im Vorfeld gemacht oder hat sich das ergeben?

MICHAEL VON CRANACH: Ja, also wenn ich so darüber nachdenke, war es mein Beitrag, den Prozess zusammenzuhalten. Es hat lange gedauert, bis ich, beziehungsweise wir alle im Krankenhaus, die sich beteiligt haben, entdeckt haben, dass beim Erinnern natürlich die Würdigung der Opfer im Vordergrund stehen sollte. In dieser ersten Phase bis etwa 1995 stand natürlich die Rolle des Krankenhauses und der Ärzte im Fokus. Warum geschah es? Wie geschah es? Also die Analyse der Täter, ihre Handlungen, ihre Biografien, die Dokumentation dessen, was passiert war – das Ungeheuerliche. Und immer unter dem Gesichtspunkt, dass eine Psychiatriereform dort, wo so etwas geschehen war, nicht gelingen kann, ohne dazu Stellung zu nehmen. Die Perspektive der Opfer rückte zunehmend in den Vordergrund, weil jetzt in der Öffentlichkeit darüber gesprochen wurde und bald unzählige Anfragen von Angehörigen kamen, die sich nach dem Schicksal ihrer ermordeten Familienmitglieder erkundigten.

Je mehr Geschichten wir jetzt auch aus der Perspektive der Nachfahren erfuhren, desto mehr gerieten diese in den Blickwinkel. Ich muss sagen, wenn ich ehrlich bin, dass ich die Würdigung der Opfer erst 2010 gesehen habe, durch die Arbeit am Gedenkbuch für die Münchner Opfer der nationalsozialistischen Krankenmorde und durch die Zusammenarbeit mit Annette Eberle, Gerrit Hohendorf und Sibylle von Tiedemann. Über die Presse haben wir aufgerufen, zu uns Kontakt aufzunehmen und wir waren überwältigt von der Zahl der Nachfahren, die sich meldeten.

FELICITAS SÖHNER: Gab es in diesen Prozessen Unterstützer und Personen, die Entwicklungen erschwerten?

MICHAEL VON CRANACH: Also eigentlich haben wir nur Unterstützer gehabt, in der Klinik gab es so gut wie keinen Widerstand. Natürlich gab es welche, die sich neutral verhielten: »Was soll das Ganze? Das ist doch Alles längst vorbei!« Aber nein, es gab keinen Widerstand. Das Sozialministerium, zuständig für die Gesundheitspolitik, lud uns zu Vorträgen ein und präsentierte sogar unsere Ausstellung. Die Zeit war reif, über diese Themen zu sprechen.

FELICITAS SÖHNER: Es gab ja in Hamburg diese Tagung, zu der Du auch die Ausstellung konzipiert hast. Wie kam es dazu und welche Rolle spielte das regionale Erinnern auch im nationalen Erinnern?

MICHAEL VON CRANACH: Also die Ausstellung war von zentraler Bedeutung für mich. Die deutsche Psychiatrie war ja in der Nachkriegszeit international stark isoliert, und ich frage mich noch heute, warum die internationale Psychiatrie sich nach 1945 nicht mit dieser Thematik Krankenmorde beschäftigt hat. Ich erinnere mich an einen kritischen, offenen Psychiater in den USA, in Maryland, dem ich meinen Aufsatz schickte. Seine Reaktion erstaunte mich: »Das war mir gar nicht bewusst, was da geschehen ist.« Ich wies ihn darauf hin, dass die Thematik bei den Nürnberger Ärzteprozessen 1947 ausführlich behandelt worden war. In Fachzeitschriften wie dem »American Journal of Psychiatry« gab es unmittelbar nach Kriegsende mehrere ausführliche Artikel zu diesem Thema.

Warum haben die Psychiater in anderen Ländern das verdrängt? Selbst Klaus Dörner, in Würde und Ehre, hat sich überhaupt nicht auf die NS-Psychiatrie-Verbrechen in seinem zentralen Buch »Bürger und Irre« in den 1960er Jahren bezogen. Erst später, in den 1970ern, tat er es.

In jedem Fall war die deutsche Psychiatrie in der Nachkriegszeit international isoliert. Erst in den 1960er Jahren entstanden erste zaghafte Kontakte. Ich glaube, dass Hippius einer der Protagonisten war, die die deutsche Psychiatrie wieder in die Welt brachten. Er pflegte eine enge freundschaftliche Beziehung zu Pierre Pichot, was ihm Zugang zur französischen Psychiatrie verschaffte. Gleichzeitig knüpfte er Beziehungen zu amerikanischen Psychiatern durch die Vermittlung deutscher Emigranten wie Fritz Adolf Freyhan und Lothar Kalinowsky. Diese Beziehungen ermöglichten es Hippius, auf internationaler Ebene aktiv zu werden. Er wurde von der American Psychiatric Association (APA) zu deren jährlichen Psychopharmakologie-Tagungen eingeladen.

Häfner auf der epidemiologischen und Hippius auf der pharmakologischen Seite waren es, die Beziehungen nach außen pflegten. Jetzt galt die deutsche Psychiatrie wieder etwas und man kam gerne nach München in die Kraepelin-Klinik oder an das neu gegründete Zentralinstitut in Mannheim.

Höhepunkt dieser gewachsenen Anerkennung der deutschen Psychiatrie war der Zuschlag für die Ausrichtung des Weltkongresses für Psychiatrie in Hamburg 1999. Alles war schon vorbereitet, als ich im Frühjahr 1999 einen Anruf vom Vorsitzenden des Programmkomitees erhielt mit der Bitte, umgehend nach Genf zu reisen. Dort fragte man mich, ob ich für den Kongress eine Ausstellung zu den »Euthanasie«-Verbrechen vorbereiten könne. Verschiedene nationale Psychiatrieverbände hatten sich im Vorfeld des Kongresses darüber beschwert, dass diese Thematik bei der Tagung nicht angesprochen werde. Eine israelische Gruppe hatte sogar gedroht, Täterorte in Deutschland mit Pressebegleitung demonstrativ zu besuchen, wenn es nicht in Hamburg thematisiert werde. Ich nahm an, unter der Bedingung, dass ich wegen der knappen Zeit die Ausstellung nicht mit dem Vorstand der DGPPN abstimmen könne. Ich würde sie alleine machen, man müsse mir vertrauen. Nach einigem Zögern wurde dem zugestimmt. So entstand, mit Hilfe meiner Frau Katharina, die Ausstellung »In Memoriam« und wir waren fünf Tage lang in Hamburg ständig anwesend.

Im Campus der Universität Hamburg gibt es ein zentrales Audimax mit einem großen Foyer. Dort haben wir die Ausstellung platziert und am beeindruckendsten war, dass wir ein riesiges Foto von Ernst Lossa in die Glasfront des Foyers hängen konnten, weithin sichtbar. Mehrere tausend Besucher des Kongresses kamen zu dieser Ausstellung, viele von ihnen haben bewegende Einträge im Gästebuch der Ausstellung gemacht.

Es gab auch ein Symposium, bei dem Ralf Seidel gesprochen hat. Ralf Seidel hatte dem Leiter des deutschen Programmkomitees gesagt, dass eigentlich Klaus Dörner dort sprechen sollte, aber dieser Weg wurde nicht gewählt. Dann gab es eine Beschwerde von David Goldberg, einem englischen Psychiater, weil ihn störte, dass es die einzige Plenarsitzung war, bei der es keine Simultanübersetzung gab. Es war also schon eine gewisse Spannung, ich möchte das jetzt nicht im Detail erzählen, aber die Ausstellung war für die DGPPN kein einfacher Weg. Dies hatte jedoch enorme Resonanz in den Berichten über den Kongress. Für mich persönlich war das ein unglaubliches Erlebnis. Das führte dazu, dass diese Ausstellung an ungefähr dreißig Orten in Europa gezeigt wurde. Sie war unter anderem in Israel, Spanien, Griechenland und Italien zu sehen. Es gibt sogar eine Kopie im römischen Psychiatriemuseum, am Ort der früheren Anstalt. Ich weiß nicht, ob sie noch dort ist, aber jahrzehntelang war sie dort. Das hat wirklich etwas bewegt.

FELICITAS SÖHNER: Ja, das hat etwas bewegt. Diese Tagung war ein Impuls auch für die Medizingeschichte insgesamt.

MICHAEL VON CRANACH: Ich glaube schon, aber es dauerte dann doch noch einige Jahre, bis 2011 Frank Schneider als Präsident der DGPPN offiziell Stellung genommen und sich bei den Patienten entschuldigt hat.

FELICITAS SÖHNER: Das braucht manchmal Zeit. Welche Bedeutung hat dieses historische Erinnern für Dich jetzt rückblickend für Deine Tätigkeit?

MICHAEL VON CRANACH: Für mich hat dies auf mehreren Ebenen Bedeutung. Auf der psychiatrischen Ebene wurde mir durch die Auseinandersetzung mit dem Thema die eigene Ambivalenz gegenüber psychiatrischem Handeln deutlich. Ich frage mich oft und auch heute noch, wenn ich Patienten behandle, wie dies später beurteilt werden wird. Zum Beispiel bei der langfristigen Verordnung von Neuroleptika. Geben wir den Nebenwirkungen in unserer Abwägung zu wenig Raum im Vergleich zu den Wirkungen? Geben wir Medikamente, die das Leben verkürzen, ohne es den Patienten offen in aller Deutlichkeit mitzuteilen? Trotzdem handle ich so. Dieses Infragestellen und Wachrütteln sind wichtige Aspekte, die ich aus der Auseinandersetzung mit diesem Thema für mich mitgenommen habe.

Auf einer anderen Ebene hat diese Auseinandersetzung dazu geführt, dass Beziehungen zu Kollegen und auch zu Historikern entstanden sind. Es entwickelten sich Freundschaften zu Personen wie Ernst Klee oder Gerrit Hohendorf, was für mich persönlich von großer Bedeutung ist. Des Weiteren spielte die Zusammenarbeit mit Angehörigen eine entscheidende Rolle. In München entstand im Rahmen des Gedenkbuchs der Münchner Opfer eine Gedenkinitiative, an der vorwiegend Angehörige mitwirken. Diese Initiative organisiert Gedenkveranstaltungen und Reisen, darunter eine offizielle Besuchsreise nach Hartheim, an der auch Presse, Politiker und Landtagsabgeordnete teilnahmen. In diesem Rahmen wurde eine Hartheim-Resolution verabschiedet, die die Forderungen und Wünsche der Angehörigen bezüglich des Gedenkens an ihre Opfer zum Ausdruck bringt.

Eine der Forderungen dieser Initiative wurde intensiv diskutiert. Die Initiative wünscht sich, eine Diskussion darüber zu führen, ob in den Räumen, in denen diese Verbrechen begangen wurden, auch heute noch Patienten behandelt werden sollten oder nicht. Diese Resolution erfuhr breite Resonanz; einige Bezirke unterstützten und unterzeichneten sie, während andere dies ablehnten. Man warf uns vor, die Vergangenheit zu instrumentalisieren. Ich hingegen halte diese Frage für berechtigt.

THOMAS BECKER: Ich würde dich, Michael, gerne fragen, welche Bedeutung die regionale Veränderung der psychiatrischen Versorgung in Schwaben gespielt hat, die Regionalisierung, die aus meiner Sicht ein wichtiger Aspekt deiner Arbeit über die Jahrzehnte gewesen ist – und ich wäre froh, wenn Du dazu noch einige Sätze sagst.

MICHAEL VON CRANACH: Durch meine Erfahrungen in England beeinflusst, lag es mir, wie bereits mehrfach betont, am Herzen, die Psychiatrie wieder in das allgemeine medizinische Versorgungssystem zu integrieren. Die vorhandenen diskriminierenden Sonderfachkrankenhäuser sollten überwunden werden, und ich fand ausreichend Beispiele in der Welt, in denen dies erfolgreich umgesetzt wurde. In Schwaben hatten wir ähnliche Pläne und erste Überlegungen wurden angestellt. Zwei bedeutende Faktoren spielten dabei eine Rolle.

Erstens hatte der Bezirk bereits zuvor die Planung einer Klinik in Augsburg vorgesehen, ein Projekt welches Jahre dauerte, bis es verwirklicht wurde. In den Diskussionen mit Präsident Simnacher, dem Bezirkstagspräsidenten, betonte ich oft die Idee der Integration, anstatt erneut ein Krankenhaus neben dem somatischen Krankenhaus zu errichten – im Grunde genommen das »Anstaltsmodell«, bei dem die Psychiatrie neben dem Allgemeinkrankenhaus, jedoch organisatorisch getrennt und als eigenständige Welt existiert. Trotz meiner Einwände schritt das Vorhaben voran und wurde realisiert. Aber es war ein erster Schritt zur Regionalisierung.

Dann kam die Idee auf, in Kempten, der zweitgrößten Stadt im Allgäu, eine eigene stationäre Einrichtung für Stadt und Landkreis zu etablieren. Simnacher und ich führten Gespräche mit dem Allgemeinkrankenhaus und dem Oberbürgermeister. Es gab erhebliche Bedenken, das Krankenhaus konnte sich nicht vorstellen, mit uns zusammenzuarbeiten. Dann kam, wie der Zufall es wollte, das Glück des Tüchtigen: In Kempten gab es ein neu errichtetes Kinderheim, das zu einer Zeit entstand, als der Bau von Kinderheimen nicht mehr in dem Maße benötigt war. Das Gebäude stand leer, gehörte der Evangelischen Kirche und es gab Interessenten, um es zu einem Bordell umzufunktionieren. Die Medien berichteten darüber und das Sozialministerium war verärgert, dass es ein derartiges Projekt fitfinanziert hatte. Wir nutzten diese Gelegenheit. Der Bezirk erwarb das Gebäude und so entstand mit Albrecht Egetmeyer die erste regionale Psychiatrie. Damit waren die Weichen gestellt, und schließlich wurde 1989 das Bezirkskrankenhaus Augsburg eingeweiht.

Die Augsburger Lösung sah ich kritisch, eine separate »Anstalt« neben dem somatischen Krankenhaus zu errichten, wollte ich ja gerade nicht. Mein Ideal wäre ja eine Integrierung gewesen. Diese Problematik wurde symbolisch erkennbar bei den Bauarbeiten. Es war ein unterirdischer Verbindungsgang zwischen den beiden Krankenhäusern vorgesehen, man baute von beiden Seiten aufeinander zu, aber als diese sich treffen sollten, waren sie um einige Meter verschoben.

Kennt Ihr diese Geschichte? Das erschien mir immer wie ein Symbol für etwas, das für mich nicht zeitgemäß war. Nun ja, nachdem Kempten gut lief, kam Memmingen dazu. In Memmingen hatten wir das Glück, einen äußerst aufgeschlossenen Bürgermeister zu haben, Ivo Holzinger, der jahrzehntelang Oberbürgermeister war und die Sache sofort unterstützte. Wir wollten in Memmingen ebenfalls eine Abteilung, diesmal jedoch mitten im Krankenhaus, im dritten Stock. Wir führten Gespräche mit dem Ärztlichen Direktor des Krankenhauses, der sehr unsicher war, ob das funktionieren würde oder nicht. Wir einigten uns und die Abteilung wurde eingerichtet. Die ersten beiden Jahre habe ich von Kaufbeuren aus die Abteilung klinisch geleitet, und wir waren sehr bemüht, dort nicht aufzufallen.

Beispielsweise haben wir mit den Pförtnern in der Eingangshalle vereinbart, dass sie sofort die Psychiatrie anrufen sollten, falls Leute auffällig wurden, damit bloß keine Störungen auftraten. Fast immer, wenn sie dann anriefen – was gelegentlich vorkam – stellte sich heraus, dass es kein Psychiatriepatient war. Positiv waren auch die Erfahrungen mit den anderen Patienten des Krankenhauses. Da wir einen schönen Aufenthaltsraum auf der Station hatten, gemütlich mit Fernseher, füllte der sich immer mehr auch mit Patienten von anderen Stationen, die mit ihren Infusionsständern kamen.

Bei der offiziellen Einweihung mit Vertretern des Sozialministeriums und der lokalen Politik, begann der Ärztliche Direktor des Klinikums seinen

Vortrag mit dem Satz: »Was mit einer Zwangsehe begann, hat sich rasch zu einer Liebesheirat entwickelt.« Das fand ich ein wirklich schönes Bild. Es lief gut, und das hing natürlich alles von den Menschen ab. Bald wurde Andreas Küthmann, der gut kommunizieren konnte, insbesondere mit den anderen Chefärzten, selbst zum Chefarzt ernannt. Es war immer wichtig, die richtigen Leute zu finden. Albrecht Egetmeyer, der das Bezirkskrankenhaus Kempten als Ärztlicher Direktor übernahm, war ein Sozialpsychiater, aber auch unkonventionell in seiner Art. Er pflegte eine enge Beziehung zu Simnacher. Simnacher hat sich dann auch immer wieder von ihm beraten lassen und ihm den Auftrag gegeben, eine Heimenquete in Schwaben zu machen. Nach seiner Berentung war Albrecht Egetmeyer einige Jahre lang beim Bezirk angestellt und beriet diesen in psychiatrischen Angelegenheiten. Das ist erstaunlich und das müssen wir jetzt nicht weiter besprechen. In Bayern gibt es auch eine Ebene auf der Politik keine Rolle mehr spielt, man braucht Menschen, die klug, ernst und vertrauenswürdig ist.

FELICITAS SÖHNER: Das sieht man ja auch in der Enquete, also in der Vorbereitung der Enquetekommission, dass es hier nicht um Parteizugehörigkeiten ging, sondern es waren Menschen, die einen Bezug hatten, die ein persönliches Interesse hatten und dann spielte das andere keine oder kaum eine Rolle.

MICHAEL VON CRANACH: Dann kam Landsberg hinzu, da das Bezirkskrankenhaus Kaufbeuren auch den Altlandkreis Landsberg versorgte. Durch die Landkreisreform war dieser mittlerweile Teil von Schongau. Somit haben wir die Stadt Landsberg weiterhin psychiatrisch versorgt. Im Jahr 1999 entstand in Landsberg zusammen mit dem Bezirk Oberbayern erneut mitten im Allgemeinkrankenhaus eine psychiatrische Abteilung, unter der Leitung von Robert Kuhlmann, der vorher unsere Institutsambulanz geleitet hatte.

Die Regionalisierung hat sich aus meiner Sicht sehr gut bewährt. Dennoch gab es bis zum Schluss Gegner. In der Bayerischen Direktorenkonferenz war die Meinung ambivalent. Einige Direktoren waren der Ansicht, dass die Regionalisierung nur für leichtere Fälle gelten solle und die schwereren Fälle in der »Anstalt«, oder wie wir es jetzt nennen, im Fachkrankenhaus, behandelt werden sollten.

Ich finde, jetzt etwas vereinfacht und salopp beschrieben, hat die Psychiatrie drei Betrachtungsebenen. Als Psychiater kann man auf drei Ebenen denken. Die erste Ebene ist die klinische, auf der unser Wissen im Vergleich zu anderen medizinischen Sparten eher begrenzt ist. Es gibt nur vier oder fünf Medikamentengruppen, deren Gabe wir beherrschen müssen, dazu einige psychotherapeutische Verfahren. Der diagnostische Bereich ist ebenfalls überschaubar. Man kann Psychiatrie auf eine sehr überschaubare Weise betreiben. Die zweite Ebene ist die geisteswissenschaftliche, auf der man sich mit der Ideengeschichte psychiatrischer Konzepte auseinandersetzt, ihre Rolle in der Gesellschaft und ihr Menschenbild reflektiert. Dies geht tiefer in die Bereiche der Soziologie, Philosophie und Psychologie. Die dritte Betrachtungsebene blickt auf die Psychiatrie unter Menschenrechts-Gesichtspunkten. Diese drei Ebenen bieten unterschiedliche Perspektiven und beeinflussen das Handeln. Es gibt verschiedene Ebenen, auf denen man sich als Psychiater bewegen kann. Könnt Ihr das nachvollziehen? Wenn man sich als Psychiater diesen drei Betrachtungsweisen stellt, wird es ein spannendes, herausforderndes und bereicherndes Fach.

THOMAS BECKER: Ich finde es ist wichtig, sich der Vielschichtigkeit dieses Feldes bewusst zu sein. Ein Handeln, das sich auf der klinischen Ebene bewegt, kann meiner Meinung nach gerettet und begründet werden, solange es liberal und selbstkritisch Grenzen anerkennt und dem Patienten klar macht, dass es sich beschränkt. Es kann vorkommen, dass der Patient, Angehörige oder andere sagen: »Das greift aber nicht weit genug.« Doch das wäre immerhin ehrlich. In solchen Fällen kann gemeinsam nach weiteren Lösungen gesucht werden.

Vergangenes und Gegenwärtiges ineinander verwoben

Michael von Cranach, Thomas Becker, Felicitas Söhner

FELICITAS SÖHNER: Michael, wir haben beim letzten Mal über Deine Leitungstätigkeit in Kaufbeuren gesprochen und heute wollen wir über Deine Arbeit zur Psychiatrie in der NS-Zeit sprechen. Wie steht Deine Arbeit zu den NS-Verbrechen in Zusammenhang mit Deiner Arbeit in Kaufbeuren, also in einer Einrichtung, die auch ehemals eine Einrichtung der dezentralen »Euthanasie« war?

MICHAEL VON CRANACH: Ja, das steht in einem engen Zusammenhang. Als ich am 2. Mai 1980 nach Kaufbeuren kam, kannte ich keine Details und wusste im Grunde genommen nichts über den geschichtlichen Hintergrund. Obwohl ich später in meiner Bibliothek entdeckte, dass ich 1964 das Buch von Mitscherlich und Mielke »Medizin ohne Menschlichkeit« gekauft hatte – es war damals gerade zuvor als Neuauflage erschienen –, glaube ich im Rückblick, dass ich es gekauft habe, weil ich die Vorlesung von Weitbrecht gehört hatte. Weitbrecht war einer der wenigen, der bereits in den 1960er Jahren, in seiner Rektoratsansprache, die Geschichte erzählt hatte. Sicher habe ich damals das Buch gelesen, denn ich habe Textstellen markiert, aber damals betrachtete ich das nicht als mein Thema.

Als ich dann in der Psychiatrie am Max-Planck-Institut anfing, war mir das auch nicht wirklich bewusst. Irgendwie ahnte ich, dass dieses Institut in der NS-Zeit ebenfalls eine Rolle gespielt haben musste, aber das war damals kein Thema, welches mich beschäftigte. Mein erstes ernsthaftes Engagement mit dem Thema begann, als ich in England war, 1968/69. Dort leitete David Goldberg ein Ausbildungs- oder Weiterbildungscurriculum für Ärzte, die Fachärzte werden wollten. Er bat mich, einen Vortrag über ein beliebiges Thema zur Schizophrenie-Diagnose zu halten. Bei meiner Vorbereitung fand ich heraus, dass ich als Deutscher auch Stellung zum Thema der NS-Psychiatrie beziehen sollte. In einem Teil meines Referats erzählte ich oberflächlich, dass in der NS-Zeit schlimme »atrocities« gegenüber psychisch kranken Menschen passiert seien. Ich fühlte mich dazu verpflichtet, denn kurz nach meinem Start in London hatte mich Sir Aubrey Lewis zu sich gerufen und mir gesagt, ich müsste doch mehr über die deutsche Psychiatrie wissen, als ich damals wusste. Das war alles zu dieser Zeit.

Ich kam nach München und dort schien das Thema kaum präsent zu sein. Ich erinnere mich nicht daran, dass es in den vielen internen Vorträgen oder den wöchentlich stattfindenden Gastvorträgen je angesprochen wurde. Was mir jedoch bekannt ist, ist, dass Hippius in der Vorlesung, an der ich gegen Ende auch mitarbeiten durfte, generell einige Sätze zu dem Thema verlor. Allerdings war ihm der genaue historische Kontext unbekannt. Im Verlauf, darüber berichte ich vielleicht zu einem späteren Zeitpunkt, sprach er dann mit mir über die NS-Zeit. Ich weiß jedoch, dass er die Details wirklich nicht kannte.

Im Jahr 1980 kam ich nach Kaufbeuren und bereits in den ersten Tagen wurde mir deutlich, dass dieses Thema in der Klinik eine Rolle spielte. Die Kommunikationsformen waren nicht mehr zeitgemäß. Auch die extremen Hierarchien waren überholt, ebenso wie die Art und Weise, wie über Patienten gesprochen wurde – sie wurden gewissermaßen in »gute« und »schlechte« Patienten eingeteilt. Ebenso irritierend und antiquiert erschien mir die Art und Weise, wie alles bewertet wurde. Diese Eindrücke und Beobachtungen zwangen mich dazu, darüber nachzudenken, dass hier die Zeit stehen geblieben zu sein schien – das musste irgendwie mit der Vergangenheit zu tun haben.

Erste Hinweise darauf erhielt ich aus den vielen Akten, die ich als Direktor der Klinik täglich, einschließlich der Verwaltungsakten, unterzeichnen musste. Auffällig war auch, wie ich das in einem unserer vorherigen Gespräche schon einmal erwähnt hatte – und dies verweist auf die Bedeutung der Nahrungszufuhr in der Psychiatrie –, dass man von mir verlangte, das Wochenmenü zu unterzeichnen. Als ich nachfragte, warum der Koch das nicht tat, fand ich heraus, dass dies eine Anweisung der Amerikaner nach dem Krieg war: Der Direktor sollte gezielt für jede Unterernährung der Patienten verantwortlich sein.

Dann hörte ich zum ersten Mal den Begriff ›E-Kost‹ und es gab frühzeitig ein Treffen mit Ernst Mader. Mader, ein Lehrer mit einem kleinen eigenen Lokalverlag, hatte mehrere Bücher zur Lokalgeschichte veröffentlicht und über die Ereignisse der NS-Zeit in der Kaufbeurer Psychiatrie recherchiert. Das Buch schien jedoch noch nicht veröffentlicht worden zu sein. Als ich in der Oberarzt-Konferenz ankündigte, dass ich Ernst Mader treffen würde, sagte mir mein Stellvertreter, der viele Jahrzehnte in der Klinik tätig war und kurz vor der Pensionierung stand, dass das ganz unmöglich sei. Mader würde Behauptungen aufstellen, die nicht stimmen würden. Sie hätten ihm Hausverbot erteilt, er dürfe nicht mehr in die Klinik und die Archive, und man warf ihm vor, er würde die Klinik verleumden. Diese Äußerungen über Mader waren äußerst herabwürdigend.

Wen ich dann antraf, war ein äußerst feiner, kluger, kritischer und intelligenter Mensch, der auch heute noch viel für die Augsburger Zeitung schreibt – einfach beeindruckend. Dies führte zu Spannungen, da sich die Abteilungsleiter in den ersten Wochen beschwerten, dass ich ihrer Linie nicht folgte. Dann erhielt ich von meiner Sekretärin den Hinweis, dass vor meinem Arbeitsbeginn im Stern ein Artikel über diese Verbrechen erschienen sei, in dem auch Kaufbeuren genannt wurde. Einer der Abteilungsleiter hätte an den Stern einen Leserbrief geschrieben, in dem stand, das sei eine Verleumdung. In Kaufbeuren sei überhaupt nichts passiert, niemals seien irgendwo Patienten ermordet worden. Dieser Leserbrief war äußerst scharf, offensichtlich geschrieben, um Kaufbeuren zu entlasten.

Das war der Anlass für mich, mit meiner Sekretärin zu sprechen, einer äußerst offenen und feinfühligen Frau, die derzeit im Sterben liegt, was mich sehr traurig macht. Wir vereinbarten, nach Krankenakten und Dokumenten zu suchen, die wir schließlich auch fanden.

Gemeinsam mit dem Verwaltungsleiter fanden wir heraus, dass sich in den sehr feuchten, kaum isolierten, 100 Meter langen Dachräumen tausende von Krankengeschichten befanden – authentische Krankengeschichten von der Gründung in Irsee im Jahr 1848 bis in die 1950er und 60er Jahre. Die aktuellen Krankengeschichten wurden im Krankenhausarchiv an einem anderen Ort aufbewahrt. Eine Liste, fehlerhaft, die Faltlhauser, der Direktor der Heil- und Pflegeanstalt während der NS-Zeit, im Rahmen seines Prozesses in der Nachkriegszeit erstellt hatte, gab ersten Aufschluss darüber, welche Patienten in Tötungsanstalten verlegt und welche im Rahmen der sogenannten dezentralen »Euthanasie« – ein heute zu vermeidender Begriff – getötet wurden. Auch die an den Krankenmorden beteiligte Pauline Kneissler hatte eine Liste ihrer Opfer angefertigt. Daraufhin begannen wir, anhand dieser Listen diese Krankengeschichten aus dem Archiv zu holen.

In der Nähe der Ärztlichen Direktion richteten wir einen Raum als historisches Archiv ein, in dem diese Krankengeschichten aufbewahrt wurden. Ich begann, regelmäßig drei oder vier Krankengeschichten mit nach Hause zu nehmen und sie zu lesen. Die Bibliothekarin und eine stellvertretende Sekretärin engagierten sich zusätzlich intensiv und suchten auch in den Verwaltungsarchiven nach relevanten Dokumenten. Ich forderte die Ermittlungsakten, für den Faltlhauser- Prozess beim Gericht in Kempten an. Ein kleiner Lastwagen brachte rund 40 Leitzordner der Ermittlungsakten, in denen sämtliche Aussagen von über 300 Personen dokumentiert waren, die das Geschehene in dieser Zeit beschrieben. Ich begann, diese Akten zu lesen, und das erstreckte sich über die ersten zwei bis drei Jahre.

Schließlich sprach ich zum ersten Mal in der lokalen Presse über das Thema. Dies geschah vielleicht im Jahr 1981 und führte dazu, dass in kurzer Zeit viele Briefe von nachfragenden Angehörigen der Opfer eintrafen.

Ich habe den Fehler begangen, keinen separaten Leitzordner für diese Briefe anzulegen, sondern die Briefe immer den Krankengeschichten der Verstorbenen hinzuzufügen. Es handelte sich um Angehörige, die sich nun trauten, Fragen zu stellen, und die teilweise über ihre vergeblichen Versuche nach 1945 berichteten, etwas zu erfahren. Ich beantwortete die Briefe sehr ausführlich. Ich bot den Angehörigen an, zu kommen, ein Gespräch zu führen, und durchsuchte die sorgfältig aufbewahrten Akten. Aus den 1950er Jahren fand ich viele ablehnende Briefe, die von der Klinik geschrieben worden waren und die im Grunde alles leugneten. So begann ich, die Dinge systematisch zu sammeln.

Ich glaube, das war 1982, als das Buch von Ernst Mader erschien. Mader hatte sehr akribisch gearbeitet. Sein großer Verdienst war, dass er Ende der 1970er Jahre noch im Alterssitz der Ordensschwestern aus Irsee mehrere Ordensschwestern persönlich interviewt hatte. Diese Interviews sind äußerst wertvoll, denn die Schwestern sprachen in den Interviews, die Ernst Mader veröffentlichte, ganz anders als im Prozess. Dann war für mich, vielleicht 1982, von großer Bedeutung, dass ich die Gelegenheit hatte, mit Pfarrer Joseph Wille zu sprechen. Als sehr, sehr alter Mann lebte er gegenüber der Klinik in einer Nonnenordensschule, einer Mädchenschule und bewohnte dort das Dachgeschoss. Es entwickelten sich mehrere Nachmittage mit sehr ausführlichen Gesprächen. Er erinnerte sich wirklich an Einzelheiten mit Namen, auch wer in

Irsee wie gewesen war und was getan hatte. Hier erfuhr ich zum ersten Mal, wie die Ereignisse konkret abliefen. Aber auch seine Hilflosigkeit, ich möchte das nicht bewerten, die Schwierigkeit, mit dem Erlebten und Geschilderten umzugehen, wurde deutlich. Er erzählte immer wieder die Geschichte, dass er, als das Sterben im Herbst 1941 und dann 1942 und 1943 immer mehr zunahm und in Irsee oft mehrere Menschen am Tag umgebracht wurden oder starben, für jeden einzelnen Menschen die Glocken geläutet hat. Manchmal läuteten die Glocken über eine Stunde lang. Das war sein Versuch, darauf aufmerksam zu machen, dass hier etwas Besonderes geschah. Dann wurde er von der Direktion einbestellt und ihm wurde verboten, die Glocken zu läuten. Er fragte auch beim Bischof nach, ob er dem Verbot folgen solle, und der Bischof sagte ja. So läutete er nicht mehr.

In unserem Gespräch ging es an dieser Stelle dann auch darum, wie weit man erwarten kann, dass jemand in den Widerstand geht. Ich merkte deutlich, dass Pfarrer Wille nicht nur damals, sondern auch jetzt ein entschiedener Gegner aus tiefsten menschlichen Gefühlen heraus war, der dann konfrontiert wurde mit Akteuren. Wille erzählte mir auch diese Geschichten, die auch die Ordensschwestern in ihrem Tagebuch schreiben. Die Schwestern waren für die Küche zuständig und kochten die sogenannte E-Kost. Sie bemühten sich, immer wieder ein wenig Fleisch oder Fett hinzuzufügen. An einem christlichen Feiertag fügten sie sogar mehr hinzu, was der Verwaltungsleiter Frick bemerkte. Er beschimpfte und bedrohte sie furchtbar. Hier schwingt die Thematik mit, wie schwierig es ist, Widerstand zu leisten oder sich zu äußern. Es passierte ja immerhin im August 1941, dass der Bischof von Münster, Kardinal von Galen, in einer berühmten Predigt, die wohl auch vervielfältigt und in vielen Kirchen verlesen wurde, die Zustände anprangerte. Es hatte keine Folgen für ihn. Solche Dinge haben mich beschäftigt. Manchmal kamen ausländische Kollegen. Der erste ausländische Kollege, der mich besuchte, sagte, dass ich mit meinen Recherchen unbedingt weitermachen müsse. Das sei wichtig, wenn ich jetzt etwas verändern wolle. Aber ich merkte, auch für ihn war das schwierig. Ich habe ihn natürlich gefragt: In England hattet ihr auch Kollegen, die wirkliche Eugeniker waren. William Sargant und Eliot Slater hatten zusammen ein Lehrbuch (»An Introduction to Physical Methods of Treatment in Psychiatry«, Erstausgabe 1944 mit mehreren späteren Auflagen) geschrieben. Das müssen wir nochmal ansprechen, warum die Welt da nicht geholfen hat, sich früher damit auseinanderzusetzen. Warum hat die Weltpsychiatrie nach 1947 nie, nachdem durch die Nürnberger Ärzteprozesse alles bekannt war, gefragt: Was habt Ihr da gemacht?

Leo Alexander hat 1948 einen beeindruckenden Artikel im American Journal of Psychiatry geschrieben, in dem er nicht nur beschreibt, was geschehen ist, sondern auch die Hintergründe herausarbeitet. Warum gab es keinen Aufschrei? Das ist etwas, das ich bis heute nicht wirklich verstehe. Ich hatte Beziehungen zu Gerald L. Klerman, einem amerikanischen Psychiater, der Professor in New York war. Auch er besuchte Kaufbeuren und ich erzählte ihm von meiner Arbeit. Ich gab ihm den ersten Vortrag, den ich vorbereitet hatte. Eigentlich wusste ich nicht, wo ich ihn veröffentlichen wollte, aber er war begeistert. Er ließ ihn sofort ins Englische übersetzen und sagte, das müsse bekannt werden. Trotzdem wurde es nicht veröffentlicht.

Die nächste Erfahrung war 1984. Unsere Klinik hatte eine Partnerschaft mit einer Klinik in der Mayenne, einer Region, die in Partnerschaft mit dem Bezirk Schwaben stand. Das war in Europa üblich, die Kliniken hatten Partnerschaften geschlossen. Günzburg und Kaufbeuren waren jetzt Partner von Kliniken in der Region Mayenne. Wir waren mehrmals dort und die Leute waren sehr gastfreundlich. Als sie bei uns waren, schämte man sich fast, weil man das Niveau an Gastfreundschaft nicht erwidern konnte. Die halbe Klinik stand Spalier, als sie ankamen. So entstand eine Freundschaft mit dem Klinik-Leiter von dort. Da ich durch die Hippius-Verbindung Ehrenmitglied der Société Médico-Psychologique war, sagte er, Du bist Ehrenmitglied, Du hast das Recht, bei uns Vorträge zu halten. Die müssen Dir diese Möglichkeit als Mitglied einräumen, das gehört zu den Statuten. Ich organisiere das, Du hast gesagt, Du möchtest einen Vortrag halten und dann hältst Du den. Ich hielt also meinen ersten Vortrag, der in den Annalen erschien. Ich gab mir wahnsinnig Mühe, übersetzte den Text ins Französische und hielt den Vortrag in meinem schlechten Französisch. Der Hörsaal war voll, aber nach meinem Vortrag gab es keine Diskussionsbeiträge. Das war merkwürdig. Bei den Diskussionen wollte normalerweise jeder etwas sagen, aber nach meinem Vortrag gab es keinen Beitrag. Dann gab es einen Empfang, und nur sehr wenige kamen zu mir. Die wenigen, die kamen, fragten mich, warum ich ihnen das erzählen müsse. Das hat mich verunsichert. Hatte ich etwas falsch erzählt oder sie beleidigt? Dann habe ich nachgedacht und mich gefragt, was in Frankreich passiert war. Es gab eine Anstalt im Elsass, deren Namen ich vergessen habe, in der deutschen Besatzungszone und in Straßburg sind auch einige schlimme Dinge passiert.

Aber sonst war das auf jeden Fall sehr, sehr merkwürdig. Nachher habe ich mitbekommen, dass der Grund wohl war, dass es auch dort ein völlig unbearbeitetes und belastetes Thema war. Max Lafont hatte das Hungersterben in den psychiatrischen Krankenhäusern im Vichy-Teil Frankreichs untersucht und eine Übersterblichkeit festgestellt. Auf jeden Fall wurde dieses Buch von der französischen Psychiatrie extrem kritisch aufgenommen. Diese Sache in Frankreich führte dann dazu, dass ich jetzt angefangen habe oder eingeladen wurde, Vorträge zu dem Thema zu halten, dann auch im Rahmen der Weltgesundheitsorganisation (WHO) und der World Psychiatric Association (WPA). Der damalige Präsident der DGPN war Juan Mayer Lindenberg, und mit ihm habe ich auch häufiger über die Thematik gesprochen und gemeinsam ein Seminar im Rahmen einer Tagung der WPA in Granada organisiert.

Das Ganze bekam 1988 eine besondere Dynamik. Der Verband der Bezirke feierte 1988 in München 100 Jahre bayerische Bezirke. Georg Simnacher, der Verbandspräsident und gleichzeitig Bezirkstagspräsident in Schwaben, hatte Hippius eingeladen, den Hauptvortrag zu halten und mich gebeten, über die Nazi-Zeit zu sprechen. Ich habe mir viel Mühe gegeben und versucht, historisch korrekt, aber auch emotional zu erzählen. Das führte dazu, dass wenige Wochen danach der Bezirkstagspräsident und der Verband der Bezirke beschlossen haben, dass sie eine Dokumentation machen wollen über das, was in allen bayerischen Kliniken damals passiert ist. Und ich bekam den Auftrag, dieses Projekt voranzutreiben.

Da fängt jetzt meine eigentliche Arbeit an.

Wir haben das Projekt in der Bayerischen Direktorenkonferenz diskutiert und zu meinem Erstaunen gab es keinen Widerstand, mit am engagiertesten waren jene Kollegen, die in den Bezirkskrankenhäusern selbst als Kinder aufgewachsen waren. Es waren, glaube ich, vier Kinder von Psychiatern oder von Pflegern oder Pflegedienstleitern. Sie haben nicht viel über diese Zeit gesprochen aber ihr Engagement, sich an dem Projekt zu beteiligen, war spürbar. Der Leiter von Gabersee und gleichzeitig Vorsitzender der Bayerischen Direktorenkonferenz, Hans Ludwig Bischof, hat sich wahnsinnig hineingekniet, das Kapitel auch selbst geschrieben und, wie ich finde, auch gut geschrieben. Das

Buch sollte ja nicht nur eine Dokumentation sein, sondern es sollte auch zeigen, wie wir mit dem Thema umgehen, was das mit uns macht. Man kann das aus vielen Beiträgen herauslesen. Jede Klinik hat einen Verantwortlichen für die Recherche und das Verfassen des Kapitels ernannt und wir haben uns dann regelmäßig getroffen. Mal war es ein Kollege, ein Sozialpädagoge oder Psychologe, einige Kapitel haben die Direktoren selbst oder mit einem Team verfasst. Wir haben dann gemeinsam einen Leitfaden erarbeitet, einen Themenkatalog als Grundlage für unsere Recherche.

Am Anfang dachten wir, wir könnten auch ein Opferbuch machen, das heißt, alle Opfer nennen. Aber das hätten wir damals methodisch nicht geschafft und auch vom Umfang her nicht leisten können.

Eine Besonderheit gab es in Günzburg. Dort habe ich den Beitrag zusammen mit Herrn Schüttler geschrieben. 1999 wurde das Buch dann publiziert. Hans-Ludwig Siemen aus Erlangen beteiligte sich intensiv und auch Martin Schmidt aus Kaufbeuren war ein wichtiger Mitarbeiter. Vor unserem Buch war Gernot Römers, langjähriger Chefredakteur der Augsburger Zeitung, Buch über »Die grauen Busse In Schwaben« erschienen. Für die Recherchen für sein Buch kam er oft nach Kaufbeuren und wir lernten auch von ihm das Recherchieren. Ich hatte ja schon Jahre davor systematisch Krankengeschichten durchgearbeitet und war auf die Akte von Ernst Lossa gestoßen. Die Geschichte hatte mich so berührt, hauptsächlich auch sein Foto gleich als erste Seite der Akte, dass ich sie nicht mehr ins Archiv zurückgab, sondern in meinem Schreibtisch aufbewahrte. Dieses Foto hat mich unglaublich beeindruckt, besonders sein Gesichtsausdruck, irgendwie ‚wissend', vielleicht von mir hineininterpretiert. Dann habe ich die Krankengeschichte von Ernst Lossa immer wieder gelesen, ich kenne sie auswendig, und das hat mich alles sehr bewegt. So sehr bewegt, so identifiziert war ich, dass ich sogar die Verlaufseinträge in der Krankenakte falsch gelesen habe. Ich las: »... und verteilt Äpfel an Mitkranke, diebisch, asozial, brutal, muss besonders behandelt werden.« In der Akte stand aber eben nicht »verteilt«, sondern »verkauft«. Ich war so identifiziert mit diesem Buben, dass ich aus »verkauft« »verteilt« gemacht habe, unbewusst glaube ich ... Ernst Lossa war in der Folgezeit immer dabei, er kam in allen meinen Vorträgen vor.

Und jetzt kam Gernot Römer. Römer, ein kluger Journalist, hatte die Adresse der Schwestern von Ernst. Und so konnten wir plötzlich die Geschichte von Ernst Lossa ergänzen durch die Geschichte der Schwestern. Damit kam auch eine Auseinandersetzung mit den Jenischen, was sind Jenischen? Ich begann, darüber ein bisschen zu recherchieren und fand da wenig. Die Schwester Amalie von Ernst Lossa wurde nach Kaufbeuren eingeladen. In der Zeit hatte ich Kontakt mit einem Journalisten der Augsburger Zeitung, Robert Domes, der seinen Job aufgegeben hatte und freier Journalist werden wollte. Er fragte mich, ob ich irgendein Thema wüsste, über das er schreiben könnte, und dann habe ich ihm die Krankengeschichte von Ernst Lossa gegeben. Ihm erging es, glaube ich, ähnlich wie mir, so dass er dann diese Biografie von Ernst geschrieben hat, eine Mischung aus Fiktion und realem Hintergrund: »Nebel im August«. Es wurde kein Welt-Bestseller, aber ein vielgelesenes Jugendbuch, Schullektüre in vielen Schulen und in mehrere Sprachen übersetzt. Bis heute wird Robert Domes in Schulen eingeladen und erzählt über Ernst Lossa und die Hintergründe. Das hatte eine große, auch eine pädagogische, eine geschichtspädagogische Wirkung, durchaus in der ganzen Bundesrepublik. Wenn wir später über Italien sprechen, also über diese Thematik in Italien, komme ich dann nochmal auf Ernst Lossa zurück.

Das Ganze bekam dann auch eine persönliche Seite. Am Anfang muss man sagen, die ersten zehn Jahre, auch von meinem Interesse muss ich ehrlich zugeben, waren eigentlich die Täter im Zentrum mit der Frage, was haben sie gemacht? Und warum haben sie es gemacht? Das hat mich tief beunruhigt, wie konnten diese Menschen, insbesondere auch mein Vorvorgänger Faltlhauser, Protagonisten dieser Verbrechen werden? Er war ja ein kluger Reformpsychiater gewesen, zentrale Figur der von Erlangen ausgehenden »Offenen Fürsorge«. Dann hatte ich das große Glück, dass ein historisch bewanderter Medizindoktorand eine umfassende und äußerst differenzierte Biografie von Faltlhauser schrieb, die auch publiziert wurde.

Aber allmählich begann ich, auch dadurch, dass immer mehr Angehörige mich kontaktierten, über die Opfer nachzudenken. Wir hatten anfangs die Opfer vergessen, das hat dann aber noch Jahre gedauert, bis sie ganz in den Vordergrund unserer Auseinandersetzung traten.

International habe ich dann an mehreren Tagungen teilgenommen, unter anderem an Tagungen der World Psychiatric Association (WPA) und der World Health Organisation (WHO). Itzhak Levav, ein israelischer Psychiater, der früher Chef der Mental Health Abteilung im WHO-Büro in Washington war und dann Psychiatrieberater der israelischen Regierung in Jerusalem wurde, organisierte zur Zeit des Jugoslawienkrieges eine Tagung in Athen zum Thema Krieg und Psychiatrie. Er bat mich, über die deutsche NS-Psychiatrie-Geschichte zu sprechen.

Auf dieser Tagung wurde eine Arbeitsgruppe gegründet, die die »Athens Declaration on Mental Health and Man-Made Disasters, Crisis and Stigma« entwickelte. Bei ihrer Entstehung spielte die Auseinandersetzung mit der NS-Psychiatrie eine große Rolle. Anlass der Deklaration war die Tatsache, dass zu den ersten Opfern des Jugoslawienkrieges Insassen einer psychiatrischen Klinik gehörten, nicht anders als 1939/1940 in Deutschland. Die Überlegung war, Schutzmaßnahmen zu fordern, um psychisch Kranke während bewaffneter Konflikte und künstlich geschaffener Katastrophen zu schützen. Diese Athen's Declaration wurde dann von den Vereinten Nationen, der WHO und der WPA mitunterzeichnet.

FELICITAS SÖHNER: Du sprachst jetzt sehr viel über die Menschen, die Deine, Eure Arbeit unterstützt haben, die den Weg mitbegleitet oder auch angeschoben haben. Gab es auch Kritiker oder Menschen, die dagegen gearbeitet haben oder davon nicht begeistert waren?

MICHAEL VON CRANACH: Anfangs wurde die Auseinandersetzung mit der Vergangenheit der Klinik zunächst mit Skepsis aufgenommen. Gerüchte darüber verbreiteten sich im Pflege- und Verwaltungsbereich, aber niemand traute sich, öffentlich zu widersprechen oder die Arbeit zu behindern. Die älteren Abteilungsleiter machten hier und da kritische Bemerkungen, sie waren sehr verunsichert. Der Stellenplan wuchs schnell, jüngere, kritische Mitarbeiter waren schnell zu motivieren, an dieser Arbeit teilzunehmen. Wilhelm Weinbrenner, Leiter des Sozialdienstes, der schon da war, als ich kam, engagierte sich und ebenso Peter Bartl, ein Psychologe. Beide hat das Thema lebenslang begleitet. Von Anfang an unterrichtete ich an der Krankenpflegeschule, die der Klinik angegliedert war. Diese Tätigkeit war nicht nur von großer Bedeutung für die Reform der Klinik. Sehr viele Schüler blieben nach Ende der Ausbildung in der Klinik und wurden zu tragenden Säulen der Professionalisierung und Humanisierung der klinischen Arbeit. Darüber hinaus engagierten sie sich zunehmend in der Erinnerungsarbeit der Klinik, bis heute. Insgesamt gab es also immer mehr Interesse und zunehmend weniger Skepsis in der Klinik.

Das erste Zeichen wurde 1981 gesetzt. Bei der Eröffnung des Bildungswerkes der Bayerischen Bezirke im edel renovierten Kloster, bis 1972 noch Teilanstalt von Kaufbeuren, wurde auf dem Anstaltsfriedhof ein Mahnmal errichtet. Der damalige Bezirkstagpräsident, Georg Simnacher, war die treibende Kraft dahinter. Die anfängliche Zögerlichkeit lässt sich an der damaligen Beschriftung des Gedenkortes erkennen: »Zum Gedenken an die Opfer der nationalsozialistischen Gewaltherrschaft«. Die Vermeidung der Worte Ermordung, Verbrechen oder psychisch krank weist auf die noch damals bestehende Ambivalenz hin. Wir sahen es als unsere Aufgabe, uns schonungslos der Geschichte zu stellen. Diese Beschriftung ist in den folgenden Jahren bis heute immer wieder angepasst worden. An diesen Veränderungen lassen sich schön die Entwicklungsstufen unserer Gedenkarbeit ablesen.

In Kaufbeuren gab es jedoch kein vergleichbares Zeichen. Die Assistenkonferenz beschloss dann, ein eigenes Zeichen zu setzen. Eine Arbeitsgruppe der Assistentenkonferenz entschied sich dafür, einen großen Stein, einen Findling zu kaufen und die Namen der Patienten selbst einzugravieren. Um dies umzusetzen, wandte man eine spezielle Technik an, die von Steinbauern und Steinmetzen gut beherrscht wurde. Der Findling wurde mit einer Gummimatte umhüllt, fest darauf geklebt. Aus einer Liste mit Opfernamen konnte jeder sich einen Namen auswählen. Ähnlich einem Holzschnitt, haben dann ca. hundert Mitarbeiter aller Berufe einen Namen mit einem Meisel in den Gummi eingeritzt. Es sollte dabei nicht um ästhetische Schönheit gehen, sondern jeder sollte die Möglichkeit haben, dies selbst umzusetzen.

Obwohl zunächst die Absicht bestand, die Namen vollständig zu nennen, wurde dann nach langer Diskussion und trotz eines Gefühls der Enttäuschung, letztendlich nur auf die Vornamen, die Initiale der Nachnamen sowie die Geburts- und Sterbejahre zurückgegriffen. Unser Kampf für die Namensnennung hatte damals seinen Ursprung. Der Stein wurde dann sandgestrahlt und auf einem prominenten Platz vor der Anstaltskirche in Kaufbeuren, einem der schönsten Aussichtspunkte der Stadt, aufgestellt. Die Einweihung des Steins erfolgte offiziell in Anwesenheit des Bezirks und des Bayerischen Rundfunks. Es war von großer Bedeutung, dass die Mitarbeiter selbst die Kosten für den Stein und seine Bearbeitung übernommen hatten.

Während die Gravur der Namen lief, gab es für einige Wochen lang Beschwerden von Handwerkern, die nicht verstanden, warum der Stein vor ihrem Gebäude platziert wurde. Jedoch verlief dies harmlos und es gab keinen ernsthaften Widerstand. Ein weiteres bedeutendes Ereignis war die Nachtlesung von Krankengeschichten im Kloster Irsee. Von abends um acht bis morgens um acht Uhr wurden ununterbrochen hunderte von Krankengeschichten vorgelesen. Die Veranstaltung war öffentlich und es kamen viele Menschen. Besonders beeindruckend war, dass der Bayerische Rundfunk eine Stunde lang live übertrug.

Da haben wir alte und noch ältere Krankengeschichten als bisher vorgelesen, aber hauptsächlich auch Krankengeschichten von »Euthanasie«-Betroffenen. Das führte dann dazu, dass ich zum ersten Mal bei einer Suche nach Krankengeschichten in die ganz alten Krankengeschichten von 1850/60 reingeschaut habe. Die Qualität und Ausführlichkeit dieser Aufzeichnungen beeindruckten mich, insbesondere die sorgfältigen Versuche der Ärzte, die Lebensgeschichten der Patienten darzustellen. Diese alten Krankengeschichten bieten wertvolle Einblicke in das Leben von Menschen im 19. Jahrhundert und stellen zentrale historische Berichte dar.

Es ist in der Tat erstaunlich, dass solche historischen Dokumente nicht häufiger von Historikern und Soziologen genutzt werden. Diese Aufzeichnungen könnten einen wertvollen Schatz an Informationen liefern und dazu beitragen, ein umfassenderes Bild der Lebensrealitäten im 19. Jahrhundert zu zeichnen.

FELICITAS SÖHNER: Ja, das müsste man tatsächlich untersuchen. Du sprachst jetzt von Personen, die unterstützt und beeinflusst haben. Gab es auch Institutionen, Vereinigungen und Bündnisse, also Gruppen, die einflussreich waren?

MICHAEL VON CRANACH: Ja, im Laufe der Zeit entwickelte sich die Geschichte, wie ich bereits erzählt habe. In Hamburg sollte 1999 der erste Weltkongress für Psychiatrie in Deutschland nach dem Krieg stattfinden. Die DGPPN, verantwortlich für das Programm, hatte anfangs beschlossen, die Thematik nicht anzusprechen. Doch, wie bereits erwähnt, stieß diese Entscheidung auf Widerstand seitens einiger nationaler Gesellschaften. In letzter Minute entschied man sich dann dafür, eine Ausstellung zu gestalten. Ich erhielt den Auftrag. Warum ausgerechnet ich? Nun, ich glaube, es war Juan José Lopéz Ibor, der damalige spanische Präsident der World Psychiatric Association (WPA), der mich vorgeschlagen hat. Ob die DGPPN mich ebenfalls ins Spiel brachte, weiß ich nicht genau. Jedenfalls kannten sie meine bisherige Tätigkeit und so erhielt ich letztendlich den Auftrag.

In der Folge der Ausstellung wurde ich zu einer Vielzahl von Vorträgen im In- und Ausland eingeladen. Die Ausstellung ist insgesamt dann an über 30 Orten gezeigt worden. Teile von ihr wurden im Gesundheitsministerium in Jerusalem gezeigt, in Valencia, in Rom, eine italienische Version hängt im römischen Psychiatriemuseum in den Räumen der alten Anstalt Santa Maria della Pietà, in Griechenland, in Wien. Schließlich erhielt ich den Marion-Samuel-Preis, wohl auf Vorschlag von Gernot Römer.

THOMAS BECKER Hat der Arbeitskreis, den es in der Bundesrepublik gegeben hat, eine Rolle gespielt oder hattest Du Interaktion mit dem Arbeitskreis? Ich habe an einer Tagung dieses Arbeitskreises in Kaufbeuren teilgenommen. Der Arbeitskreis pflegt eine lange Tradition und ist mit Medizinhistorikern wie auch Historikern allgemein verbunden, mit denen Du, wenn ich mich nicht irre, ebenfalls zusammengearbeitet hast. Gab oder gibt es da ein Wechselgespräch?

MICHAEL VON CRANACH: Der Arbeitskreis wurde hauptsächlich von Klaus Dörner gegründet und ich war nicht von Anfang an dabei. Es gab eine gewisse Konkurrenz, wenn man das so nennen kann, oder zumindest eine gewisse Spannung. Zum Beispiel hat mir Ralf Seidel, mit dem ich eng befreundet bin und der die DGSP gut kennt, schon angedeutet, dass Klaus Dörner eigentlich die Ausstellung beim Weltkongress hätte machen sollen. Es gab also eine gewisse Rivalität und Klaus hat mich auch nie zu den Arbeitskreissitzungen eingeladen. Nun war ich auch kein Historiker, sondern habe von Anfang an betont, dass ich mich mit dieser Thematik aus psychiatrischer Sicht beschäftige. Ich bin erst viel später zum Arbeitskreis gestoßen, im Jahr 2006 oder noch später, nachdem ich in Rente gegangen bin und dann mit Gerrit Hohendorf zusammengetroffen bin.

FELICITAS SÖHNER: Spielten Psychiatrieerfahrene und deren Angehörige eine Rolle in dem Prozess?

MICHAEL VON CRANACH: Eine Schlüsselfigur, die in einem gewissen Sinne als Psychiatrieerfahrener betrachtet werden kann, war Ernst Klee. Es ist schwer zu sagen, wann ich Ernst Klee zum ersten Mal getroffen habe. Sein erster Besuch in Kaufbeuren erfolgte im Rahmen von seinen Recherchen Mitte der 80er Jahre.

Ernst Klee war ein äußerst kritischer und unglaublich belesener und engagierter Mensch, auch wenn es um Psychiatriegeschichte und psychiatrisches Handeln ging. Ernst Klee hatte in der »Zeit« über Heimkinder geschrieben, ich erinnere auch einen Artikel über die »Stadtindianer« aus Nürnberg.

Die Begegnung mit Ernst Klee hatte eine enorme Bedeutung für mich. Er besuchte oft Kaufbeuren, wir hatten endlose Gespräche und ich habe mich später bei vielen ungeklärten Fragen an ihn wenden können. Einmal durchstreiften wir das Gelände von Kloster Irsee. Dabei wies er mich auf ein kleines Gebäude neben dem Anstaltsfriedhof hin. Dieses winzige Gebäude hatte verschlossene Türen und keine Fenster zur Straßenseite. Ernst Klee fragte mich, was das sei und ich konnte keine Antwort geben. Offensichtlich war es nicht renoviert worden, im Gegensatz zu den restlichen Gebäuden des Klosters, die ja 1980 eindrucksvoll restauriert worden waren.

Wir wandten uns an den damaligen Leiter des Bildungswerks, Rainer Jehl, der ebenfalls keine Informationen dazu hatte. Ernst bestand auf der Öffnung des kleinen Gebäudes, was dann auch mit Hilfe des Hausmeisters gelang. Wir entdeckten, dass es sich um die alte Prosektur und Pathologie handelte, ein Sektionsraum mit einem Sektionstisch, einem Ofen und einem Waschbecken, eine Bahre, ein Vorraum, jahrzehntelang ungenutzt. Ernst Klee betonte sofort, dass man diesen Raum so bewahren müsse, als eindrucksvollen Gedenkraum. Und so wurde es auch.

Die Bilder dieses beeindruckenden Gedenkortes wurden oft in der Presse veröffentlicht. 1999 erhielt ich eine Einladung als Berater für das neu entstehende Londoner Holocaust Museum innerhalb des Imperial War Museums in London, das dann im Millenium-Jahr eingeweiht wurde. Die Initiatoren der Ausstellung hatten sich vorgenommen, die »Euthanasie«-Verbrechen ausführlich darzustellen. Sie äußerten den Wunsch, den Sektionstisch der Prosektur in der Londoner Ausstellung zu zeigen. Nach Verhandlungen stimmten wir zu. Der Tisch wurde also zehn Jahre für die Ausstellung ausgeliehen.

Der Bezirkstagspräsident, Andreas Jehl und ich wurden mit unseren Partnerinnen zur Einweihung eingeladen. Die Zeremonie war äußerst feierlich, die Königin eröffnete das Museum. Nach einer Ansprache begrüßte sie die Gäste persönlich. Sie kam auch zu uns, der Museumsdirektor stellte uns vor. Ich war sehr aufgeregt, weniger wegen der Königin, sondern wegen meiner Nachbarin in der Begrüßungsschlange, eine wunderschöne ältere Dame, in der ich sofort Vanessa Redgrave erkannte, eine meiner Jugendträume.

Der Sektionstisch wurde nach Ablauf der Leihfrist nicht zurückgegeben, was zu einem ausgewachsenen diplomatischen Konflikt zwischen England und Deutschland führte. Der deutsche Botschafter in London wurde eingeschaltet, unbedingt wollten sie den Tisch behalten. Im Kern hatte der Bezirkstagspräsident wohl zunächst zugestimmt, aber Andreas Jehl wollte dem keinesfalls zustimmen und da hatte er natürlich recht. Als Lösung wurde eine Replik angefertigt und nun steht in London eine völlig identische Nachbildung und das Original wieder in Irsee. Angeblich war sie sehr teuer, aber das sind eben die Geschichten hinter den Geschichten.

FELICITAS SÖHNER: Wenn wir uns jetzt das heutige Erinnern ansehen, worin würdest Du aktuelle Aufgaben oder auch Herausforderungen sehen im Erinnern an die NS-Psychiatrie?

MICHAEL VON CRANACH: Nach meiner Pensionierung erhielt die Auseinandersetzung mit der NS-Psychiatrie eine neue Wende. Ich hatte mir in München eine kleine Praxis eingerichtet, zwei Tage in der Woche, ich wollte unbedingt weiter psychiatrisch tätig sein, das bin ich bis heute. In dieser Zeit lernte ich Gerrit Hohendorf kennen. Er war stellvertretender Institutsdirektor des Instituts für Geschichte und Ethik der Medizin an der Technischen Universität München. Gerrit hatte seine psychiatrische Facharztweiterbildung in Heidelberg absolviert und dort auch grundlegende medizinhistorische Forschungen zum Thema NS-Psychiatrie betrieben. Gemeinsam mit Maike Rotzoll untersuchte er eine Stichprobe von 30.000 Krankengeschichten der deportierten und ermordeten Patienten, die sich im Bundesarchiv in Berlin befanden. Ich hatte schon vorher Kontakt zu Maike Rotzoll gehabt, sie hatte bei uns angefragt, nach welchen Kriterien wir die Akten der Kaufbeurer Patienten untersucht hatten. Wir haben uns dann häufig getroffen. Ich bewunderte Gerrit wegen seines immensen historischen Wissens, seiner präzisen Formulierungsgabe und seiner klaren und unverrückbaren ethischen Einschätzungen. Er war Historiker und Psychiater, ich war lediglich Psychiater mit historischem Interesse. Das führte auch manchmal zu Konflikten.

Der Münchner Stadtrat plante ein NS-Dokumentationszentrum. In der Süddeutschen Zeitung erschien ein langer Artikel über die geplante Einrichtung, in dem detailliert aufgeführt wurde, welche Opfergruppen dokumentiert werden sollten. Die »Euthanasie«-Opfer wurden in dieser Aufzählung jedoch nicht erwähnt. Daraufhin schrieb ich einen Brief an den Kulturstadtrat und äußerte meine Verwunderung darüber, dass die »Euthanasie«-Opfer nicht erwähnt worden waren. Seine Antwort war etwas gekränkt. Er warf mir vor, ich würde ihm vorwerfen, dass er die Opfer absichtlich ausgelassen hätte, dabei hatte er sie einfach vergessen.

Daraufhin überlegten Gerrit Hohendorf und ich ein Gedenkbuch für die Münchner Opfer der »Euthanasie« zu schreiben. Und zwar für alle Opfer, nicht nur für die leicht zu ermittelnden Opfer der Verlegungen in die Tötungsanstalten, sondern auch für die Opfer, die nach dem Sommer 1941 in den Anstalten selbst ermordet worden waren. Das hatte bisher noch niemand getan aufgrund der Schwierigkeiten, diese Opfer zu identifizieren. Wie lassen sich die Patienten, die eines natürlichen Todes gestorben waren von den ermordeten Patienten unterscheiden? Wir mussten Unterscheidungskriterien erarbeiten.

Die Situation in Kaufbeuren kam uns zu Hilfe. Wir fanden dort die einzigartige Situation vor, dass die Täter selbst Opferlisten erstellt hatten. So konnten wir herausfinden, wie sich Krankenakten von bestätigt ermordeten Patienten von Akten von Patienten unterscheiden, die eines natürlichen Todes gestorben waren. Das half uns bei der Entwicklung von Kriterien, um festzustellen, ob jemand ein Opfer war oder nicht.

Gerrit Hohendorf schlug vor, das Projekt zu erweitern. Wir sollten nicht nur ein Gedenkbuch für die Münchner Opfer erstellen, sondern auch den breiten historischen Hintergrund schildern, einschließlich der Rolle der Fürsorge in der Zeit. So kamen wir auf Annette Eberle, die dann die dritte im Bunde wurde. Annette hatte sich mit dieser Thematik ausführlich beschäftigt, sie hatte eine große Untersuchung über die Rolle der Herzogsägmühle, eine Behinderteneinrichtung in Oberbayern, gemacht. Zu dritt stellten wir einen Antrag an die Stadt München. Der damalige Kulturamtsleiter, der sich zum Glück nicht mehr an meinen Brief erinnerte, fand das Projekt interessant. Sie bewilligten uns tatsächlich eine halbe Stelle für ungefähr dreieinhalb Jahre. Sibylle von Tiedemann, eine Slawistin, die auch historische Aspekte im Rahmen der Slawistik bearbeitet hatte, trat dem Projekt bei. Wir waren jetzt zu viert, die

»Arbeitsgruppe Psychiatrie und Fürsorge im Nationalsozialismus«. Wir haben im Archiv des Bezirks Oberbayern die Akten aller Patientinnen und Patienten, die zwischen Sommer 1939 und Ende 1945 in der damals zuständigen Psychiatrie in Eglfing-Haar verstorben waren, untersucht. Wir haben Kriterien entwickelt, um festzustellen, wen wir als Opfer definieren und wen nicht. Sibylle hat etwa 3000 Krankengeschichten bearbeitet, wobei jede etwa 20 Minuten dauerte. Gerrit und ich gingen regelmäßig jede 20. Krankengeschichte gemeinsam durch, manchmal zu dritt mit Sibylle um die Beurteilung zu überprüfen und die Beurteilungsreliabilität hochzuhalten. Wir haben nicht nur den Opferstatus, sondern eine Vielzahl von Merkmalen dokumentiert.

Während der Arbeit am Gedenkbuch wurde uns bewusst, dass das Archivrecht die Veröffentlichung von Namen verbietet. Ich habe mich intensiv mit diesem Problem auseinandergesetzt und einen Artikel dazu geschrieben. Eine renommierte Kanzlei in München erstellte für uns pro bono ein Gutachten. Die Juristin kam zu dem Schluss, dass die Veröffentlichung der Namen durchaus möglich sei, jedoch mit Vorsicht in Bezug auf Biografien. Daraufhin organisierten wir eine Tagung zur Frage der Namensnennung in der Psychiatrischen Klinik der LMU, bei der viele Redner, Psychiater, Psychiatrieerfahrene, Angehörige psychisch Kranker und Verfolgter sich für eine Namensnennung aussprachen.

Wenig später wurde das Problem ganz in unserem Sinne gelöst. Die Kulturstaatsministerin Monika Grütters hatte ebenfalls ein Gutachten in Auftrag gegeben. In Berlin fand dann eine Tagung statt, in der auf Grund des Gutachtens die Archivgesetze so interpretiert wurden, dass nun die Namensnennung nicht nur möglich, sondern auch erwünscht sei. Es wurden klare Richtlinien festgelegt, was veröffentlicht werden soll, Namen, persönliche Daten, Biografien, keine Diagnosen, keine medizinischen oder negative Beurteilungen.

Die Zusammenarbeit von uns vieren an diesem Gedenkbuch ist für mich ein persönlicher und beruflicher Höhepunkt gewesen. Trotz oder gerade wegen vieler Auseinandersetzungen ist gemeinsam etwas Wichtiges und Neues entstanden. Dass Gerrit dann wenige Jahre später starb, kann ich noch immer nicht glauben.

Das Buch hatte auch viele positive Auswirkungen. Mit einem Aufruf in der Süddeutschen Zeitung suchten wir Angehörige der Münchner Opfer. Wir veranstalteten ein Treffen im Münchner Gasteig, der Andrang war überwältigend. Der Höhepunkt jenes Abends ereignete sich, als wir eigentlich schon abschließen wollten. Eine junge Frau meldete sich zu Wort, ging ans Mikrofon und erklärte mit ernster Stimme – möglicherweise sogar mit Tränen in den Augen – dass sie die Urenkelin von Pfannmüller, dem Direktor und Haupttäter in Eglfing-Haar, sei. Aus diesen Treffen entstand die »Münchner Gedenkinitiative«. Diese Initiative trifft sich nun regelmäßig im NS-Dokumentationszentrum in München. Unsere Initiative hat zahlreiche Aktivitäten angeregt, darunter eine Veranstaltung mit dem bayerischen Innenminister im Innenhof des Innenministeriums im Jahr 2022, anlässlich des 80. Jahrestags des Hungerkosterlasses. Die Gedenkinitiative organisierte auch eine Gedenkreise zur Gedenkstätte in Hartheim, an der auch Politiker und Journalisten teilnahmen, bei der ein beeindruckender Film entstand. In Hartheim hat die Initiative die Hartheim-Deklaration verabschiedet, eine Reihe von Forderungen der Angehörigen an die Gesellschaft über die Form des Gedenkens an die »Euthanasie«-Opfer. Vor kurzem hat der Bayerische Rundfunk einen Film über die Gedenkinitiative produziert. Diese lebendige Initiative besteht aus äußerst sympathischen Menschen unterschiedlichster Herkunft, die sich aufgrund eines gemeinsamen Interesses treffen. Das Erlebnis, das Gedenken nicht von oben, sondern von unten gestaltet wird, hat mich sehr bewegt. Diese Erfahrung hat mir auch gezeigt, dass die Bedürfnisse der Angehörigen oft anders sind als von uns Profis angenommen und dass das Gedenken in vielen verschiedenen Formen gestaltet werden kann. Das ist für mich ein zentrales Ergebnis dieser Arbeit.

FELICITAS SÖHNER: Worin siehst Du Aufgaben heutiger Gedenkarbeit oder auch Herausforderungen?

MICHAEL VON CRANACH: Es gibt mehrere Aspekte, die ich bisher noch nicht erzählt habe, vor allem die Verbindung zu Italien. Zunächst aber: Das internationale Gedenken erscheint mir wichtig. Gerrit hat beispielsweise ukrainische Kollegen zum Recherchieren und Gedenken beflügelt, Niels Pörksen war dabei. Die Deutsch-Polnische Gesellschaft, die Klaus Dörner mitgegründet hat, kümmert sich ebenfalls intensiv um das Gedenken in Polen. Der internationale Aspekt ist also ein wichtiger Punkt.

Aber zunächst ein weiterer Gedanke, der mich derzeit beschäftigt. In Erlangen gab es vor Kurzem eine heftige Auseinandersetzung um die Errichtung einer Gedenkstätte. Es gab einen Wettbewerb für ihre Gestaltung und ich habe einen der Bewerber beraten dürfen bei der Gestaltung seines Entwurfes. Dabei kamen mir Zweifel, ob der Weg, Grauen und Leid durch Kunst oder Objekte vermittelbar zu machen, richtig ist. Die Ausstellung im vor wenigen Jahren eröffneten NS-Dokumentationszentrum über die Geschichte des Nationalsozialismus ist von vielen als sachlich und akademisch kritisiert worden. Ich finde sie eindrucksvoll, das Geschehene einfach zu schildern, zu informieren, ohne Objekte. Ich habe zu Hause ein Blechgeschirr der Anstalt aus der Zeit der Hungerkost. Eine Ausstellungskuratorin wollte es als Objekt für ihre geplante Ausstellung ausleihen. Vermittelt der Anblick des Essgeschirrs das Erleben des verhungernden Menschen? Symbolik wird von jedem anders wahrgenommen, man hat keine Kontrolle darüber, weiß nicht, ob und wie man die Menschen erreicht und was man tatsächlich erreicht. Die Geschichte erzählen, Geschichten erzählen, Zeitzeugen zuhören steht in meinem Gedenken im Vordergrund.

FELICITAS SÖHNER: Ein wichtiger Punkt. Wir sprachen jetzt über die Fragen, die wir uns zum Thema vorher überlegt haben. Gibt es weitere Aspekte, die jetzt wichtig sind und die noch Raum brauchen – und willst Du noch etwas zu Italien sagen? Du hast Italien erwähnt?

MICHAEL VON CRANACH: Zurück zu Italien. Dieser Teil meiner Gedenkerfahrungen berührt mich wirklich emotional. Es begann mit einer Tagung in Triest, Mitte der 80er Jahre in der Stadt von Franco Basaglia, den ich kurz vor seinem Tod 1978 persönlich kennengelernt hatte. Ich hielt einen Vortrag über unsere Erinnerungsarbeit in Kaufbeuren, die italienischen Kollegen erzählten über die Deportation der jüdischen Patienten durch die SS aus den Anstalten in Triest und Venedig. Einige Jahre später gab es in Venedig eine zweite Tagung, zu der auch Ernst Klee eingeladen wurde. Die italienischen Kollegen berichteten sehr konkret und erzählten Geschichten. Sie berichteten, dass am 28. März 1944 eine Gruppe von SS-Leuten in das Büro des Direktors kam und mit vorgehaltener Waffe die Auslieferung der jüdischen Patienten verlangte. Zufällig war der Sohn des Direktors, damals etwa 12 Jahre alt, in dem Raum anwesend. Auf der Tagung, mittlerweile war er Historiker und Professor in Rom, schilderte er in bewegender Weise die Situation. Alle 29 Patienten sind deportiert und ermordet worden. Auch eine Angehörige berichtete. Ich hatte bis dahin in Deutschland niemanden so über ein Opfer reden hören. Dazu kam der Vortrag von Ernst Klee, der in sehr radikaler Weise die Psychiatrie kritisierte und auf die Kontinuitäten zur heutigen Psychiatrie aufmerksam machte. Ein weiterer Höhepunkt der Tagung war das Gedenken an Guglielmo Lippi-Francesconi.

Dazu muss ich ausholen. In meinen Recherchen in Kaufbeuren hatte mich immer die Frage interessiert, ob es auch Widerstand gegeben hat. Wir hatten wenige Hinweise darauf gefunden. Eines Tages kam mein Mitarbeiter Peter Bartl zu mir und berichtete, dass er am Vorabend im Radio etwas Aufregendes gehört habe. Bei der Ansage eines Wiegenliedes von Puccini, »Il Uccellino«, habe der Ansager erzählt, dass Puccini dieses Lied für den gerade geborenen Sohn eines Freundes geschrieben habe. Dieser Sohn sei später als Psychiater von der SS in Luca ermordet worden. Wir mussten der Sache nachgehen. In seinem nächsten Osterurlaub fuhr Peter Bartl nach Lucca, kontaktierte die Nachfahren und es entstand eine enge und intensive freundschaftliche Beziehung zu der großen Familie.

Lippi-Francesconi war Direktor der Anstalt von Lucca und engagierte sich während des Krieges in der Resistenza. Er nahm bedrohte Menschen in seiner Klinik auf und versteckte sie. Die SS erfuhr davon. Er bekam die Nachricht, dass er mit seiner Familie untertauchen solle, man würde ihn bald verhaften. Seine Frau versteckte sich mit einem Kleinkind in einem kleinen Dorf in der Nähe von Lucca. Er versteckte sich mit seinen beiden älteren Söhnen, die 15 und 16 Jahre alt waren, in einem Kloster außerhalb von Lucca, er war mit dem Abt befreundet. Die SS erfuhr davon, erschien im Kloster und verlangte seine Auslieferung. Er stellte sich mit seinen beiden Söhnen, wurde abgeführt, von seinen Söhnen getrennt und unmittelbar danach erschossen. Die Söhne sollten deportiert werden, konnten aber rechtzeitig entfliehen und entkamen. In dem Dorf, in dem sich seine Frau versteckt hatte, fand ein »rastrellamento« im Rahmen des Partisanenkrieges statt. Die Wehrmacht hatte die Dorfbewohner als Geiseln genommen. Sie erschossen vor den Augen der Mutter das kleine Kind.

Ich bin mehrmals mit meiner Frau nach Lucca gereist und habe die Familie besucht. Die Söhne mit ihren großen Familien lebten noch, sie hatten über diese Ereignisse nie in der Familie gesprochen. Die Stadt Lucca erfuhr die Geschichte, veranstaltete eine große Gedenkfeier für Lippi Francesconi, bei der auch Henning Saß als Präsident der DGPPN, sprach.

Ich erzähle diese Geschichte so ausführlich, weil es mir wichtig ist, zu zeigen, welche Bedeutung Geschichten für mich haben. Konkrete Geschichten. Als Historiker möchte man die Zusammenhänge sehen, als Psychiater verstehen wir uns auf Geschichten, Geschichten in die wir eintauchen, das ist unser Metier.

Eine weitere italienische Erfahrung. Ein Filmteam aus dem Veneto drehte einen Dokumentarfilm über die Geschehnisse in Kaufbeuren. Dieser Film inspirierte Marco Paolini, ein bekannter italienischer Schauspieler und Schriftsteller, einen Theatermonolog über die »Euthanasie«-Verbrechen zu schreiben. Am 27. Januar 2010 wurde »Ausmerzen« in Mailand uraufgeführt und italienweit live im Fernsehen vom Kanal »La Sette« ausgestrahlt. Die Einschaltquoten waren enorm, seit der Zeit wird das Stück immer wieder ausgestrahlt und ist auch bei YouTube zu sehen. »Ausmerzen« ist auch als Buch erschienen. Paolini erzählt die historischen Ereignisse um die »Euthanasie«-Verbrechen sehr konkret, mit Beispielen aus Kaufbeuren und geht auf Ernst Lossa ein. Er erzählt aus der Perspektive eines klugen, intellektuellen, belesenen Bürgers, der gerade erst von den Geschehnissen erfahren hat, ungläubig, ratlos und mit einer ungeheuren Emotionalität. Es war die beeindruckendste künstlerische Darstellung des Erinnerns, die ich je erlebt habe.

THOMAS BECKER: Unser Austausch hat auch den Begriff des »Wahrhaftigen« in meinen Gedanken aufkommen lassen. Also nichts hinzufügen, nichts wegnehmen, die diskursive Form, durch Fragen dem Ungeheuerlichen nahekommen, ohne es zu kommentieren – das hat mich nun sehr beeindruckt.

Gemeinsames Wirken internationaler Aspekte und persönlicher Erfahrungen

Michael von Cranach, Heinz Katschnig, Thomas Becker, Felicitas Söhner

FELICITAS SÖHNER: Unser Gedanke ist, dass internationale Aspekte und persönliche Erfahrungen in Wechselwirkung stehen. Lassen Sie mich zu Beginn, basierend auf ihrer Expertise bezüglich der internationalen Geschichte der Psychiatrie, die Frage stellen: In welchem Kontext sind Ihnen diese Aspekte erstmals begegnet? Handelte es sich um einen österreichischen, deutschen oder internationalen Rahmen?

HEINZ KATSCHNIG: Ja, das war Michael Shepherds Internationalität. Er war am Institute of Psychiatry in London tätig und hatte auch Verbindungen zur WHO. In London übersetzte er das standardisierte Erhebungsinstrument »Present State Examination« (PSE) ins Deutsche. Zur selben Zeit war ich unter einem neuen Leiter an der Wiener Psychiatrischen Universitätsklinik, einem an Psychopathologie interessierten neuen Chef. Peter Berner führte die Klinik seit 1971, zeigte jedoch wenig Wertschätzung für meine damals gesetzten Forschungsanstöße, die ich als sozialpsychiatrisch bezeichnet hatte.

Dennoch gelang es mir, unter anderem durch den Kontakt mit Michael von Cranach, im Bereich der Psychopathologie und standardisierten Erhebung zu punkten, was Professor Berner gefiel. So griff ich dieses Forschungsthema auf und erhielt als erster eine eigene Abteilung für Sozialpsychiatrie und Dokumentation.

Die Psychopathologie wurde unter der Überschrift »Dokumentation« integriert, was es mir ermöglichte, mich nicht nur zu behaupten, sondern meinen Status an der Klinik sogar zu verbessern. Dies ist jedoch nicht das Hauptthema unserer Diskussion heute. Michael leitete die PSE-Kurse, als er noch an der Universitätsklinik in München tätig war und in dieser Zeit knüpften wir engeren Kontakt, auch gemeinsam mit meinen Mitarbeitern, die von Micheal ausgebildet wurden. Wir verwendeten das PSE-Interview dann auch in unserer Forschung in Wien.

Die zweite Begegnung war eher indirekt. Ich trat gewissermaßen in Michaels Fußstapfen und war von 1974 bis 1976 ebenfalls am Institute of Psychiatry in London tätig. Dort lernte ich bedeutende Sozialpsychiater kennen, wie zum Beispiel Michael Shepherd und John Wing. Ich wohnte neben John Wing, der selbst eine Tochter mit einer Psychose hatte und sie gemeinsam mit seiner Frau Lorna (die selbst eine berühmte Autismusforscherin war) zu Hause betreute. Wing gründete damals mit anderen Eltern eine Angehörigenvereinigung namens National Schizophrenia Fellowship (NSF; heute RETHINK). Diesen Gedanken übernahm ich nach meiner Rückkehr nach Österreich und gründete hier 1977 die erste Angehörigenvereinigung auf dem Kontinent – die Hilfe für Angehörige psychisch Erkrankter (www.hpe.at). Der Kontakt mit Michael von Cranach war in diesem Zusammenhang eher indirekt, es gab parallele Aktivitäten und soweit ich mich erinnere, waren dies die ersten Kontakte.

MICHAEL VON CRANACH: Ich erinnere mich gut daran, wie wir solche Seminare, Trainings und standardisierte psychiatrische Interviews durchgeführt haben. Heinz, wir haben intensiv miteinander gesprochen. Wir teilten etwas Großes, nämlich die Tatsache, dass wir beide an einer Universitätsklinik arbeiteten, deren Leiter der Sozialpsychiatrie kritisch gegenüberstand. Dennoch wurden wir aus spezifischen Gründen von unseren Chefs unterstützt. Ich weiß nicht genau, was diese Gründe bei Berner waren – wahrscheinlich der Bezug zur Psychopathologie und standardisierten Erhebung.

In beiden Fällen war es so, dass am Ende andere Perspektiven doch eine gewisse Anerkennung erfuhren und, wenn auch unterschiedlich und nicht durchgehend, geschätzt wurden. Unser gemeinsames Ziel war es, über das Medium der Diagnosen Verbesserungen herbeizuführen und standardisierte sowie operationale Verfahren zu entwickeln. Dies schien der Weg zu sein, das herkömmliche, von Experten oder Emanzen geprägte diagnostische Verhalten zu kritisieren. Stattdessen wurden neue Methoden der Vergleichbarkeit und Validität gesucht, um eine zuverlässige Diagnostik zu entwickeln. Diese Herangehensweise ermöglichte es uns beiden, in diesem System Fuß zu fassen. Denn die Trends und Entwicklungen in der Diagnostik und Sozialpsychiatrie waren wohl zumindest zeitlich parallel und wahrscheinlich auch miteinander verknüpft. Die Pioniere und Vorreiter der Sozialpsychiatrie, wie John Wing und andere, waren gleichzeitig äußerst interessiert an einer validen Diagnostik.

HEINZ KATSCHNIG: Man muss betonen, dass England in seiner Forschungstradition nicht durch den Zweiten Weltkrieg unterbrochen wurde. Von Aubrey Lewis in den 1930er Jahren bis zu den gegenwärtigen Forschern besteht eine Kontinuität. Im Gegensatz dazu gab es in Österreich und Deutschland verschiedene »brain drains«. In den 1930er Jahren sind sozialistisch orientierte Psychiater aus Österreich abgewandert. Fritz Redlich, der später für mich entscheidend wurde und mir das Stipendium für London verschaffte, war einer von ihnen, kam aber wieder zurück. Dann wurden jüdische Psychiater vertrieben. Fritz Redlich berichtete, wie am 13. März 1938, nach Hitlers Einmarsch, alle Ärzte in der Psychiatrischen Klinik versammelt wurden und den jüdischen Ärzten mitgeteilt wurde, dass sie entlassen seien. Nach dem Krieg waren dann auch die Psychiater aus der Nazizeit, zumindest vorübergehend.

Im Gegensatz zu Österreich gab es in England keine solchen »brain drains« und eine ununterbrochene Forschungstradition. Die medizinische Profession in England hatte stets einen empirischen Geist und das war für uns junge Psychiater auf dem Kontinent attraktiv. Ich erinnere mich an John Cooper, der das US-UK Diagnostic Project leitete, als Beispiel für diese offene empirische Haltung. Da warst Du auch dabei, Michael, oder nicht?

In dieser Studie wurden Videos von Interviews mit psychiatrischen Patienten erstellt und sowohl amerikanischen als auch englischen Psychiatern für die Erstellung einer Diagnose vorgelegt. Die Amerikaner hatten einen sehr umfassenden Schizophreniebegriff. Vieles, was in Amerika als Schizophrenie diagnostiziert wurde, wurde in England eher als Manie oder Persönlichkeitsstörung eingeordnet. Zu der Zeit wurde in der Sowjetunion auch ein weites Konzept verfolgt, das als »sluggish schizophrenia« (Andrei Snezhnevsky) bekannt war. In diesem Konzept wurden Menschen in der Psychiatrie eingesperrt, weil sie den Staat kritisiert hatten. Man sprach damals diesbezüglich von einer »unheiligen Allianz zwischen Washington und Moskau«. In diese Situation war das von John Cooper geleitet US-UK Projekt von großer Bedeutung und hatte eine innovative Potenz. Es gab auch die Studie von Rosenhan »On being sane in insane places«, in der sich gesunde Personen in amerikanischen Psychiatrien aufnehmen ließen und Diagnosen erhielten.

MICHAEL VON CRANACH: Ja, die US-UK Studie war tatsächlich der Ursprung der ICD-10 und der Diskussion über das DSM-3. Das US-UK Project führte zu der berühmten Tagung in New York und schließlich zur Herausgabe des Buchs durch Joe Zubin. Aubrey Lewis und Joe Zubin entschieden auf dieser Tagung, dass dies gemacht werden sollte. Ein Philosoph schlug dann vor, dass man mit den herkömmlichen diagnostischen Konzepten aufhören sollte, insbesondere mit dem Kraepelinschen Konzept, das besagte, dass man Krankheiten oder Krankheitseinheiten identifizieren könne. Stattdessen schlug er vor, ein rein deskriptives und ›atheoretisches‹ System zu schaffen. Die Idee war, über einen Konsens und mithilfe operationalisierten Vorgehens Konzepte zu entwickeln, die sinnvoll als diagnostische Konstrukte (im Sinne von ›Störungen‹) funktionieren könnten.

Das war für uns damals natürlich ein Fortschritt, nicht wahr? Endlich konnten wir uns zumindest darauf einigen, was wir bei unseren Patienten gesehen oder gehört hatten. Im Bereich der Psychiatrie kann man ja nichts messen. Aber das Problem, dass hinter einem psychopathologischen Bild nicht notwendigerweise eine Krankheitseinheit steht, wurde damit nicht gelöst. Das war dann auch für die biologische Forschung ein Problem. Aus der für die 1990er Jahre ausgerufenen »Decade of the Brain«, als die Genetik und die modernen bildgebenden Verfahren aufkamen, kam für die klinische Psychiatrie wenig heraus. Es wurde kritisiert, dass die Forscher sozusagen »Star Wars«-Technologie mit »Pfeil und Bogen«-Diagnostik kombinierten. Dass die deskriptiv definierten Diagnosen keine in der Natur verankerten Krankheitseinheiten sind, wurde da wenig problematisiert – das gilt auch heute noch, wo die deskriptiven ICD oder DSM Diagnosen die Forschung und die Praxis (Spitalsabrechnung, Lehrbücher) dominieren.

Aber es gibt etwas Trauriges. Wir dachten, dass diese neuen Konzepte, das DSM-3 und die ICD-10, zwar möglicherweise nicht sicher valide sind, aber immerhin reliabel. Leider zeigte sich: Dies ist nicht der Fall. Meine Bilanz ist, dass trotz des Versuchs, nationale oder auch individuelle Vorlieben für die eine oder andere Diagnose zu operationalisieren, weiterhin eben die Vorlieben und weniger die Diagnosen im Vordergrund stehen. Ich erlebe diese Diskrepanzen immer noch.

Damals wurde in einer Studie gezeigt, dass nach der englischen US-UK Project-Diagnostik jede zweite Manie in Deutschland immer noch als Schizophrenie diagnostiziert wurde, das ist immer noch so. In meiner aktuellen Praxis erlebe ich weiterhin, dass Patienten, die meiner Meinung nach eindeutig manisch sind, bei ihrer Entlassung aus dem Krankenhaus als an Schizophrenie leidend diagnostiziert werden. Also, wie Du, Heinz, es ausdrückst: Die Diagnosen haben sich nicht im Sinne einer Validität geklärt; sie sind aber auch nicht wirklich reliabel.

Es gab also ein gemeinsames Interesse von uns beiden, das nicht im Kern sozialpsychiatrisch war. Ich denke, es ist wichtig zu betonen, dass in England eine starke Common-Sense-Orientierung sowohl in der Forschung als auch in der Praxis relevant war und ist. Das System wurde nicht mehr ausschließlich von großen Krankenhäusern geprägt. Es handelte sich um eine wissenschaftliche Psychiatrie, die auch praxisnah war. In diesem Kontext haben wir mit verschiedenen hervorragenden Forscherpersönlichkeiten zusammengearbeitet, darunter Michael Shepherd, John Wing, Norman Kreitman und George Brown.

George Brown war ein toller Forscher, Soziologe und sehr originell.

HEINZ KATSCHNIG: Er hat (mit Wing) die sog. ›Three Hospital Study‹ durchgeführt, wo gezeigt wurde, dass die Negativsymptomatik bei Krankenhauspatienten durch die lethargische Atmosphäre in den Anstalten mitbedingt war (als Buch »Institutionalism and Schizophrenia«) und die Life Event-Forschung geprägt.

MICHAEL VON CRANACH: Brown hat so viel entwickelt. Er hat das Expressed Emotion-Konzept zur Erfassung der Zusammenhänge zwischen Krankheitsverläufen und dem emotionalen Klima im Umfeld der Betroffenen entwickelt. Brown war wichtig für den Grundgedanken des Vulnerabilitätskonzepts, ist Soziologe, hat die berühmten Depressionsstudien in Islington durchgeführt, wo er zeigen konnte, unter welchen Bedingungen Frauen depressiv erkranken. Also wirklich ein Forscher, der in meinen Augen zu wenig bekannt ist, der ganz grundlegende Sachen gemacht hat.

HEINZ KATSCHNIG: Ja, also ich muss noch eines sagen. Bei mir war das Interesse an der Sozialpsychiatrie schon früh vorhanden. Ein Vorbild für mich war Hans Strotzka, den Ihr alle kennt. In den späten 1950er Jahren hat er eine psychotherapeutische Ambulanz für Krankenkassenpatienten gegründet, hat in Österreich die Flüchtlingshilfe nach dem Ungarnaufstand 1956 mitorganisiert und war in der WHO tätig. Damals hat er in der berühmten Reihe »Rowohlts Deutsche Enzyklopädie« eine Einführung in die Sozialpsychiatrie publiziert, die mich gefangen nahm. In den 1960er Jahren, als ich studierte, bin ich quasi als einziger Studierender zu seiner Vorlesung über Sozialpsychiatrie gegangen und habe einige Jahre parallel zu Medizin auch Soziologe belegt. Kaum jemand hat sich für Sozialpsychiatrie interessiert. Strotzka hat dann 1972 den Lehrstuhl für Psychotherapie an der Medizinischen Fakultät der Universität Wien erhalten und sagte zu mir: »Herr Katschnig, jetzt müssen Sie sich der Sozialpsychiatrie widmen.« Ich hatte mir gedacht, er nimmt mich unter seine Fittiche, ich blieb aber letztendlich bei Berner. Strotzka schickte mich dann auf verschiedene Reisen und ich kann nicht genau sagen, wann unser, Michaels und mein gemeinsames Interesse an der Sozialpsychiatrie entstand. Deshalb erzähle ich das jetzt. Strotzka hat mich im Rahmen eines Europaratstipendiums in verschiedene Länder geschickt, um sozialpsychiatrische Einrichtungen kennenzulernen. Ich habe Aarhus, London, Rouen, Genf und das XIII. Arrondissement in Paris besucht und dort das Konzept der Sektorpsychiatrie kennengelernt.

Dann hat er mich in die WHO eingeschleust. Im Jahr 1972 nahm ich an einem WHO-Seminar in Paris mit dem Titel »What is a psychiatric bed?« teil. Damals wurde das bei der WHO bereits thematisiert. Die WHO war immer schon versorgungsorientiert, die EU dagegen nie – sie darf sich nicht in Versorgungsfragen der einzelnen Länder einmischen, sondern hat indirekte Wege über Themen wie Stigma und Diskriminierung genutzt, um Einfluss auf die Versorgung zu nehmen. Ich nahm einmal an einem WHO-Seminar in Oslo teil, bei dem auch Russen anwesend waren. Das alles hat letztlich Strotzka in die Wege geleitet.

Im Jahr 1973 habe ich dann in Wien eine Tagung mit dem Titel »Psychiatrie im Aufbruch« organisiert. Auf der Tagung waren Kulenkampff aus Düsseldorf, Wing aus London, Strömgren aus Skandinavien, Fritz Redlich aus Amerika und Persic aus Jugoslawien vertreten. Ich habe noch alle Vortragsmanuskripte dieser Tagung. 1974 habe ich daraufhin dann einen Sektorisierungsplan für Wien erstellt. Und wie war das bei Dir, Michael, in München an der LMU? Du hast die Ambulanz geleitet, wenn ich mich richtig erinnere.

MICHAEL VON CRANACH: Genau, wir haben die Ambulanz gemacht. Die sozialpsychiatrischen Interessen fingen in London an und waren gleich da und als ich 1970 nach Deutschland kam und sich der Mannheimer Kreis bildete, da war für mich klar, dass ich mich in diesem Kreis weiterentwickeln wollte. Ich überlege gerade, könnte es sein, dass Du auch bei einer der ersten, der frühen Mannheimer Kreis-Tagungen oder DGSP-Tagungen dabei warst?

HEINZ KATSCHNIG: Ich bin mir nicht sicher. Aber ich wurde in den frühen 1970er Jahren auch Gutachter der Deutschen Forschungsgemeinschaft im Sonderforschungsbereich (SFB) 116 (Psychiatrische Epidemiologie) in Mannheim, von Häfner. Zu der Zeit war ich noch Assistent. Dort haben wir uns meiner Erinnerung nach getroffen. Häfner hatte viele interessante Kontakte und durch diese internationalen Verbindungen wurde mir bewusst, dass ich in Wien und Österreich etwas Bedeutendes erreichen könnte – ich hatte dort eine solide Basis. Das war nicht nur ein vages Vorhaben.

MICHAEL VON CRANACH: Und es gab das PSE-Projekt – die Present State Examination – das hast Du begutachtet.

HEINZ KATSCHNIG: Ja. Bei uns beiden gab es das Interesse an der Sozialpsychiatrie-Forschung, Häfner führte epidemiologische Projekte durch. Durch die Begutachtung dieser Projekte habe ich viele Menschen und verschiedene Ansätze kennengelernt. Ich war auch in Hannover und habe dort Karl Peter Kisker, Hans-Klaus Rose und Manfred Bauer getroffen, die eine sektorisierte Sozialpsychiatrie in Hannover umgesetzt haben.

FELICITAS SÖHNER: Da möchte ich kurz einhaken, denn es war gerade die Rede von der Bedeutung der internationalen Organisationen. Sie sprachen über die WHO und auch die EU. Das ist jetzt eine Frage, die ich in die Runde stellen möchte: Welche Bedeutung hatten die internationalen Organisationen für die psychiatrische Identität und die Entwicklung des Faches?

MICHAEL VON CRANACH: Ich unterscheide deutlich zwischen den verschiedenen Organisationen. Ich glaube, die WHO hat eine große Bedeutung gehabt. Die Konzentration auf den Versorgungsaspekt kam meiner Meinung nach erst mit Norman Sartorius. Er folgte auf Stengel, einem von Deutschland aus nach England emigrierten Psychiater das war, glaube ich, 1970 oder 1969. Stengel hatte den Schwerpunkt auf Suizidprävention und Statistik gelegt. Das war noch nicht Sozialpsychiatrie.

HEINZ KATSCHNIG: Und dann muss man zwischen der WHO-Zentrale in Genf und dem europäischen Büro in Kopenhagen unterscheiden. Auf jeden Fall hat Sartorius auch die Entwicklung und Verbreitung des Present State Examination (PSE) gefördert. Es gab ja auch noch Assen Jablensky bei der WHO in Genf.

MICHAEL VON CRANACH: Sartorius holte Jablensky aus London und förderte ihn. Er übertrug ihm wichtige Aufgaben, darunter die internationale Schizophrenie-Verlaufs-Studie, die er nach meiner Erinnerung wesentlich Jablensky überließ. Assen Jablensky war ein kluger und fleißiger Mensch, der zudem gute Kontakte nach Osteuropa pflegte. Ich glaube, es war für die WHO wichtig, solche Aspekte zu berücksichtigen und Jablensky trug dazu bei. Das ist meine Interpretation, dass dies auch dazu beigetragen hat, dass sozialpsychiatrische Impulse in Osteuropa eine Chance hatten. Möglicherweise spielte dabei auch eine Rolle, dass in WHO-Angelegenheiten eher auf die Petersburger Schule, zum Beispiel Modest Kabanov, als auf die Moskauer Schule gehört wurde. Nach meiner Erinnerung war die Petersburger Schule eher rehabilitationsorientiert.

HEINZ KATSCHNIG: Kann ich dazu kurz etwas sagen? Die Frage von Frau Söhner bezog sich ja auf die Bedeutung der internationalen Organisationen für die psychiatrische Identität und die Fachentwicklung. Ich habe in den frühen 1980er Jahren mit der WHO Europa eine Studie über Notfallpsychiatrie und Krisenintervention in 20 europäischen Ländern durchgeführt, im Westen wie im Osten. Zu dieser Zeit war die Wende noch kein Thema. Im Osten besuchte ich u. a. Ostberlin, Budapest, Belgrad und Krakau, im Westen u. a. Barcelona, Westberlin und Paris. In diesen Städten führte ich Interviews durch, begutachtete die Dienste vor Ort und beschrieb das allgemeine Gesundheitssystem in den jeweiligen Ländern. Die Untersuchung erstreckte sich über die Notfallpsychiatrie hinaus und ich erkannte die Vorteile einer Finanzierung aus einer Hand, besonders in Laibach in Slowenien. Wenn ein Patient von demselben Team sowohl stationär als auch tagesklinisch und ambulant betreut wurde, erwies sich dies als für alle vorteilhaft, unabhängig von der theoretischen Ausrichtung.

In meinem Bericht über das WHO-Projekt ist dies detaillierter beschrieben, einschließlich aller Länder. Nach der Wende führten viele Länder im Osten das Sozialversicherungssystem ein. Alles wurde in Kompartimente unterteilt, zusätzlich zu den verschiedene theoretischen Orientierungen. Nur wenige Länder in Westeuropa haben das auf Bismarck zurückgehende Sozialversicherungssystem. Im Gegensatz dazu verfügen Italien, Spanien, Portugal, Irland, England, Island und die skandinavischen Länder über staatliche Gesundheitssysteme, die die Probleme unterschiedlicher Zuständigkeiten verringern.

Die Probleme des komplexen deutschen Systems mit verschiedenen Zuständigkeiten, auch auf Länderebene, werden derzeit diskutiert. Reformen wurden behindert durch Finanzierungs- und Anreizsysteme. In vielen osteuropäischen Ländern gab es Gesundheitssysteme aus einer Hand. In Italien ermöglichte das Basaglia-Gesetz von 1978 (Nr. 180) nur durch das parallel eingeführte Gesetz über den Nationalen Gesundheitsdienst (Nr. 833) die Umsetzung. Die Gründung des Nationalen Gesundheitsdienstes war entscheidend und die Vorteile von Systemen ‚aus einer Hand' sind aus meiner Sicht wichtig. Anfang der 1980er Jahre war ich etwas irritiert, als du, Michael, nach Kaufbeuren gingst und somit aus der Klinik und dem universitären System ausschiedst. Es waren die Sozialpsychiatrie und das PSE, die uns zusammengebracht hatten. Rückblickend haben wir beide Erfahrungen in Kliniken mit Chefs gemacht, die der Sozialpsychiatrie skeptisch gegenüberstanden, die aber unsere Fähigkeiten schätzten. Damals sind wir gemeinsam durch Amerika gereist, quer mit dem Auto.

MICHAEL VON CRANACH: Genau, wir sind von der Ostküste bis Kalifornien gefahren, haben den Kontinent durchquert. Wir haben ein Auto gemietet und sind bis nach Los Angeles gekommen.

HEINZ KATSCHNIG: Ja, das war im Sommer 1977, als Elvis Presley gerade verstorben war.

MICHAEL VON CRANACH: Wir standen da vor dem Tor vor seiner Villa und sind auch zum Friedhof gegangen.

HEINZ KATSCHNIG: Auf dieser Reise haben wir länger zusammen Zeit verbracht. Irgendwann sind wir nach Hawaii geflogen, wo der Weltkongress für Psychiatrie stattfand und bei dem es Bemühungen gab, den sowjetischen Psychiatrie-Verband aus der WPA auszuschließen. Dort wurde dann mein

Chef Berner zum Sekretär des Weltverbands für Psychiatrie gewählt. Das hat natürlich weitere internationale Kontakte mit sich gebracht. Alle Assistenten Berners mussten einen Kongress organisieren. Ich selbst wurde beauftragt, den Kongress in Kyoto zu organisieren. Später war ich auch für die Organisation des Weltkongresses für Psychiatrie im Jahr 1983 in Wien verantwortlich. Wir haben uns dann in Wien getroffen und da entstand auch ein großes internationales Netzwerk.

Auch bei Tagungen der »Aktion Psychisch Kranke« haben wir uns gesehen. Ich erinnere mich daran, eine Tagung zusammen mit Kulenkampff organisiert zu haben, bei der die Themen Notfallpsychiatrie und Krisenintervention im Fokus standen. Das hatte auch mit der WHO-Studie zu tun, die ich zuvor erwähnt hatte. Aufgrund meiner Expertise zu diesem Thema wurde ich weltweit eingeladen, auch zu einer Veranstaltung in Stanford.

MICHAEL VON CRANACH: Ich habe ebenfalls an Tagungen der APK teilgenommen, allerdings nicht regelmäßig. Aber ich erinnere mich, dass wir uns bei den Vorbereitungssitzungen für DSM-3 und ICD-10 getroffen haben. Dort gab es Unterkommissionen für verschiedene Diagnosen, die sich mit Oberkommissionen trafen. Ziel war es, die Diagnosen zu operationalisieren und die formulierten Definitionen zu überarbeiten und zu verbessern. Ich meine, Dich auch bei diesen Treffen gesehen zu haben, insbesondere als ich in den USA war. Es gab immer den Versuch der Harmonisierung zwischen DSM-3 und ICD-10. Dabei wurde mit den Amerikanern diskutiert, wobei diese manchmal auch gespalten waren. Ich erinnere mich daran, dass Mitglieder von »WHO Mental Health« auf der einen Seite standen und die Kollegen der St. Louis School um Robins auf der anderen. Die Positionen mussten koordiniert und harmonisiert werden, was nicht immer einfach war.

HEINZ KATSCHNIG: Damals dominierten in den USA die Psychoanalytiker stark. In den 1950er Jahren waren 90 von 100 Lehrstühlen für Psychiatrie in den USA psychoanalytisch besetzt. Die ersten beiden Ausgaben des DSM, die ich mir irgendwann antiquarisch gekauft habe, nannten alle Diagnosen ‚Reaction Type', zum Beispiel »Schizophrenic Reaction Type« oder »Depressive Reaction Type«. Mir gefiel die Idee, dass sozialpsychiatrische Faktoren und die Umgebung eine Rolle spielten.

MICHAEL VON CRANACH: Bei der WPA hatte mich John Cooper gebeten, in der Sektion für Nomenklatur und Klassifikation mitzuarbeiten. Das war eine kleine Gruppe, die sich alle zwei Jahre traf. John Cooper wollte die neuen Konzepte der Klassifikation aus dem gesamten US-UK Project in die Arbeit der Sektion einfließen lassen. In der Folge haben wir mehrere Tagungen mit der WPA organisiert. Die WPA war für mich eine andere Welt im Vergleich zur WHO. Die pharmazeutische Industrie spielte in der WPA eine bedeutende Rolle, immer. Ich weiß nicht, ob du Heinz, Dich erinnern kannst, aber in Griechenland, genauer gesagt in Athen, fand der Weltkongress statt. Dort gab es eine Liste der Teilnehmer nach Ländern und die Anzahl deutscher Teilnehmer betrug nur etwa 10, während es bei den Schweizern 300 waren. Wenn man genauer hinschaute, stellte man fest, dass die deutschen Teilnehmer, deren Kosten von in Basel ansässigen Industrieunternehmen getragen wurden, als Schweizer geführt wurden.

HEINZ KATSCHNIG: Das war 1989, oder? Da war ein Kongress in Athen.

MICHAEL VON CRANACH: Der Weltkongress, genau.

THOMAS BECKER: Da ging es doch auch um die Unterbringung psychisch kranker Menschen auf Leros, oder? Es gab eine Veranstaltung, bei der es um Leros ging und um die Reisen von italienischen und anderen europäischen Psychiatern dorthin, um deren Lebensbedingungen zu verbessern. Das war ein kontrovers diskutiertes Thema in einer großen Sitzung und das war für mich der erste Weltkongress für Psychiatrie. Ich erinnere mich besonders an Heinz. Es war eine Sitzung mit vielen Teilnehmern in einem riesigen Saal und dort hat Heinz gesprochen.

HEINZ KATSCHNIG: Ja, das mit Leros ist in der Tat eine traurige Geschichte. Als die Italiener nach dem Zweiten Weltkrieg ihren Flottenstützpunkt in Leros aufgegeben haben, wäre die Insel ökonomisch am Ende gewesen. Nach verschiedenen Nachnutzungen wurden schließlich psychisch Langzeitkranke aus ganz Griechenland in die leerstehenden Gebäude verschifft, wo dann für Jahrzehnte fast 3000 psychisch Kranke unter elenden Bedingungen untergebracht waren. Beim WPA-Kongress war das Thema nur am Rande präsent. Und ja, Michael, Du hast angedeutet, dass Du nicht so begeistert von der WPA warst.

MICHAEL VON CRANACH: Nein. Bei der WPA ging es durchaus auch um die Promotion und Publicity von einzelnen Persönlichkeiten, die sich um internationale Bedeutung bemühten, auch Leute aus der Industrie waren aktiv beteiligt. Ich habe eine gewisse Skepsis gegenüber der WPA gehabt.

HEINZ KATSCHNIG: Das ist eine Berufsorganisation für Psychiater, die sich nicht primär der Psychiatrie als Wissenschaft, der Versorgungspraxis oder dem Psychosozialen widmet. Hier stehen vielmehr die Interessen der organisierten Profession im Vordergrund. Beruflich betrachtet waren jedoch die PR-Märkte ein wichtiger Bestandteil solcher Kongresse. Ähnliche Mechanismen könnten genauso bei einem Weltkongress der Krankenpflegekräfte auftreten. In den 1950er Jahren wurde dies in dem bemerkenswerten Buch »The Other 23 Hours« dargelegt. Dort wurde beschrieben, wie stark das Pflegepersonal den institutionellen Alltag dominierte. Der Arzt war eine Stunde präsent, während das Pflegepersonal 23 Stunden im Dienst war. In der Praxis beherrschte das Pflegepersonal ohnehin den Alltag.

MICHAEL VON CRANACH: Ja, das ist bekannt. In Deutschland haben Kisker und seine Mitarbeiter diese Dominanz des Pflegepersonals in ihrer Arbeit mit dem Titel »Die Herren der Klinik« beschrieben, die im Nervenarzt veröffentlicht wurde.

FELICITAS SÖHNER: Wir haben gerade über internationale Organisationen und Verbände gesprochen, wie die WHO und die WPA. Wie erinnern Sie sich an die Übertragung von Psychiatriekonzepten über Ländergrenzen hinweg? Die Translation von Konzepten zwischen verschiedenen Ländern – war dieses Thema in Diskussion oder eher nicht?

THOMAS BECKER: Also »Crosstalk« zwischen Ländern, zwischen Gesundheits- und Sozialsystemen.

HEINZ KATSCHNIG: Ja, das Thema wurde vor allem in der WHO diskutiert. Dort wurden lokale Repräsentanten aus verschiedenen Ländern zusammengebracht, um gemeinsam über zahlreiche Themen zu diskutieren. Am Anfang gab es auch diverse Publikationen, die in blauen Mappen gebunden waren, daran erinnere ich mich noch gut. Bei einer Tagung in Oslo, an der ich als junger Psychiater teilnahm, war auch ein russischer Psychiater anwesend, der vorgab, kein Englisch zu sprechen und sich ständig übersetzen ließ. Allerdings fiel mir auf, dass er ausgezeichnet Englisch sprach und dies nutzte, um uns auszuhorchen. Solche Tagungen waren oft regional und wurden von der WHO-Europa organisiert. Man wurde als »temporary advisor« eingeladen und ich war damals gut vernetzt mit dem österreichischen Gesundheitsministerium, wodurch ich über Jahrzehnte als österreichischer Vertreter zu solchen Veranstaltungen geschickt wurde. Dies habe ich erst 2018/2019 aufgegeben.

Es gab durchaus einen Austausch, aber dieser ging oft ins Leere. Ich erkannte früh, dass die Gesamtsysteme – Gesundheit, Sozialsystem – in den Ländern essenziell sind und wie sie organisiert, finanziert und welche Anreizsysteme sie verwenden. Es war eine Art Pflicht, dass die WHO solche temporary advisors einlud, die diskutierten und etwas publizierten. Das mussten dann auch die Chefs der WHO umsetzen, so wie das Regionalbüro in Kopenhagen. John Henderson war in dieser Hinsicht bei der WHO sehr aktiv und beauftragte mich sogar, wie oben dargelegt, die Psychiatriesysteme in 20 europäischen Ländern zu beschreiben.

MICHAEL VON CRANACH: Die WPA trug meiner Meinung nach überhaupt nicht zu diesem Austausch bei. Dort wurden eher Pflichtsymposien veranstaltet, die von der Pharmaindustrie finanziert wurden. Man konnte irgendwo nach Bangkok, Mexico City, Buenos Aires oder Chicago reisen, aber meiner Meinung nach hat dies für den Fortschritt in der psychiatrischen Versorgung nichts gebracht. Die Themen drehten sich vorwiegend um Persönlichkeitsstörungen, Kriminalität, Schizophrenie und Genetik. So war das organisiert und es waren immer dieselben Leute, die an denselben Veranstaltungen teilnahmen. Diese Tagungen waren allerdings wichtig für universitäre Job-Märkte.

HEINZ KATSCHNIG: Ich war irritiert darüber, wie Du, Michael, von der Universität weggegangen bist und dass außer Hannover sowie ein wenig in Heidelberg bzw. Mannheim im deutschen Sprachraum nirgends starke sozialpsychiatrische Forschung betrieben wurde. Tagungen wie die der »Aktion Psychisch Kranke« waren praxisorientiert. Wissenschaftliche Studien hatten in dieser Zeit im sozialpsychiatrischen Feld keinen so starken Einfluss. Die WHO hatte Einfluss, denn man konnte sich auf sie beziehen. Es gab da die Studie

»Mental health Services in Pilot Study Areas«, an der ich teilnehmen konnte. Ursprünglich wollte ich diese Studie in Wien machen, aber verschiedene Gründe führten dazu, dass ich sie in Mistelbach im Bundesland Niederösterreich durchgeführt habe. Die WHO war auf jeden Fall essenziell als Ideenverbreiter.

MICHAEL VON CRANACH: Ich habe das so erlebt, dass die WHO in Genf, dem Mutterhaus, den Schwerpunkt vor allem darauf legte, die Verbesserung und internationale Vereinheitlichung diagnostischer Verfahren zu erreichen. Zweitens organisierte Norman Sartorius ein System von epidemiologischen Seminaren weltweit. Er kam auf diese Idee, inspiriert durch Michael Shepherd, mit dem Gedanken, die Psychiatrie zu wissenschaftlichen Zwecken zu entwickeln und so die Realität der Versorgung zu verbessern.

Die Idee war, die Epidemiologie zu stärken und die Psychiatrie zu wissenschaftlichen Zwecken voranzutreiben. Die Epidemiologie sollte als Mittel dienen, um die Menschen zu einfachen Fortschritten zu führen. Ich hatte das Privileg, drei solcher Seminare durchzuführen, eines in Peru, eines in Venezuela und eines in Mexiko. Die WHO lud 60 Ärzte ein, um ihnen epidemiologisches Wissen zu vermitteln. Obwohl ich dies zunächst spannend fand, erschien es mir im Laufe der Zeit zunehmend abgehoben. Es schien wenig mit den jeweiligen Ländern und den Herausforderungen in der Patientenversorgung zu tun zu haben. Zumindest konnte ich nirgendwo einen Effekt erkennen.

Dann kam die WPA und das fand ich besonders problematisch. Sartorius war auch sehr aktiv in der WPA und wurde später ihr Präsident. Die Koordination zwischen WHO und WPA erfolgte, um akademische Wissenschaft und Epidemiologie weltweit zu fördern. Die Protagonisten solcher Programme richteten WHO Collaborative Centers ein, die teilweise auch von der Industrie finanziert wurden, was ich als sehr problematisch empfand.

Ein besonders prägendes Erlebnis hatte ich in Addis Abeba, Äthiopien. Dort gibt es eine der ältesten medizinischen Fakultäten Afrikas mit einer beeindruckenden Tradition. Im WHO Collaborative Center war ein angesehener Leiter tätig, der internationale Forschungserfahrung hatte und viel publiziert hatte. Als ich dort war, arbeiteten sicherlich 20 oder 30 Wissenschaftler aus Holland, Deutschland und anderen Ländern an verschiedenen Projekten. Direkt daneben befand sich jedoch die psychiatrische Anstalt, in deren Hof sich

Patienten in Ketten befanden. Ich konnte nicht verstehen, wie man Psychiater aus anderen Ländern dorthin bringt, ohne dass dies gesehen oder thematisiert wird. Es war schwer, darüber zu sprechen, da dies als Kränkung empfunden wurde. Es war für mich sehr schwierig, dass prominente Psychiater, darunter Norman Sartorius und David Goldberg, viele solcher Seminare in Ländern des globalen Südens durchführten.

FELICITAS SÖHNER: Da sind wir jetzt bei der psychiatrischen Arbeit in sogenannten Entwicklungsländern. Welche Rolle spielten internationale Organisationen in dieser Arbeit, auch in den Netzwerken der Psychiatrie und in der Arbeit in Entwicklungsländern?

MICHAEL VON CRANACH: Ich habe es so erlebt, dass viele Entwicklungsländer durch Beziehungen zu Ländern des globalen Nordens Experten eingeladen haben. Es war zufällig, welcher Experte kam und seine Beratung hatte in meinen Augen wenig Konsequenzen. Die entscheidenden Veränderungen erfolgten eher auf der Ebene einer basisnahen Psychiatrie. Ein persönliches Erlebnis hatte ich in Benin, wo ich durch Kontakte Berater der Regierung wurde und zwei Wochen lang durch das Land fuhr, um Ratschläge zu geben – in einer Situation, in der praktisch keine Psychiatrie existierte. Plötzlich, kaum bekannt bei den Behörden, entdeckte ich ein großes Gelände in einer Stadt, auf dem über zweihundert Patienten lebten. Zwei junge Mönche aus einem katholischen Orden in Togo, soweit ich mich erinnere, beschäftigten sich mit psychosozialen Themen. Sie kauften oder bauten ein kleines Häuschen, umgaben es mit einer großen Mauer und setzten eine Tür ein, die von innen zu öffnen war. Das heißt, sie schotteten die Anlage nicht gegen die Menschen darin ab, sondern nur von außen, damit niemand ungefragt eintreten konnte. Jeder, der kam, wurde ohne Namensnennung aufgenommen, konnte dort übernachten und schlafen. So entstanden Bewegungen von unten. Als ich die wenigen Psychiater in Benin fragte, was sie davon hielten, war die Antwort: Das ist Antipsychiatrie, so etwas wollen wir nicht fördern. Diesen Widerspruch habe ich in Entwicklungsländern oft erlebt.

HEINZ KATSCHNIG: Nicht in Kaufbeuren auch?

MICHAEL VON CRANACH: Oder in Kaufbeuren.

HEINZ KATSCHNIG: Naja, Du warst doch auch so ein Mönch, der solch ein Reformprojekt da hingestellt hat, in Schwaben und Oberbayern und rundherum gab es ja noch die alten Krankenhäuser damals, oder?

MICHAEL VON CRANACH: Ja, klar.

HEINZ KATSCHNIG: Gibt es Kaufbeuren heute noch als Krankenhaus?

MICHAEL VON CRANACH: Ja, natürlich, alle Anstalten gibt es. Sie wurden nicht geschlossen.

HEINZ KATSCHNIG: Aber der Plan war doch wohl, statt des Psychiatrischen Fachkrankenhauses eine Abteilung im Allgemeinkrankenhaus zu machen – oder?

MICHAEL VON CRANACH: Stimmt. Aber: In Österreich sind die Fachkrankenhäuser oder Anstalten ja auch nicht alle weg?

HEINZ KATSCHNIG: Nein, stimmt. Aber ich habe Gugging geschlossen.

THOMAS BECKER: Ich denke, es lässt sich eine interessante Parallele zwischen Euch beiden ziehen. Man könnte argumentieren, dass Michael die Psychiatrie in Schwaben, mit 1,8 Millionen Einwohnern und Teilen von Oberbayern – insgesamt also rund 2 Millionen Einwohner – tiefgreifend verändert hat. Und bei Dir, Heinz, könnte man feststellen, dass Du die Psychiatrieversorgung in Niederösterreich, dessen genaue Bevölkerungsgröße ich momentan nicht kenne, ebenfalls nachhaltig transformiert hast. Es ist Dir gelungen, natürlich zusammen mit anderen, die Psychiatrieversorgung zu verändern.

HEINZ KATSCHNIG: Ja, das mit dem Krankenhausdirektor, der selbst das Krankenhaus schließen wollte, Alois Marksteiner, das war ja ein Glücksfall.

THOMAS BECKER: Aber da sehe ich bei Euch Parallelen.

HEINZ KATSCHNIG: Marksteiner ging regelrecht in die institutionellen »Schützengräben«. Ich hingegen blieb an der Universität, habe sie nicht verlassen und der Visionär in Niederösterreich, Marksteiner, holte mich ab, um zu rechtfertigen, was er tat. Wir trafen uns zweimal pro Woche und gaben diesen Treffen Namen: Das Dienstagstreffen nannten wir »GusDi« (Gugginger sozialpsychiatrischer Dienstag) und das Donnerstagstreffen »GusDo« (Gugginger sozialpsychiatrischer Donnerstag). So trafen wir uns über Jahre hinweg. Ich habe dabei die politischen Verhältnisse in Niederösterreich intensiv kennengelernt. Marksteiner pflegte – zu der Zeit, als die Landesregierung noch in Wien ansässig war – dorthin zu gehen, brachte den Sekretärinnen Blumen und hatte extrem gute Beziehungen zu den Politikern. Wir konnten damals sogar Dinge tun, die eigentlich gegen das Gesetz waren. Zum Beispiel gründeten wir in Mistelbach ein Wohnheim und die Bewohner erhielten alle Sozialhilfe, was bedeutete, dass sie nicht arbeiten durften. Trotzdem ließen wir einen ein paar Stunden in einer Bäckerei arbeiten und er behielt sowohl sein spärliches Gehalt als auch die Sozialhilfe. Das konnte nicht leicht kontrolliert werden, da es damals noch keine EDV gab. Es funktionierte einfach, und wenn das irgendwo bekannt geworden wäre, hätte Marksteiner Probleme mit den Politikern oder den Beamten in der Regierung gehabt. Das war eine besondere Situation, aber es war seine Leistung. Man kann mich nicht mit Michael vergleichen. Ich saß an der Universität und habe zusammen mit Alois Marksteiner nachgedacht.

THOMAS BECKER: Ja, wir könnten eine Analogie herstellen und feststellen, dass Georg Simnacher, der CSU-Politiker und ehemalige Landrat von Günzburg und später Bezirkstagspräsident von Schwaben mit 1,8 Millionen Einwohnern, ein konservativer, hochgebildeter Politiker, eine historische Allianz mit dem reformorientierten Sozialpsychiater Michael von Cranach einging.

HEINZ KATSCHNIG: Das ist wie im Bundesland Niederösterreich, das ist ja auch schon ewig politisch konservativ.

MICHAEL VON CRANACH: Da ist eine Parallele.

HEINZ KATSCHNIG: In diesem konservativen Bundesland wurde die Psychiatriereform deutlich schneller vorangetrieben als in Wien. Obwohl ich ursprünglich in Wien an der Reform beteiligt war, kam sie dort nicht richtig voran. In Niederösterreich haben wir in rascher Folge Psychiatrische Abteilungen etabliert – jedoch nur in der Hälfte des Bundeslandes, das etwa 800.000 Einwohner zählte. Es existiert eine zweite Anstalt namens Mauer bei Amstetten, wo sich die Gewerkschaft durchsetzte. Dieses Problem, das auch in Italien bei Basaglia existierte – darüber haben wir noch nicht gesprochen – war riesig. Das Krankenpflegepersonal in den Anstalten war gewerkschaftlich organisiert und entschieden dagegen, 50 Kilometer entfernt in einer sozialpsychiatrischen Tagesklinik zu arbeiten. In Mauer bei Amstetten gibt es diese Einrichtung heute noch als Anstalt. Im Osten Niederösterreichs haben wir jedoch Erfolg gehabt und dabei spielte Marksteiner eine entscheidende Rolle. Ihm machte es Freude, das Krankenhaus abzuschaffen, und wir haben geholfen.

THOMAS BECKER: Ich sehe eine große Parallelität, denn natürlich gab es auch dort, wo Du, Michael, effektiv warst, Gegenwehr oder gegenläufige Tendenzen, sodass Du, so glaube ich, in der Bewertung sagen würdest, dass nicht alles gelungen ist. Die Regionalisierung hätte bedeutet, dass die Psychiatrie in Kaufbeuren Teil des Allgemeinklinikums Kaufbeuren wird und in der Regionalisierung aufgeht, aber dazu ist es nicht gekommen. Auch die Entwicklung der Psychiatrie in der Großstadt Augsburg hat andere Akzente gesetzt, als Du das in Kaufbeuren getan hast. Heinz, Du hast auch beschrieben, dass es für Gugging gelungen ist, für Mauer-Öhling aber nicht. Es scheint, dass in beiden Fällen die Unvollständigkeit zu einer Realisierung dazu gehört hat. Obwohl Ihr in unterschiedlichen Positionen wart – Du, Michael, bist von München weggegangen, vom universitären Zentrum in die schwäbische Peripherie, während Heinz in Wien an der Medizinischen Universität geblieben ist – es gibt also einen Unterschied in diesem Punkt, aber andererseits sehe ich eine Parallelität in dem, was Ihr an den jeweiligen Orten bewirkt habt.

Aus meiner Sicht habt Ihr etwas sozusagen »Emergentes«, das in der Weltpsychiatrie offensichtlich war oder »in der Luft lag«, realisiert. Und zwar in großen Einzugsgebieten, jeweils in Teilen eines Bundeslandes zweier europäischer Länder. Hier sehe ich eine Parallelität, die viel mit den zu der Zeit starken Reformimpulsen zu tun hat. Die Art und Weise, wie soziale Systeme strukturiert sind, spielt eine wichtige Rolle. Systeme, die von staatlicher Hand geführt werden, haben einige Vorteile. Ich glaube, die starke politisch-administrative Unterstützung, die es in einem längeren Zeitfenster gab, war für Eure beiden Projekte wichtig und hat Euch eine längere Strecke getragen. Im Systemsinn gab es natürlich auch gegenläufige Kräfte, da beide Länder kein staatliches Gesundheitswesen haben und in diesem Sinne nicht »aus einer Hand« sind.

HEINZ KATSCHNIG: Der Unterschied bestand darin, dass in Italien solche Maßnahmen verordnet wurden. Es war festgelegt, dass ab einem bestimmten Tag niemand mehr in Psychiatrien aufgenommen werden durfte. Bei uns waren es hingegen Einzelaktionen. Einzelaktionen, die zwischen all diesen Finanzierungsströmen einen Weg gefunden haben. Ich musste die Politik genau verstehen, und das gelang mir dank Marksteiner. Hierzu eine kleine Anekdote: In Mistelbach, das ich erwähnt habe, haben wir zuerst ein kleines Wohnheim für Patienten aus der psychiatrischen Anstalt Gugging eingerichtet. Es war schwierig, sie dazu zu bewegen, dorthin zu gehen, denn sie waren lange zusammen gewesen und hatten sich im Krankenhaus an die Pfleger gewöhnt. Erst als wir dann ganze Gruppen hinverlegt haben, Freundesgruppen, und Schnupperwochen organisiert haben, hat es funktioniert. Einige der Bewohner sind dann im Stadtbild unangenehm aufgefallen und es gab eine Bewegung gegen uns. Doch unsere »Spione« haben uns verraten, dass die Gemeinde Mistelbach knapp an der Grenze lag, an der sie als Stadt mehr vom Bund für den Finanzausgleich bekommt. In Österreich waren dafür 10.000 Einwohner erforderlich. Mit den Bewohnern aus unserem Projekt hatten sie diese erreicht und plötzlich ist der Bürgermeister für uns auf die Barrikaden gestiegen und hat gesagt, dieses Wohnheim ist großartig, das muss man machen. Das ist geblieben und das zeigt einfach, dass man diese administrativen Mechanismen kennen muss, damit etwas passiert.

THOMAS BECKER: Du hattest vorhin bereits erwähnt, dass in Italien im Jahr 1978 sowohl das Gesetz Nr. 833 zum Servizio Sanitario Nazionale, dem Nationalen Gesundheitsdienst, als auch das Gesetz Nr. 180 zur Psychiatrie verabschiedet wurden. Das unterstreicht den Zusammenhang zwischen dem Gesundheitssystem, den gesetzlichen Rahmenbedingungen und der Gestaltung der Psychiatrie. Ich finde, Eure beiden Projekte zeigen uns auch, welche Macht Ideen und Konzepte haben können, insbesondere in Wechselwirkung mit den bestehenden Randbedingungen.

HEINZ KATSCHNIG: Deswegen ist es wichtig, Projekte zu initiieren. In Italien wurde dies gesetzlich verordnet, und dann kam der Streik des Personals, an den ich mich noch gut erinnere. Das wurde auch von vielen berichtet. Ich war in Italien und habe Triest, Rom, Perugia und Arezzo im Jahr 1983 im Rahmen des genannten WHO-Projekts besucht. Die Leute vor Ort haben mir erzählt, wie mühsam dieser Prozess war. Ich habe auch von den Streiks des Personals in der Presse gelesen. Die Mitarbeiter wollten weiterhin in den bestehenden Krankenhäusern arbeiten, da dies für das Pflegepersonal und die Psychiater angenehm war. Es gab immer noch große Universitätskliniken, selbst in Triest, es stimmte also nicht, dass es keine Betten mehr gab. Das, was Michael von Cranach erreicht hat, ist unvergleichlich mit dem, was ich getan habe. Es war intensiver und riskanter, so könnte man es ausdrücken. Aber es stimmt, dass wir beide in einer relativ feindlichen, administrativ schwierigen Umgebung etwas durchsetzen konnten.

Jetzt sind wir in unserem Gespräch einen weiten Weg gegangen. Aber wir waren ja vorher beim Thema der sogenannten Entwicklungsländer. Wenn ich eines kurz dazu sagen kann, ich war da kaum tätig, aber ich habe einmal das WHO-Büro in Indien besucht. Dort traf ich auf einen Helmut Sell. Er war zuvor in Botswana tätig und ich erinnere mich, dass er mir den Film »Die Götter müssen verrückt sein« empfohlen hat. Das Büro der WHO in Neu Delhi befand sich neben einem großen Slum. Auf den Gängen lagen Broschüren in sechs verschiedenen Sprachen und anderes Material. Mir war nicht klar, wie es Sell als WHO-Mitarbeiter dorthin verschlagen hatte. Er erklärte mir, dass es eigentlich aussichtslos sei, dort etwas zu bewirken. Gerade in den Entwicklungsländern dominierten Infektionskrankheiten das Krankheitsgeschehen und die Last der Krankenbehandlung. Dies ist bis heute ein Problem und wirft die Frage auf, ob die Psychiatrie zur Medizin gehört oder nicht. In der Geschichte gehören wir zur Medizin, weil Philippe Pinel angeblich die Geisteskranken von den Ketten befreit und Krankenhäuser etabliert hat. In den Krankenhäusern konnten dann die Psychiater ihre Krankheitslehre entwickeln. Die WHO umfasst die gesamte Medizin und in den Entwicklungsländern gab es viele andere Themen und Probleme neben der Psychiatrie. Sell schätzte die Situation damals sehr realistisch ein, so war mein Eindruck. Ich besuchte auch ein psychiatrisches Krankenhaus in der zweiten Hälfte der 1980er Jahre. Zwischen der Männer- und Frauenabteilung gab es eine große Mauer mit Glasscherben oben darauf. Es handelte sich um ein völlig traditionell geführtes Krankenhaus und es schien aussichtslos, dort etwas zu verändern. Ich wollte diese Erfahrung aus

Indien kurz teilen. Die von Dir erzählte Geschichte über die internationalen Referenten kann ich ebenfalls bestätigen. Ein »Zirkus« reiste von einem Land zum anderen, um verschiedene theoretisch interessante Themen zu präsentieren, während das normale Elend in der Psychiatrie oft übersehen wurde.

MICHAEL VON CRANACH: In dieser Situation habe ich plötzlich auch irgendwie verstanden, welchen Weg ein französisch-antillanischer Psychiater wie Frantz Fanon, aus Martinique stammend, gegangen ist. Das ist ja auch eine Perspektive. Fanon war Psychiater, hat in den 1950er Jahren in Frankreich Sozialpsychiatrie betrieben und ist dann nach Algerien gegangen. Dort leitete er eine psychiatrische Krankenhausabteilung, trat aber 1956 aus politischen Gründen von dieser Position zurück. Er schloss sich dem algerischen Widerstand an und arbeitete für die Nationale Befreiungsfront. Fanon war der Ansicht, dass das Problem nur politisch gelöst werden könne und schrieb sein berühmtes Buch »Die Verdammten dieser Erde«, das im Monat seines Todes Ende 1961 herauskam.

Denn ist es überhaupt sinnvoll, in solchen unvorstellbaren, schwierigen Situationen, wenn psychisch Kranke betroffen sind, irgendwelche Hilfen zu organisieren, wenn das gesamte System so ist, wie es ist? Ich kann verstehen, dass man in solch einer Situation ganz radikale, alternative Gedanken denken oder danach handeln kann, zumindest dass man sie denken muss

THOMAS BECKER: Fanon wurde in der Tat zu einem wichtigen Teil des Befreiungskampfes und diente als Offizieller der provisorischen algerischen Regierung in Accra, als Algerien schließlich unabhängig wurde. Er ging diesen Weg konsequent bis zum Ende, wenn wir es so formulieren wollen.

MICHAEL VON CRANACH: Aber es gibt noch einen ganz anderen Themenbereich, zu dem ich Dich fragen möchte, Heinz. Warum habt Ihr erst so spät die Vergangenheit, die deutsche Vergangenheit und die Zeit des Nationalsozialismus, auch in Österreich aufgegriffen?

HEINZ KATSCHNIG: Naja, da gab und gibt es Leute, die sich damit beschäftigen, Ernst Berghaus oder Herwig Czech, der jetzt den Lehrstuhl für Geschichte der Medizin hier in Wien hat.

MICHAEL VON CRANACH: Ja, das stimmt. Und Hinterhuber in Innsbruck? Er war ja der erste oder der Einzige, der wirklich systematisch dazu gearbeitet hat.

HEINZ KATSCHNIG: Ich kann es nicht sagen. Ich bin da immer am Rand gestanden, das Feld war schon von anderen Leuten besetzt. Ich hatte bereits Kenntnis von dem Thema. Im Jahr 1974 führte ich eine umfangreiche Studie über alle psychiatrischen Krankenhäuser in Österreich durch. Zusammen mit drei Mitarbeitern fuhr ich mit einem VW durchs Land, besuchte die Direktionsbüros und Administratoren und notierte Daten von Stichproben der Patientinnen und Patienten, Aufnahme- und Entlassungsdaten, Diagnosen, Geschlecht und vieles mehr. Dafür musste ich natürlich die Erlaubnis der Anstaltsdirektoren einholen. Anfangs lief das relativ gut, aber sie stellten mir damals eine Bedingung: Ich müsse ihnen den Bericht vor einer Publikation zeigen.

Ich erinnere mich genau: Bevor ich im Frühjahr 1974 nach England ging, fand die Tagung der Österreichischen Gesellschaft für Neurologie und Psychiatrie in Salzburg statt, die damals noch gemeinsam abgehalten wurde. Dort gingen etliche Direktoren auf mich los. Zum Beispiel berichtete ich, dass 94 % aller Patienten zwangseingewiesen waren. Als ich mich dann erkundigte, wer besonders gegen mich war, erfuhr ich, dass unter ihnen zwei ausgesprochene Nazi-Psychiater waren.

Ich würde sagen, dass das Thema erst stärker in den Fokus rückte, als Kurt Waldheim UN-Generalsekretär wurde und man herausfand, dass er in Griechenland an der Deportation von Juden beteiligt war. Dies gab den Anstoß, sich auch in Österreich verstärkt mit der Vergangenheit in der Psychiatrie auseinanderzusetzen.

MICHAEL VON CRANACH: In Deutschland genauso.

HEINZ KATSCHNIG: Und da kam vieles nicht heraus, oder? Ich kann das nicht sagen, das Thema war nie mein Arbeitsschwerpunkt. Michael, Du warst ja Vorkämpfer für das Thema in Deutschland, nicht wahr?

MICHAEL VON CRANACH: Durchaus, aber es gab auch andere, die gleichzeitig an diesem Thema arbeiteten. In Deutschland hat zum Beispiel Schmidt-Michel später dazu gearbeitet. Asmus Finzen war ebenfalls aktiv zu diesem Thema. Ralf Seidel und Klaus Dörner haben ebenfalls dazu beigetragen. Es gab also mehrere Personen in der Bundesrepublik, die sich damit beschäftigt haben.

FELICITAS SÖHNER: Spielte die Generation der »1968er« Jahre in diesem Zusammenhang eine Rolle? Gab es Unterschiede zwischen Deutschland und Österreich?

HEINZ KATSCHNIG: In Österreich kamen die 68er erst 1972 an. Das weiß ich, weil ich ab 1972 einen Lehrauftrag für Sozialpsychiatrie an der Uni hatte und gleichzeitig Assistenzarzt an der Uniklinik war. Die Studenten sind damals heftig gegen mich vorgegangen, das erinnere ich noch gut. Aber dann habe ich die Soziologiestudenten gewonnen und sie zu einem Praktikum in die Klinik eingeladen. Vom Nationalsozialismus im Zusammenhang mit der Psychiatrie war damals noch keine Rede.

MICHAEL VON CRANACH: Österreich hat sich immer noch ein wenig als Opfer der Naziherrschaft empfunden. Man könnte sagen, dass dies eher als deutsche Angelegenheit betrachtet wurde und nicht als österreichische Sache, obwohl sich unter den grauenvollen Tätern durchaus auch einige Österreicher deutlich repräsentierten. Ich wurde mehrmals nach Österreich eingeladen. Allerdings nicht von Kollegen; ich erinnere mich nur daran, dass ich in Hall einen Vortrag zu dem Thema gehalten habe. Die Einladungen kamen eher von Initiativen, die von unten kamen. In Salzburg, Tirol und Vorarlberg gab es solche Initiativen und Einladungen.

HEINZ KATSCHNIG: Nachdem Du mit dem Projekt in Kaufbeuren und auch für ganz Bayern angefangen hattest, warst Du bekannt dafür, oder?

MICHAEL VON CRANACH: Natürlich. Die Vorarlberger starteten ihre Initiative ohne die Beteiligung der Vorarlberger Anstalt und gegen den Willen des Landeskrankenhauses Rankweil in Vorarlberg, der Valduna. Bei meinem Vortrag war niemand von der Valduna anwesend. Es handelte sich um eine Initiative von Menschen, die in den Dörfern Opfer der Krankenmorde identifiziert und deren Geschichten erzählt haben, beispielsweise im Dorfmuseum. Die Psychiatrie war in diesem Fall nicht beteiligt.

HEINZ KATSCHNIG: Wann war das?

MICHAEL VON CRANACH: In den 2000er Jahren. Ich habe in Kaufbeuren/Irsee in den 1980er Jahren angefangen, aber mit den Einladungen zu Vorträgen fing das dann in größerem Umfang erst in den 1990er Jahren an.

HEINZ KATSCHNIG: Also, ich erinnere mich in diesem Zusammenhang daran, dass ich bei der Entwicklung des österreichischen Unterbringungsgesetzes beteiligt war. Bei Euch heißt das »Psychisch-Kranken-Gesetz« (PsychKG). Dabei hatte ich mit Soziologen zu tun, die mich als Nazi-Psychiater beschimpften, als ich psychiatrische Argumente der Behandlungsbedürftigkeit diskutieren wollte. Das muss in den 1980er Jahre gewesen sein. Da war offenbar die Erinnerung an die Nazizeit präsent und die Psychiatrie stand bei diesen Soziologen unter Generalverdacht. Das war auch die Zeit der Waldheimaffäre.

THOMAS BECKER: Ich kann Dir dazu aus meiner Wahrnehmung als Medizin-Student in den 1970er Jahren in der Bundesrepublik berichten. Bis 1982 habe ich Medizin studiert. In dieser Zeit wurde das Thema auch in der Geschichtswissenschaft bearbeitet, beispielsweise am Münchner Institut für Zeitgeschichte. Bereits in den 1970er Jahren gab es in linken, auch marxistisch inspirierten Analysen eine Auseinandersetzung mit dem NS-Programm der ›Ausmerzung‹, das auf eine vernichtende Sozialpolitik des Dritten Reichs abzielte – eine Vernichtung von Menschen, die nicht ›passten‹ oder nicht als ›lebenswert‹ galten. Es gab also ein radikales Programm im Sinne von: Vernunft gegen Unvernunft. Autoren wie Karl-Heinz Roth und Angelika Ebbinghaus beschäftigten sich bereits in den 1970er und frühen 1980er Jahren mit diesem Thema. Ich selbst hatte in Hamburg Medizin studiert und diese Aspekte spielten für mich eine große Rolle im Verständnis des Nationalsozialismus in Bezug auf eine sich radikalisierende, exkludierende Sozialpolitik in den 1930er Jahren.

Ich glaube, dass die kritische Sozialforschung, auch im Zusammenhang mit Adorno-Schülern, also die westdeutsche universitäre Linke, schon zu dieser Zeit einen aufklärerischen Impuls hatte. Dieser Impuls war wichtig für die Durchleuchtung von Sozialpolitik und Psychiatrie als Teil der Sozialpolitik. In diesem Kontext kam ich damals zu Erich Wulff und zu diesen Themen, die später Teil der Mainstream-Geschichtsforschung wurden. Es gab Wissenschaftler, die sich früh mit dem Thema beschäftigt haben – Gerhard Baader ist ein eindrucksvolles Beispiel, ebenso Fridolf Kudlien von der Universität Kiel und Eduard Seidler von der Universität Freiburg. Diese Wissenschaftler haben früh zur Medizin im Nationalsozialismus gearbeitet. Ich glaube, es gab und gibt eine eigene Arbeitsrichtung in der Geschichtswissenschaft, und auch die Medien haben eine Rolle gespielt. Ernst Klee war beispielsweise bedeutsam als jemand, der stark in die Öffentlichkeit gewirkt hat.

Ich sehe diese Entwicklung als wesentlich für die sozialreformerische, sozialliberale Wende in der Bundesrepublik Deutschland. Der offene Blick auf Sozialpolitik und die grauenhaften Aspekte der vernichtenden Sozialpolitik in der NS-Zeit war wichtig. Das war Teil eines größeren Entwicklungsprozesses, der dazu beigetragen hat, zu verstehen, was der Faschismus in der Psychiatrie bedeutete. Das ist meine Einschätzung und ich würde gerne hören, ob Du das ähnlich siehst oder vielleicht ergänzen möchtest.

MICHAEL VON CRANACH: Das war in anderen Ländern anders. In Österreich, wie wir besprochen haben, entwickelte sich diese Auseinandersetzung langsam. Auch in anderen Ländern, zum Beispiel in Frankreich, ist es immer noch unklar, was während des Vichy-Regimes passiert ist. Max Lafont hat die Hypothese aufgestellt, dass sogar organisierte Hungerkuren in französischen Anstalten durchgeführt wurden. Ein Gegenbuch einer Historikerin greift Lafont an. Als Marxistin verfasste sie ein insgesamt beleidigendes Buch, in dem die Kritikerin behauptet, nachzuweisen, dass in Frankreich überhaupt nichts passiert sei. Selbst die Italiener, deren Kultur und Offenheit wir so schätzen, haben nicht systematisch untersucht, was in den Anstalten passiert ist. Das kann man, ja das muss man ihnen zum Vorwurf machen. Wenn ich in Italien bin, erhebe ich diesen Vorwurf auch. Warum hat man nicht systematisch in den Anstalten nachgeschaut, wie die Sterblichkeit gestiegen ist und warum sie gestiegen ist? Das kann man tun. Das ist bedrückend.

Ich möchte noch eine Anekdote zu Österreich erzählen. Ich weiß nicht, ob wir dies bereits in früheren Gesprächen angesprochen haben. Etwa ein halbes Jahr bevor Basaglia starb, wurde er nach Bozen eingeladen, um einen Vortrag zu halten. Man lud mich als deutschen Sozialpsychiater dazu ein, als Diskutant aufzutreten. Das war eine äußerst beeindruckende Tagung. Basaglia war bereits krank, aber er war ein unglaublich charismatischer und feiner Mensch, auch im Umgang. So jemanden findet man selten unter Kollegen. Auf jeden Fall war dies für mich ein Highlight. Ein paar Wochen später rief mich

Hippius, das war während meiner Zeit an der LMU, zu sich und sagte, die Universität Innsbruck, die eine Partnerschaft mit der LMU hatte, habe einen Beschwerdebrief über mich geschrieben – an den Rektor der LMU München. Als ich den Brief sah, forderte mich der Rektor auf, Stellung zu nehmen. In dem Brief stand, dass ein Mitarbeiter der Psychiatrischen Klinik der LMU in Bozen bei einer von Kommunisten organisierten Veranstaltung mit einem Franco Basaglia diskutiert und dessen Ideen unterstützt habe. Gesehen wurde auch ein Versuch, die Verbindung der psychiatrischen Versorgung zwischen Südtirol und Innsbruck, wo Innsbruck nach wie vor eine wesentliche Verantwortung trug, zu unterbinden und sie in italienische Hände zu legen. Man fragte sich, warum ein Mitarbeiter der LMU solche kommunistischen Unterwanderungsversuche unterstütze. Und Du weißt ja, Heinz, wie die Situation in Innsbruck damals war.

HEINZ KATSCHNIG: Die Universität hat sich beschwert.

MICHAEL VON CRANACH: Die Universität hat sich beschwert. Ganz offiziell. Das zeigt, wie die Stimmung war.

HEINZ KATSCHNIG: Natürlich, ein weiterer wichtiger Aspekt war die gesamte Südtirol-Problematik. Als Italien 1915 die Seiten wechselte, hatten ihnen die Engländer versprochen, dass sie nach dem Ersten Weltkrieg Südtirol erhalten würden. Dadurch wurden plötzlich Familien getrennt und Menschen mussten aufeinander schießen. Das ist ein spezielles Südtirol-Österreich-Thema. Dieser Aspekt ist heute noch in der Fernsehwetterkarte für Österreich präsent. Wenn Du sie anschaust, siehst Du überall Sonnen und Wolken und auch für Südtirol gibt es eine Sonne oder eine Wolke. In Deutschland hört das an der Grenze auf. Aber in Österreich wird weiterhin eine Wolke oder eine Sonne für Südtirol angezeigt. Dieser besondere historische Aspekt kommt noch hinzu. Ich weiß, dass auch Hinterhuber die Versorgung in Südtirol beeinflusst hat, insbesondere im Bereich der sozialpsychiatrischen Versorgung.

MICHAEL VON CRANACH: Die haben das dann harmonisch gelöst.

HEINZ KATSCHNIG: Man wurde damals als sozialistisch betrachtet, wenn man sich mit Sozialpsychiatrie beschäftigte. Ich habe immer nah am Eisernen Vorhang gewohnt. Ich kenne das Gefühl, dass man am Ende der Freien Welt ist. Wenn man dann etwas wie die Sektorpsychiatrie propagiert hat, wurde das rasch als ›sowjetisch‹ und ›stalinistisch‹ abgetan.

MICHAEL VON CRANACH: Das ist ja heute immer noch so.

FELICITAS SÖHNER: Wenn wir noch einmal auf die internationalen Verbindungen eingehen, gibt es prägende Ereignisse? Welche Aspekte in den internationalen Kontakten erinnern Sie als besonders prägend, auch für die Entwicklung in der Psychiatrie?

HEINZ KATSCHNIG: Es sind nicht einzelne Ereignisse, sondern eher der ständige Kontakt mit Menschen, die in anderen Ländern etwas bewirkt haben. Dies gilt besonders für meine Beziehungen zu Menschen über die WHO und die WPA. Zudem waren die Kontakte zu Personen in Deutschland von Bedeutung. Ich kannte viele Leute aus der damaligen Reformzeit, wie die Hannoveraner Gruppe mit Karl-Peter Kisker, Manfred Bauer, Hans Klaus Rose und Heinz Häfner. Diese Personen haben an der Schaffung neuer Angebote gearbeitet und waren für mich immer Referenzen. Nicht so sehr Amerika oder andere Länder.

FELICITAS SÖHNER: Da stellt sich gerade eine Frage für mich. Im Blick auf das Verhältnis von Ost und West, habe ich gehört, dass Menschen im Westen oft der Vorwurf gemacht werde: Wir im Osten orientieren uns an Euch, aber Ihr blickt nicht nach Osten. Das heißt, der Westen schaut auch nach Westen. Wie ist das in der Verbindung Österreich-Deutschland? Ich kenne viele österreichische Kollegen, die die deutsche Fachliteratur und Diskussion kennen. Der Blick von Österreich geht nach Deutschland. Wie erlebt man das von Österreich aus? Gibt es deutsche Kollegen, die die österreichische Diskussion rezipieren und von sich aus in Austausch gehen?

HEINZ KATSCHNIG: Na ja, es gibt natürlich ein Forum, aber erst seit knapp etwa 30 Jahren, ein institutionalisiertes österreichisch-schweizerisch-deutsches Sozialpsychiatrie-Wissenschafts-Forum mit den sogenannten Mallorca-Treffen. Das habe ich 1996 mit Angermeyer und Finzen gegründet. Ich war wirklich traurig, als Michael von der Uni weggegangen ist, denn es war uns so wichtig, dass in jedem der Länder mindestens eine universitäre Einrichtung sozialpsychiatrische Forschung macht. Finzen war damals in Basel,

Angermeyer ist nach Leipzig gekommen und ich war in Wien. Ich habe damals eine eigene Abteilung an der Universität gegründet, die einzige Abteilung für Sozialpsychiatrie, die noch heute so heißt. Bei diesem Forum kamen dann regelmäßig (und kommen heute noch, aber nicht mehr auf Mallorca) Leute mit sozialpsychiatrischem Forschungsinteresse aus der Schweiz, Österreich und Deutschland zusammen.

Sonst haben natürlich die Österreicher ihre eigenen Gesellschaften und sind dann zusätzlich zu den Tagungen in Deutschland gefahren. Und wie man die Ösis in anderen Bereichen betrachtet, kann ich nicht sagen. Sozialpsychiatrie gab und gibt es in diesem Sinn einmal im Jahr als institutionalisierten Austausch und weiterhin gibt es die Tagung »Die subjektive Seite der Schizophrenie«, die jetzt gerade wieder in Wien stattgefunden hat. Sie findet jährlich statt, ist deutschsprachig, es kommen Referierende und Zuhörende aus Deutschland, Österreich und der Schweiz. Da nehmen nicht nur Psychiater, sondern alle im sozialpsychiatrischen Bereich tätigen Berufsgruppen, Psychiatrieerfahrene und Angehörige teil, die teilnehmenden Psychiater sind sogar in der Minderzahl. Internationale Organisationen spielen da keine Rolle, glaube ich.

FELICITAS SÖHNER: Es gibt noch einen Aspekt, den wir vorher nur angerissen haben, das ist der Einfluss der internationalen Organisation für die Entwicklung in Osteuropa. Gab es da Konferenzen, Verbindungen oder Modelle, die für die Entwicklung in Osteuropa wichtig waren?

HEINZ KATSCHNIG: Ich kann dazu sagen, dass natürlich alle europäischen Länder, Ost und West, bereits Mitglieder der WHO waren, auch Russland. Die DDR ist 1974 Mitglied geworden. Wenn die WHO etwas unternahm, waren immer auch Vertreter aus Osteuropa dabei. Aus den osteuropäischen Ländern kamen nur Leute, die systemkonform waren. Auf dem schon angesprochenen WHO Seminar 1972 in Paris zum Thema »What is a psychiatric bed« habe ich einen George Meiu aus Bukarest kennengelernt. Dieser hatte einen bemerkenswerten gesunden Menschenverstand und war mit den Ideen der Basaglia-Reform vertraut. Das war mein erster Kontakt mit Osteuropa, vertreten durch Meiu aus Bukarest. Er hat mir dann noch einen Brief mit einem Foto der Seminarteilnehmer geschickt, den ich noch habe. Am Seminar nahm übrigens auch ein Mitarbeiter Basaglias aus Triest teil. Während der Tagung wurde er ständig ans Telefon gerufen. Damals gab es noch keine Handys, nicht wahr? Aber er wurde kontinuierlich angerufen und musste Ratschläge geben, wenn sie vor Ort spezifische Fragen hatten.

Danach hatte ich jahrelang keinen Kontakt mehr zu Osteuropa bis zu den schon erwähnten WHO-Studien über Krisenintervention und »Pilotstudy Areas«, an denen osteuropäische Ländern mitwirkten und ich Kontakte zu vielen Menschen in dieser Region knüpfen konnte. Das war alles noch vor der Wende. 2007 wurde dann der Kontakt intensiv. Damals traten Bulgarien und Rumänien der EU bei. Wenn ein Land der EU beitritt, werden sogenannte Twinning-Projekte organisiert. Twinning bedeutet, dass ein bereits vorhandenes EU-Land mit dem neuen Mitgliedsland Projekte zu bestimmten Themen durchführt, die meist zwei oder drei Jahre dauern. Es gab ein Projekt zur Deinstitutionalisierung, für das man sich bewerben konnte. Ich habe mich beworben und das Projekt bekommen. Sieben Länder hatten sich beworben. Daraufhin bin ich nach Rumänien gezogen und habe dort gelebt. Das war eine großartige Zeit. Vor meiner Reise habe ich zusammen mit verschiedenen Experten, darunter auch Reinhold Kilian, eine Reise durch psychiatrische und psychosoziale Einrichtungen in Rumänien unternommen. Wir haben uns das Land aufgeteilt, waren in verschiedenen Gegenden und haben einen Bericht darüber geschrieben. Dabei haben wir schreckliche Zustände vorgefunden. In vielen Krankenhäusern lagen zwei Patienten in einem Bett, einer mit dem Kopf in eine Richtung, der andere mit dem Kopf in die entgegengesetzte Richtung. In besser ausgestatteten Situationen wurden einfach zwei Betten zusammengeschoben, damit drei Patienten in zwei Betten liegen konnten. Wir stellten eine extrem niedrige Zwangsaufnahmerate fest. Warum? Weil dies nicht gemeldet wurde. Man hat die Patienten einfach festgehalten und die Gesetze ignoriert. Das war vor nicht einmal 20 Jahren. Ich weiß nicht, wie es vor der Wende in den Krankenhäusern war. Damals haben wir auch ein Manual auf Rumänisch für das Training von Mitarbeitern in der Psychiatrie erstellt. Ich weiß nicht, was daraus geworden ist. Wahrscheinlich nicht viel. Es gibt seit etwa 2017 ein kleines Projekt in Cluj, bei dem ich mit einem Verein von Paul-Otto Schmidt-Michel zusammenarbeite. Der Verein hat dort ein eigenes Büro. Gemeinsam haben wir Angehörigentagungen organisiert, um dort eine Angehörigengruppe zu gründen. Diese findet einmal im Monat statt. Die lokale Mitarbeiterin, die das betreibt, schickt einmal im Monat Berichte. So wissen wir, wie es dort läuft. Es hat sich an der Versorgungssituation nicht viel verbessert. Es gibt quasi immer noch ›chronische Krankenhäuser‹. In einigen Krankenhäusern gibt es Betten für chronisch Kranke, was einfach einen Bezahlmechanismus widerspiegelt. An der Tür steht dann »chronische Patienten«. Man weiß dann, wer »chronisch« ist und wer »nicht chronisch«. Das System ist noch völlig altmodisch. Es gibt viele große Krankenhäuser mit mehreren hundert Betten. Oft wurden sie nur administrativ umbenannt zu Abteilungen am städtischen Krankenhaus, das 100 Kilometer entfernt ist. Auf der Krankenhauswebsite steht dann »Psychiatrische Abteilung« und wenn man genauer nach der Adresse sucht, stellt man fest, dass die Abteilung weit abgelegen ist, in einem alten, isoliert liegenden Gebäude auf dem Land oder in den Bergen. Das »chronische« Krankenhaus wurde einfach in »Abteilung« umbenannt.

MICHAEL VON CRANACH: Ich möchte Dich etwas fragen, denn ich habe die Krankenhäuser auch in Beratungssituationen erlebt. Was ging in Dir vor, als Du diese Situationen in Rumänien gesehen hast, wo Patienten unter desolaten Bedingungen untergebracht waren? Wie hast Du innerlich darauf reagiert?

HEINZ KATSCHNIG: Ja, was soll mir passieren?

MICHAEL VON CRANACH: Bist Du nicht bewegt?

HEINZ KATSCHNIG: Unmittelbar kann man ja nichts machen. Man kann es auch nicht langfristig ändern. Ebenso, wie ich 1974 diese Studie in Österreich über die großen Krankenhäuser gemacht habe, erstmal hat sich gar nichts geändert.

MICHAEL VON CRANACH: Aber ist das nicht schlimm?

HEINZ KATSCHNIG: Warte mal. Da habe ich genau das gesehen, was Du in Äthiopien beobachtet hast, solche unerträglichen Situationen habe ich auch beobachtet. Da ist ein Hof gewesen, es war Sommer, da sind die kranken Menschen einfach rumgelegen. Ohne irgendwas.

MICHAEL VON CRANACH: Und was macht das mit dir? Die Leitungspersonen kannst Du nicht überzeugen, es anders zu machen. Und den Politiker kannst Du auch nicht überzeugen.

HEINZ KATSCHNIG: Was soll ich sagen? Soll ich sagen, ich bin herzlos und das macht mir nichts oder soll ich sagen, ich habe geweint?

MICHAEL VON CRANACH: Nein.

HEINZ KATSCHNIG: Diese Frage kann ich nicht beantworten. Ich finde, da muss man etwas machen, die Situationen haben einen Aufforderungscharakter. Das hat mich also motiviert, da überhaupt weiterzumachen.

MICHAEL VON CRANACH: Ich fand es wahnsinnig schwierig.

HEINZ KATSCHNIG: Mein Standpunkt war klar: Ich bleibe dran. Das ist meine Grundhaltung. Ich habe entschieden, das Projekt in Rumänien durchzuführen, auch wenn es eine enorme Herausforderung war. Finanzielle Anreize sind für die Aufrechterhaltung eines Versorgungssystems von großer Bedeutung. Interessanterweise fahren viele Krankenhausdirektoren in Rumänien mit teuren SUVs herum, auch Leiter von solchen sogenannten »chronischen Krankenhäusern« mit den unhaltbaren Lebensbedingungen für psychisch kranke Menschen. Dort besteht in der Regel kein Interesse, etwas zu ändern und auch die Angehörigen warteten nur darauf, dass im Krankenhaus ein Platz frei wird, weil die gemeindenahe Versorgung nicht funktioniert. Es bildeten sich lange Wartelisten. Paul-Otto Schmidt-Michel hat im Umland von Cluj folgendes Projekt durchgeführt, zur Illustration: In einer Stadt gab es ein ungenutztes Haus, das mit EU-Mitteln als Zufluchtsort für Frauen eingerichtet worden war, aber es blieb leer. Nach drei Jahren konnte es umgewidmet werden. Schmidt-Michel holte Patienten, die aus dieser Stadt stammten und in einem chronischen Krankenhaus weit weg untergebracht waren, zurück in diese Stadt. Er wandelte das genannte Haus in eine Wohngemeinschaft und gründete noch eine zweite gleichartige Wohngemeinschaft. Die frei gewordenen Krankenhausplätze wurden jedoch sofort wieder belegt, so dass das chronische Krankenhaus weiter in seiner ursprünglichen Größe existiert. Es muss wirtschaftlich arbeiten werden und da müssen alle Betten gefüllt sein, so die Sicht der dort Arbeitenden.

MICHAEL VON CRANACH: Wie dazu Stellung nehmen? Ich fand es wahnsinnig schwierig. Am Anfang habe ich viel geschwiegen. Ich betrachte eine solche Einrichtung, der Direktor führt mich herum, und ich bin höflich zu ihm. Ich sage, ja, das müssen Sie ändern, so und so, und bleibe höflich. Aber das konnte ich irgendwann nicht mehr durchhalten. Ich habe gesagt, was Sie in unserer EU machen, das sind Menschenrechtsverletzungen und in unseren Augen ist das ein Verbrechen.

HEINZ KATSCHNIG: Wo warst Du da?

MICHAEL VON CRANACH: Ich war in Bulgarien.

HEINZ KATSCHNIG: Und was hast Du in Äthiopien gesagt?

MICHAEL VON CRANACH: Nein, in Äthiopien habe ich das nicht gesagt. Aber in Bulgarien habe ich es gesagt, weil das Land schon ein EU-Mitglied war, ich habe es auch in Rumänien gesagt.

HEINZ KATSCHNIG: Das ist schwer.

MICHAEL VON CRANACH: Und ich weiß, dass es nichts bringt.

HEINZ KATSCHNIG: Es ist nicht so, dass die das als positiv wahrnehmen; die Menschen leben im System. Diese leitenden Personen innerhalb ihres Systems offensiv anzugehen, bringt nichts. Die einzelne Person anzugehen, bringt nichts außer Widerstand. Der Gesprächspartner wird dann eher abgelehnt; im nächsten Krankenhaus heißt es dann, da kommt Katschnig oder von Cranach, und dann hast Du keinen Zugang mehr.

MICHAEL VON CRANACH: Im Krankenhaus in Kaufbeuren habe ich es schon gesagt, dass das nicht geht und unverantwortlich ist. In Kaufbeuren habe ich die Kritik meinen Kollegen gesagt, als ich da kam.

HEINZ KATSCHNIG: Wie du Chef geworden bist. Das ist eine mächtige Position. Da kannst Du das, klar.

MICHAEL VON CRANACH: Aber wie geht man damit um? Ich weiß auch nicht. Ich weiß auch keine Lösung.

HEINZ KATSCHNIG: Genauso ist es mit dem, was jetzt in Gaza passiert. Die Lösung ist auf einer ganz anderen Ebene, als dass ich sage, leg dein Gewehr weg. Da kann man als Einzelner natürlich alles sagen, ich habe immer gewusst, dass man systemisch etwas ändern muss. Und dass das auch ein langjähriger

Prozess ist. Denn es ist ja auch so, dass heute die Psychiatrie nicht ideal organisiert ist. Aber ich glaube, eines muss man noch von Österreich sagen. Wir sind vor 50 Jahren von einer Situation ausgegangen, in der die Situation in der Psychiatrie zu 20 % okay war. Und heute liegt das bei 70 %. Aber von 70 % auf 80 % zu gehen, ist schon viel schwieriger, viel subtiler. Wenn Du dann weitergehen willst, musst Du wirklich die Finanzierungsmechanismen genau anschauen. Oder die Berufsgruppen, wie sie gegeneinander kämpfen. Wenn Du Dir Ärzte und Krankenpflegepersonal anschaust. Das kennst Du ja selber. Ich habe ja auch eine Klinik geleitet, habe 120 Ärzte gehabt und 180 Krankenpflegepersonen und andere Berufsgruppen. Wie ist geregelt, wer was machen darf, wer muss was machen, wer ist verantwortlich wofür? Wenn Du in die »Schützengräben« gehst, dann merkst Du gleich, wie schwer es ist, etwas auszurichten. So wie bei Lohnverhandlungen in der Industrie. Die Gewerkschaften in Österreich streiken gerade, die Gewerkschaft fordert 11 %, die Industrie bietet 2 %, da sage ich: seid vernünftig. Das geht nicht, indem man den Einzelnen sagt: seid vernünftig, einigt Euch auf 5 %. Es gibt so viele andere Menschen mit ihren jeweiligen Forderungen, dass man den einzelnen Leuten das nicht irgendwie vorwerfen kann, dass sie etwas falsch machen. Das ist das Problem dabei. Ich habe immer dazu geneigt, die Aussage zu vermeiden, dass jemand »Schuld hat«.

MICHAEL VON CRANACH: Ich weiß nicht, ob man die Umstände so berücksichtigen muss, dass man Leute entschuldigt. Innerlich habe ich das Gefühl, ich bin schuldig. Menschen müssen ja sehen, wie sie mit den betroffenen Menschen umgehen. So ein Direktor einer Einrichtung mit unerträglichen Bedingungen für die Patienten oder Bewohner – der kann im Vorfeld im SUV gesessen haben und eine Sammlung von Malt Whiskeys in seinem Zimmer gehabt haben. Der Leiter hatte dann eine kleine Privatstation, die in diesem Fall davon lebte, dass er Leute aus der Bevölkerung aufnahm, die berentet werden wollten. Dann nahm er sie zwei, drei Tage auf, schrieb ein Gutachten für sie und sie erhielten vorzeitig eine Rente. Für diese Prozedur zahlten sie viel Geld. Das war offensichtlich und bekannt. Und sonst hat dieser Klinikleiter nie Patienten gesehen. Bei unserem ersten Besuch wollte er jedoch, dass wir für seine Tochter einen Studienplatz in Deutschland finden. Sie wollte in Deutschland studieren und er bat uns, ihr eine Wohnung zu besorgen und ein Stipendium zu organisieren.

HEINZ KATSCHNIG: Ich habe einen rumänischen Krankenausdirektor in vergleichbarer Situation kennengelernt, der jedes Jahr im Winter mit dem Auto nach Österreich zum Skifahren fährt. Als er mich einmal auf dem Weg zum Skifahren besucht hat, habe ich ihm eingeredet, wie gut betreute Wohnheime sind und so. Sie haben mich einmal besucht.

MICHAEL VON CRANACH: Wohnheime sind ja nicht gut.

HEINZ KATSCHNIG: Ich sage das jetzt so. Wohnheime können besser als andere Situationen sein.

MICHAEL VON CRANACH: Jetzt kommen wir ins Eingemachte.

HEINZ KATSCHNIG: Da haben sie mich besucht, ich erinnere mich gut und dann sind sie weitergefahren zum Skifahren. Sie verdienen wunderbar und sehen keine Motivation, die Krankenhäuser zu verkleinern, denn das sind ja Einnahmen.

THOMAS BECKER: In unserem Gespräch zeichnet sich eine Art Generalbass oder eine Konstante ab, insbesondere für Großbritannien nach dem Zweiten Weltkrieg. Diese Konstante besteht aus einer Kombination von Freiheit, Forschungsorientierung, Pragmatismus und einem staatlichen Gesundheitsdienst nach dem Zweiten Weltkrieg. Dieser Aspekt war für Euch beide ein wiederkehrendes Thema im Gespräch. Ansonsten stellt die Achse Armut-Reichtum, soziale Gegensätze, Unrecht, ethische Aspekte und Systemrandbedingungen, einschließlich Rahmenbedingungen und Anreize ein wiederkehrendes Element dar. Das Gespräch kreist häufig um Themen wie Ungerechtigkeit und Armut. Ein Konsens besteht darin, dass Großbritannien keinen Einschnitt durch den Faschismus erlebt hat, sondern dass diese Unterbrechung der Forschungstradition dort nicht eingetreten ist. Dadurch gibt es mehr Denk- und Wissenschaftsoffenheit. Dies habt Ihr beide als prägend und produktiv erlebt und das nehme ich aus diesem Gespräch mit.

HEINZ KATSCHNIG: Ja, wir sind nicht zufällig nach England gegangen. Es war schon damals bekannt, dass man sich dort in Bezug auf Common Sense in der Forschung gut weiterbilden konnte. Für unser Gespräch möchte ich noch einen pessimistischen Aspekt hinzufügen. Man muss aufpassen: Obwohl die Psychiatrie durch ihre Verankerung in der Medizin viele positive Entwicklungen erfahren hat, wurden gleichzeitig aufgrund ihrer gesellschaftlichen Position in der Medizin die sozialen Aspekte vernachlässigt. Wenn ich mir die psychiatrischen universitären Einrichtungen anschaue, wo findet man dort Chefs, die nicht ausschließlich auf biologische Aspekte fokussiert sind? In Leipzig ist es ja, nach Angermeyer, zunächst anders weitergegangen?

THOMAS BECKER: Zunächst folgte auf der Position Ulrich Hegerl. In Leipzig gibt es in dessen Nachfolge mit Georg Schomerus wieder eine sozialpsychiatrisch-wissenschaftliche Ausrichtung.

HEINZ KATSCHNIG: Positionen an Universitäten werden vorwiegend von Wissenschaftlerinnen und Wissenschaftlern mit biologischer Ausrichtung besetzt, wobei Impact-Faktoren, bildgebende Verfahren und Genetik eine bedeutende Rolle spielen. Dieses Muster findet sich auch in Wien wieder. Aber so ist eben in der Regel der Mechanismus an den Universitäten.

Wir könnten sagen, es ist ein historischer Unfall gewesen, dass die Psychiatrie im 19. Jahrhundert durch Persönlichkeiten wie Pinel in die Medizin gelangte und alle bestrebt waren, sich der somatischen Medizin anzupassen. Kraepelin verfolgte das Ziel einheitlicher Krankheitsbilder, in denen Ursache, Pathogenese, Erscheinungsbild und Verlauf einheitlich sind. Universitäten übernahmen diese Denkweise und die Verbindung zur Medizin verstärkte sich. Bislang hat dies jedoch in biologischer Hinsicht wenig Nutzen für die Patienten.

Die Forschung der pharmazeutischen Unternehmen an Medikamenten wurde größtenteils eingestellt. In den letzten 20 Jahren wurden keine neuen Medikamente entwickelt. Der einstige Hype ließ nach, da randomisierte Studien oft heterogene Gruppen aufweisen und nur geringfügige Unterschiede zu Placebo zeigen, was dazu führte, dass große Firmen ihre Bemühungen einstellten. Lediglich bei Alzheimer gibt es noch Aktivitäten.

Wie das mit der Psychiatrie weitergeht, ist mir nicht ganz klar. Ab wann bemerkt wird, dass die biologische Ausrichtung nichts bringt und die Universitäten wieder mit einem common-sense-orientierten Ansatz besetzt werden sollten, wir wissen es nicht.

FELICITAS SÖHNER: Wir haben nun alle von uns bedachten Punkte abgedeckt. Wir begannen mit einem Rückblick in die Geschichte und haben uns schrittweise in die gegenwärtige Zeit vorgearbeitet. In diesem Kontext möchte ich gerne eine abschließende Frage stellen: Gibt es noch unberührte Aspekte und welche Herausforderungen sowie Aufgaben sehen Sie für die internationale Zusammenarbeit und den internationalen Zusammenschluss in der Psychiatrie?

HEINZ KATSCHNIG: Im Jahr 2010 verfasste ich einen Artikel, in dem ich die These aufstellte, dass Psychiater eine gefährdete Art seien, eine »endangered species«. In Österreich zeigt sich bis heute, dass die Anzahl der Psychiater weiter abnimmt, ähnlich wie vor 15 Jahren. Dies ist teilweise auf strukturelle Defizite zurückzuführen, da es Berufe gibt, bei denen man mit geringerem Arbeitsaufwand mehr verdienen kann. Beispielsweise verdienen Ärzte, die in Rehabilitationskliniken arbeiten und keinen Nachtdienst leisten müssen, solide Gehälter und können nebenbei noch eine kleine Privatpraxis betreiben. Ob dies auch in anderen Ländern der Fall ist, ist mir nicht bekannt. Wenn man im Bereich der Sozialpsychiatrie tätig werden möchte, genügt es nicht, einen Krankenhausdirektor mit einem Schlüssel zu haben. Vielmehr sind an psychiatrischen Abteilungen, auch an kleinen Allgemeinkrankenhäusern, viele Psychiater notwendig, um den Betrieb inklusive Nachdienst aufrechtzuerhalten. Aber die gibt es immer weniger. Ich sehe auf rein psychiatrischer Ebene nur begrenzte Chancen für Verbesserungen. Vielmehr müsste eine Veränderung auf gesetzlicher Ebene erfolgen, um Multiprofessionalität stärker zu verankern. Diese Prozesse sind jedoch komplex, da historisch bedingt manche Berufe anderen überlegen sind. Ärztekammern haben beispielsweise oft mehr Einfluss als Krankenpflegeorganisationen.

Und: Das Stigma im Zusammenhang mit psychischen Erkrankungen besteht weiterhin. Ich habe mit Marksteiner das Krankenhaus in Gugging geschlossen, da ich überzeugt war, dass psychiatrische Anstalten für das Stigma mitverantwortlich sind. Es wird schwierig sein, die Öffentlichkeit darüber zu instruieren, was schwere psychische Krankheiten kennzeichnet. Die Medien tragen dazu bei, dass negative Botschaften sich schnell und massiv verbreiten. Dies führt dazu, dass Menschen aus Angst vor Stigmatisierung keine Therapie in Anspruch nehmen. Die Psychiatrie für schwer Erkrankte wird möglicherweise vernachlässigt, diese schwer Erkrankten wird es aber weiterhin geben. Möglicherweise wird es vermehrt zu einer Angelegenheit für die Polizei oder ähnliche Institutionen werden. Mein Pessimismus erstreckt sich besonders auf schwere psychische Erkrankungen, weil Burnout und gestörtes Wellbeing (»mental health problems«) immer mehr Ressourcen abziehen.

MICHAEL VON CRANACH: Ich bin optimistischer.

THOMAS BECKER: Aber was macht Dich optimistischer, Michael?

MICHAEL VON CRANACH: Es macht mich optimistisch zu erkennen, dass das Wesentliche und die therapeutische Grundlage in der Psychiatrie das Gespräch und die Beziehung sind. Ohne diese beiden Elemente ist Psychiatrie nicht möglich. Als Sozialpsychiater besteht unsere Aufgabe darin, Beziehungen vor Ort im Leben zu ermöglichen. In der Psychiatrie arbeiten Hunderte von Menschen. In Kaufbeuren hatten wir beispielsweise für 1.000 Patienten 900 Mitarbeiter – ein beeindruckendes Potenzial an Beziehungsmöglichkeiten! Ein Teil dieser Belegschaft sind Krankenschwestern und Krankenpfleger, die nach mehr Kompetenz dürsten. Hier machen wir einen Fehler, indem wir Menschen in berufliche Kategorien einsperren, aus denen sie nicht herauskommen können. Wenn wir die Krankenpflege als akademischen Beruf anerkennen – so wie das bereits in einigen europäischen Ländern der Fall ist – eröffnen sich immense Möglichkeiten. Krankenschwestern können als kompetente und beziehungsfähige Menschen viel bewirken und das würde in grundlegender Hinsicht keinen Unterschied zum Psychiater machen. In diesem Szenario würde möglicherweise weniger Bedarf an Psychiatern bestehen, die dann eher konsiliarisch tätig wären. Auch andere Berufsgruppen könnten eigenverantwortlich viel erreichen – und das funktioniert bereits. Ich habe dies in Kaufbeuren erlebt und versucht, das durchzusetzen. Es ist zwar eine Herausforderung, aber es entsteht dadurch eine völlig andere Psychiatrie.

Zusätzlich sehe ich großes Potenzial in der Nutzerbewegung, also in der Erfahrung von Psychiatriepatienten. Nicht nur in der Form von »EX-IN«, sondern als Partner in Veränderungsprozessen. Daher bin ich optimistisch, dass aus der Krise heraus etwas Neues und Positives entstehen wird.

Psychiatrieerfahrene und Angehörige als Beteiligte und Gestaltende: Wohin geht die Psychiatrie?

Michael von Cranach, Dinah Radtke, Gottfried Wörishofer, Thomas Becker (online), Felicitas Söhner

FELICITAS SÖHNER: Wir sprechen heute gemeinsam zum Thema »Psychiatrieerfahrene und Angehörige als Beteiligte und Gestaltende« und »Wohin geht die Psychiatrie«? Wir sind sehr dankbar, dass die Anni-Gruber-Stiftung unser Buchprojekt ideell und materiell unterstützt. Während der Ausarbeitung unseres Buchkonzeptes wurde uns bewusst, wie wichtig es ist, ein Gespräch mit Psychiatrieerfahrenen und Angehörigen zu führen. So freue ich mich sehr, dass wir uns heute gemeinsam treffen und uns miteinander austauschen.

MICHAEL VON CRANACH: Darf ich vielleicht einen Satz ergänzen? Bei dir, Gottfried, ist es ja sehr verständlich, Du bist Psychiatrieerfahrener. Frau Radtke, auf sie sind wir gekommen, weil sie mich als Person so wahnsinnig beeindruckt haben, damals bei der Tagung in Neapel, vielleicht erinnern sie sich daran. Sie sind die einzige Person, die ich persönlich kenne und die direkt mit der Umsetzung der UN-Behindertenrechtskonvention (UN-BRK) zu tun hatte. Besonders beeindruckend fand ich dies, als die Konvention im Jahr 2009 auch in Deutschland ratifiziert wurde. Die Entstehung der Konvention ist an vielen Menschen unbemerkt vorbei entstanden ist. Und mir persönlich wäre extrem wichtig, dass sie uns darüber etwas erzählen. Was bedeutete und was bedeutet die UN-BRK wirklich? Das würde ich gerne von Ihnen lernen.

DINAH RADTKE: Gut, das mache ich. Obwohl ich selbst keine unmittelbaren Psychiatrieerfahrungen gemacht habe, bin ich in der Heil- und Pflegeanstalt in Bayreuth aufgewachsen. Mein Vater war dort als Neurologe tätig und in unserem Zuhause wurden stets Patientinnen beschäftigt, die meine Mutter unterstützten. Als Kinder hatten wir regen Kontakt zu den Patienten und Patientinnen in der Anstalt, wir nahmen dieses Wort »Anstalt« liebevoll in den Mund. Gerade wegen meiner eigenen körperlichen Beeinträchtigungen, ich nutze einen Elektrorollstuhl und seit einigen Jahren nachts ein Beatmungsgerät, bin ich als politisch interessierte Behinderte zur Thematik der Behindertenrechtskonvention gekommen. Die Verhandlungen zur UN-Behindertenrechtskonvention standen unter dem Motto »Nichts über uns, ohne uns«! Also gerade Selbstvertretungsorganisationen waren gefragt.

Doch zurück zu den Anfängen. Bereits 1977 habe ich hier in Erlangen eine Studentenbehinderteninitiative mitgegründet und später das Zentrum für selbstbestimmtes Leben Behinderter in Erlangen zusammen mit anderen ins Leben gerufen. In den frühen 1990er Jahren entstand die Interessenvertretung Selbstbestimmt Leben in Deutschland e. V. (ISL). Unser Ziel war stets, die Lebensumstände für Menschen mit Behinderungen zu verbessern, unabhängig von der Art der Beeinträchtigung. In den frühen 1990er Jahren erhielt die ISL als Dachorganisation eine Einladung von Disabled Peoples' International (DPI) zur Zusammenarbeit. Als Mitglied des Vorstands war ich bereit, diese Aufgabe zu übernehmen. Aufgrund meines Sprachstudiums war ich in der Lage, mich dieser Verantwortung anzunehmen. DPI ist die einzige internationale Dachorganisation von Menschen mit Behinderungen, die die Interessen aller Menschen mit Behinderungen vertritt, im Gegensatz zu spezifischen Organisationen wie z. B. die der Blinden oder Gehörlosen.

Es gibt verschiedene Organisationen von Menschen mit intellektuellen Beeinträchtigungen, wie die World Blind Union, die World Federation of the Deaf, Inclusion International und andere. Insgesamt existieren etwa sechs oder sieben Weltorganisationen mit spezifischem Fokus. Die DPI ist jedoch die Einzige, die alle Menschen mit Behinderungen vertritt. Schon Mitte der 1990er Jahre erklärte sie sich als Menschenrechtsorganisation und vertrat die Menschenrechte behinderter Menschen. DPI zählt ungefähr 140 Mitgliedsländer, darunter Dachorganisationen aus verschiedenen UN-Mitgliedsstaaten.

Etwa im Jahr 2001 begannen die Verhandlungen für die Behindertenrechtskonvention, die etwa fünf Jahre in Anspruch nahmen. Als zweite Vorsitzende und Verantwortliche für Menschenrechte von DPI war ich von 2004 bis 2006 aktiv beteiligt. Zu dieser Zeit dachte ich naiverweise, dass die Interessenvertretung von Menschen mit Behinderungen schon gut geregelt und meine Anwesenheit nicht notwendig sei.

Ich dachte also, die brauchen mich nicht, das regeln die schon. Ich weiß nicht, ob Ihnen der Name Theresia Degener bekannt ist; sie ist eine behinderte Juristin, die Mitglied in der deutschen Regierungsdelegation war und Deutschland auf Regierungsseite vertreten hat. Ich vertraute darauf, dass Theresia uns gut vertritt. Aber wir brauchten auch eine starke Vertretung der Zivilgesellschaft, also von Organisationen behinderter Menschen. Während der DPI World Assembly in Winnipeg 2004, bei welcher der damalige Leiter, der die Verhandlungen führte, anwesend war, wurde mir jedoch bewusst, dass die Situation nicht optimal verlief und besonders behinderte Frauen nicht angemessen vertreten waren.

Dann bin ich aktiv geworden, gemeinsam mit einer weiteren deutschen Aktivistin, Sigrid Arnade, die später Geschäftsführerin von ISL wurde. In dieser Zeit stellten wir regelmäßig Anträge beim Frauenministerium für die Reise- und Unterbringungskosten in New York. Ich nahm persönlich aktiv an den Verhandlungen teil, die zu jener Zeit äußerst intensiv waren. Wir hatten von DPI zwei Anwältinnen in New York und verzeichneten eine bedeutende Vertretung von Menschen mit Behinderungen aus dem globalen Süden. Bemerkenswerterweise ist die Behindertenrechtskonvention die einzige Konvention, die unter umfassender Beteiligung der Zivilgesellschaft entstand. Am Ende waren wahrscheinlich genauso viele Vertreterinnen der Zivilgesellschaft anwesend wie Regierungsvertretungen.

Die BRK entstand tatsächlich in erstaunlich kurzer Zeit, nämlich innerhalb von fünf Jahren und wurde im Jahr 2006 verabschiedet. Im Jahr 2009 ratifizierte die Bundesrepublik Deutschland die UN-BRK. Die Beteiligung der Behinderten war äußerst kraftvoll. Wir hatten eine Global Disability Women's Group und eine weitere Gruppe, den »Disability Caucus« und es war unerlässlich, dass wir mit einer gemeinsamen Stimme sprachen. Natürlich gab es auch Auseinandersetzungen, da wir uns auf eine gemeinsame Meinung einigen mussten. Jeden Tag diskutierten wir Vorschläge für die einzelnen Kapitel, um eine konsolidierte Position zu entwickeln. (Zeigt in die Runde ein Exemplar der sogenannten Schattenübersetzung.) Das ist nicht die offizielle Übersetzung, sondern eher eine alternative Übersetzung, weil die offizielle Übersetzung nach unserer Auffassung nicht den passenden Sprachgebrauch hatte. Wir haben beispielsweise »Inklusion« verwendet und stets von »selbstbestimmt leben« gesprochen, während die offizielle Übersetzung nur »Integration« für »inclusion« gebrauchte und von »independent living« sprach. Es gab mehrere Punkte, die für uns nicht stimmig waren. Diese alternative Übersetzung, auch als Schattenübersetzung bekannt, wird in Österreich anerkannt und hat Zustimmung unter den deutschsprachigen Ländern gefunden.

Erfolgreich waren wir deutschen Aktivistinnen besonders im Bereich der Frauenrechte. Anfangs wurde argumentiert, dass die Frauenrechtskonvention ausreiche. Doch wir wiesen darauf hin, dass behinderte Frauen darin nicht angemessen vertreten waren. Die Initiative begann mit den Koreanerinnen und wir führten sie zum Erfolg. Ein besonders umstrittener Artikel der Konvention war Artikel 12, der die gleiche Anerkennung vor dem Recht behandelt. Hier ging es um psychisch Beeinträchtigte und um unterstützte Entscheidungsfindung und die Verhandlungen standen kurz vor dem Scheitern. Der damalige Botschafter von Neuseeland leitete die Verhandlungen und schaffte es tatsächlich, Staaten, die zuvor zögerlich waren, zur Zustimmung zu bewegen. Artikel 15 betraf auch Zwangsbehandlung und Zwangsmedikation. Gerade der Bereich der psychischen Beeinträchtigungen war für viele schwer zu verstehen, aber es hat geklappt.

FELICITAS SÖHNER: Stark.

DINAH RADTKE: Im Jahr 2006 haben wir viel erreicht, insbesondere im Zusammenhang mit Themen wie Folter, Freiheit von Ausbeutung und Missbrauch und Schutz der Unversehrtheit der Person, die in den verschiedenen Artikeln der Behindertenrechtskonvention behandelt wurden. Dies stellte einen bedeutenden Erfolg dar. Es ist wichtig zu betonen, dass die UN-Behindertenrechtskonvention keine neuen Menschenrechte einführt. Die Menschenrechte sind ja dieses Jahr 75 Jahre alt geworden und die Menschenrechtscharta (Allgemeine Erklärung der Menschenrechte) ist ja gerade auch deswegen entstanden, weil Deutschland diese Menschenrechtsverbrechen begangen hat. Die amerikanische Menschenrechtsaktivistin Eleanor Roosevelt war da führend.

Die UN-Behindertenrechtskonvention hat keine neuen Menschenrechte eingeführt, vielmehr sind die in der BRK verankerten Menschenrechte speziell auf die Situation behinderter Menschen zugeschnitten und berücksichtigen ihre Lebensrealität. Dies ist von entscheidender Bedeutung. Bedauerlicherweise muss ich jedoch einen Wermutstropfen erwähnen, nämlich, dass die Beachtung und Umsetzung der Menschenrechte international abnimmt. Auch in Deutschland, obwohl wir die UN-BRK ratifiziert haben, ist die Umsetzung nach wie vor unzureichend.

Es geht um Inklusion und gleiche Rechte und in diesen Bereichen sind wir noch lange nicht am Ziel angekommen. Besonders im Bildungsbereich klaffen große Lücken, auch die Umsetzung von gleichen Beschäftigungschancen auf dem ersten Arbeitsmarkt ist unzureichend. Zudem stehen große Einrichtungen, die immer noch gebaut werden, im Widerspruch zur Behindertenrechtskonvention, die eher kleine Einheiten befürwortet. Es gibt immer noch viele offensichtliche Diskriminierungen. Vielleicht haben Sie von der Angelegenheit mit der Triage gehört?

Da haben Menschen mit Behinderungen vor Gericht geklagt, weil sie sich diskriminiert fühlten und das Bundesverfassungsgericht stellte fest, dass sie bei den Regelungen zur Triage benachteiligt werden. Daraufhin ordnete das Gericht an, dass die Triage diskriminierungsfrei durchgeführt werden müsse. Allerdings ist dies bislang noch nicht umfassend geschehen. Anfänglich wurde festgelegt, dass es nicht sofort zur Triage kommen sollte. Stattdessen sollten in den Kliniken Möglichkeiten geschaffen werden, um sicherzustellen, dass alle gut versorgt werden können. Doch selbst wenn es letztlich zur Triage kommt, lautet das aktuelle Kriterium, dass derjenige mit der höchsten Überlebenschance bevorzugt behandelt wird. Dies wird jedoch als erneute Form der Diskriminierung betrachtet.

Die Deutsche Interdisziplinäre Vereinigung für Intensiv- und Notfallmedizin (DIVI) befürwortet sogar eine sogenannte Ex-Post-Triage. Das bedeutet, dass wenn es während der Behandlung eines behinderten oder älteren Menschen einen Neuzugang gibt, der bessere Überlebenschancen hat, diese Person das Bett oder die Intensivbehandlung erhalten soll. Also, jedenfalls ist das auch nicht diskriminierungsfrei.

Ich engagiere mich auch aktiv für die Deutsche Interdisziplinäre Gesellschaft für Außerklinische Beatmung (DIGAB) und wir haben ebenfalls eine Stellungnahme verfasst. Bedauerlicherweise hat dies bislang keine Wirkung gezeigt. Kürzlich wurde ein Gesetz zur außerklinischen Intensivbehandlung verabschiedet, das Intensivpflege- und Rehabilitationsstärkungsgesetz. Leider erweist sich auch dieses Gesetz als nicht diskriminierungsfrei. Weder die Behindertenrechtskonvention noch unser Grundgesetz werden angemessen umgesetzt und das Prinzip der Gleichheit vor dem Gesetz wird nicht gewahrt. Die gesetzlichen Hürden sind so hoch, dass beispielsweise beatmete Menschen, die selbst Arbeitgeber sind, Intensiv-Fachkräfte anstellen müssen und diese Verordnungen dürfen nur von hochspezialisierten Ärzten und Ärztinnen ausgestellt werden. Doch solche Spezialisten gibt es kaum.

Es gibt nur wenige Ärzte und Ärztinnen, die über die erforderliche Qualifikation verfügen und auch Fachkräfte sind in dieser Hinsicht knapp. Die eigentliche Absicht hinter diesen Gesetzesänderungen ist das Streben nach Kosteneinsparungen. Frühere Betrugsfälle bei Intensivpflegediensten haben zu dieser Entwicklung beigetragen. Im Kern geht es darum, beatmete Menschen verstärkt in Einrichtungen zu verlagern, da dies kostengünstiger ist. Allerdings stehen auch diese Einrichtungen vor einem Mangel an Fachpflegekräften.

Es ist wichtig zu betonen, dass Menschen, die auf eine Beatmung angewiesen sind, ein breites Spektrum darstellen. Sie besuchen Schulen, absolvieren Berufsausbildungen, üben vielleicht sogar Berufe aus oder haben Familie. Es handelt sich um ganz normale Menschen, die lediglich auf invasive oder nicht invasive Beatmung angewiesen sind. Leider erkennen viele Ärzte und Ärztinnen nicht, dass Menschen mit Beatmung ein erfülltes Leben mit Lebensqualität und Lebensfreude führen können. Ich persönlich kenne viele Beispiele dafür. Natürlich gibt es auch Menschen mit Beatmung, die Depressionen haben oder keine Lebensqualität und Freude empfinden, aber es ist dennoch möglich.

FELICITAS SÖHNER: Das war ein intensiver Einblick in Ihre Arbeit und Ihre Beteiligung an verschiedenen Institutionen, immer mit dem Fokus auf Menschen mit psychischen Erkrankungen und auf die Fragen von Michael von Cranach. Herr Wörishofer, ich würde Ihnen gerne dieselbe Frage stellen. Wenn Sie mögen, könnten sie sich kurz vorstellen: Ihr Engagement als jemand, der Erfahrungen im Bereich der Psychiatrie hat und als Angehöriger und auch ihren Bezug zu Michael von Cranach erläutern?

GOTTFRIED WÖRISHOFER: Ich war über 25 Jahre hinweg Geschäftsführer und Mitbegründer sowie aktives Mitglied des Vereins Münchner Psychiatrie-Erfahrene (MüPE) e. V. Seit fünf Jahren bin ich im Ruhestand. Ich wollte aber eigentlich nicht mit den organisatorischen Aspekten beginnen. Das ist zwar wichtig, aber aus meiner Sicht sekundär. Ich muss mit meiner ganz persönlichen Geschichte beginnen, die mich mit der Klinik in Kaufbeuren, dem Bezirkskrankenhaus, verbindet.

Als ich 17 Jahre alt war, hatte ich eine Ausbildung zum Maschinenschlosser abgeschlossen und war auf dem Weg, Ingenieur zu werden. An einem Sommertag im Jahr 1970 stellten wir, mein Vater, meine zwei jüngeren Geschwister und ich fest, dass unsere Mutter an Wahnvorstellungen litt. Sie glaubte, dass in der Umgebung alles verbrennen und wir verarmen würden. Diese Vorstellung war von tiefer Angst geprägt und wir wussten nicht, wie das passieren konnte und was das für uns bedeutet. In unserer Familie hatten wir bisher noch nie erlebt, dass jemand psychisch erkrankt war.

Wir wussten überhaupt nicht, wie wir mit der Situation umgehen sollten. Mein Vater hatte einen entfernten Bekannten, der Arzt war. Dieser sagte zu ihm, dass meine Mutter »auf Beure nauf« müsse, also zur stationären Behandlung ins Bezirkskrankenhaus (BKH) Kaufbeuren. In unserem Wohnort, Bad Wörishofen, gab es nur einen Psychiater, der sich möglicherweise auch eingeschaltet hatte. Aber das Ziel blieb die stationäre Behandlung im BKH Kaufbeuren, das damals noch Nervenkrankenhaus Kaufbeuren genannt wurde und einen – wie damals üblich – entsprechenden Ruf hatte.

Das war ein totaler Schock für unsere Familie und wirklich der Einschnitt in meinem Leben schlechthin, der für mich eine Wende bedeutete. Langsam habe ich dann meine Berufswünsche umorientiert. Langsam begann ich, meine beruflichen Ziele umzudenken, um dieser Situation irgendwie auf den Grund zu gehen. Ich entschied mich für ein Studium der Sozialarbeit und musste dafür ein Praktikum vorweisen. Dieses Praktikum absolvierte ich tatsächlich in Kaufbeuren, genau in der Klinik, in der meine Mutter behandelt wurde. Dies wurde zugelassen und sogar der damalige ärztliche Direktor sprach mit mir. Doch dann landete ich auf einer äußerst problematischen Station über die wir bereits auf dem Weg hierher gesprochen haben. In unserem Gespräch erinnerten wir uns an Patienten aus dieser Zeit. So vollzog meine berufliche Ausrichtung tatsächlich eine Hundertachtzig-Grad-Wende. Während meines Praktikums habe ich die Zustände in der Klinik kennengelernt, und es gab getrennte Frauen- und Männerstationen. Ich habe schreckliche Behandlungen von Patienten miterlebt. Das war im Jahr 1971, als Pfleger einen alkoholisierten Patienten mit einem Handtuch würgten, bis dieser bewusstlos wurde, nur um ihn irgendwie zu kontrollieren und im Bett zu fixieren. Die psychiatrischen Krankenpfleger agierten damals als reine Aufsichtspersonen, die darauf achteten, dass niemand Schaden zufügte. Sie führten keine Gespräche mit den Patienten.

Wenn ich damals mit Patienten gesprochen habe, wurde mir das verboten, obwohl es eigentlich ganz normal gewesen wäre, mit den Patienten zu kommunizieren. Genau, das war meine erste Berührung mit der Psychiatrie. Dieses Erlebnis entfachte in mir ein Feuer für das Interesse an psychischen Erkrankungen, das mich nicht mehr losgelassen hat. Im Anschluss begann ich das Studium der Sozialpädagogik.

Nach einem Semester erhielt ich die Einberufung zur Bundeswehr, in einer Zeit, in der man gegen alles »anti« war. Ich war sozusagen ein Kriegsdienstverweigerer, jedoch wurde das nicht offiziell anerkannt. Ich wurde trotzdem eingezogen, was mich in eine Situation brachte, in der ich völlig rebelliert habe. Ich folgte keinem Befehl, zog kein Haarnetz an, lief nicht so, wie es verlangt wurde, marschierte nicht, wie es vorgesehen war – ich leistete Totalverweigerung. Dann kam das erste Wochenende. Ich erzähle das so ausführlich, weil es wirklich entscheidend ist.

Ich wollte einen Wochenendurlaub haben und habe den Dienstvorgesetzten um diesen Urlaub gebeten, weil meine Mutter zu dem Zeitpunkt noch in Kaufbeuren in der Klinik war. Mit dieser Begründung wurde der Urlaub jedoch abgelehnt. Daraufhin habe ich die Kaserne einfach verlassen, ohne mich abzumelden und bin nach Hause gefahren. Dort entstand eine Art innerer Aufstand, eine geistige Empörung. Ich hinterließ nur einen Brief: »Ich habe die Sünde des Befehle Erteilens und des Befehle Befolgens erkannt und verabschiede mich hiermit.« An diesem Wochenende sind wir meine Mutter besuchen gegangen. Mein Vater sagte zu mir, dass ich jetzt fahnenflüchtig sei. Mir war klar, dass das eine Straftat war, die eine Gefängnisstrafe von drei Monaten bis fünf Jahren bedeuten konnte. Mein Vater sagte, wenn die Polizei käme, würde er nicht verschweigen, wo ich sei.

Daraufhin bin ich geflohen und entwickelte ein Verfolgungsgefühl – zumindest war ich da gefühlt in einer Situation, in der eine Verfolgung drohte. Denn wenn man länger als 24 Stunden abwesend ist, werden die Feldjäger informiert, es gibt einen Haftbefehl usw. Also habe ich mich versteckt und bin in München untergetaucht. Rückblickend würde ich sagen, da war bereits eine Abweichung von einem normalen Empfinden und von normalen Wahrnehmungen eingetreten, mit auch irgendwie fantastischen Erfahrungen. Das führte dazu, dass ich spontan nach Berlin flog, da Berlin den Vier-Mächte-Status hatte und Fahnenflüchtige dort nicht erreicht werden konnten. Merkwürdigerweise habe ich in München meinen Personalausweis weggeworfen. Ich wollte einfach nur als Mensch wahrgenommen werden, doch nachdem ich nach Berlin geflogen war, ging es zunehmend schief. Es dauerte nicht lange, bis ich polizeiauffällig wurde und in einer Polizeizelle in Berlin landete. Dort merkten sie schnell, dass mit mir etwas nicht stimmte und ich wurde in die Karl-Bonhoeffer-Nervenklinik, damals im Volksmund auch »Bonnies Ranch« genannt, zwangseingewiesen. Dort verbrachte ich drei Monate mit Fixierungen und im Schlafsaal zusammen mit 40 anderen Menschen unter ständiger Überwachung durch Wachpersonal. Es war mein erster Aufenthalt als Patient in der Psychiatrie.

Glücklicherweise hatte ich einen sehr zugewandten jungen Stationsarzt, der sich täglich Zeit für mich nahm, mit mir sprach, Zigaretten mit mir rauchte und stets mit offenem Kittel herumlief. Das prägte meinen ersten Eindruck von der Psychiatrie, der jedoch auch von Gewalterfahrungen begleitet war. Es kam vor, dass ich schrie und Pfleger drohten, mir eine zu verpassen, wenn ich nicht aufhörte. Es dauerte nicht lange, bis ich tatsächlich von einem Pfleger geschlagen wurde. Damals war das nicht unbedingt üblich, aber es war durchaus möglich.

Nach drei Monaten wurde ich in die Nussbaumstraße verlegt. Die Bundeswehr verlangte ein Gutachten, das von einem Psychiater erstellt wurde. Mit diesem Gutachten wurde ich nach etwa einem dreiviertel Jahr aus der Bundeswehr entlassen. Danach setzte ich mein Studium fort und ließ mich zum Sozialpädagogen ausbilden, nicht ohne Schwierigkeiten und mit immer wiederkehrenden Rückschlägen.

FELICITAS SÖHNER: Wie sind Sie beide miteinander in Kontakt gekommen?

GOTTFRIED WÖRISHOFER: Das erste Mal erinnere ich mich, dass ich mit Dir, Michael, im Jahr 1985 Kontakt hatte. Du wirst Dich wahrscheinlich nicht daran erinnern, da ich zu der Zeit in Kaufbeuren als Patient war. Wir hatten nur ein kurzes Gespräch, in dem ich um die Erlaubnis bat, einen Dia-Vortrag über Ceylon (Sri Lanka) für die anderen Patienten der Laiengruppe zu halten. Das wurde natürlich genehmigt, aber darüber hinaus sprachen wir nicht viel. Das war der erste Kontakt, würde ich sagen. Im Laufe der Zeit haben wir dann mehr miteinander gesprochen, insbesondere als es 1992 zur Gründung der Psychiatrieerfahrenen-Gruppe kam. Da war ich beteiligt und es entstand bald darauf auch der Kontakt zu Michael von Cranach.

Ein spezifisches Ereignis, an das ich mich erinnere, ist die DGSP-Tagung (Deutsche Gesellschaft für Soziale Psychiatrie) 1996. Die Tagung fand in Kaufbeuren statt und wir waren dort mit einer kleinen Delegation eingeladen. Es war erfreulich zu sehen, dass zu Beginn und Mitte der 1990er Jahre die professionelle Medizin-Welt stark von der Sozialpsychiatrie geprägt und daher sehr offen für die Beteiligung von Patienten, oder wie wir uns selbst nannten, »Psychiatrieerfahrene«, war. Die Gremien standen uns offen und wir erhielten beispielsweise Einladungen, Vorträge bei Tagungen zu halten und so weiter. Wirklich eine große Offenheit. Das war eine wirkliche Schicksalsstunde der Psychiatrie, die man, finde ich, gar nicht überschätzen kann. Zum ersten Mal wurde institutionell festgelegt, dass Patienten untereinander Ansprechpartner sein können, unabhängig vom Handeln der Klinikinstitution und der professionellen Teams.

Das sind Dinge, die wir immer gesucht haben. Früher waren wir mit unseren Erfahrungen allein, ohne jemanden zum Austausch im normalen Leben. Man konnte mit niemandem drüber sprechen. Mit den Eltern nicht, mit Schulfreunden nicht. Das war also eine dunkle Stelle, eine Blackbox in einem selber, zu der es keinen Austausch gegeben hat. Mit der Selbsthilfebewegung wurde etabliert, dass heutige Patienten die Möglichkeit haben, sich außerhalb der Klinik mit anderen Betroffenen zu unterhalten. Innerhalb der Klinik war dies natürlich schon immer möglich, aber die Beziehungen der Patienten nach dem Klinikaufenthalt verliefen oft im Sande. Man musste etwas im Freundeskreis sagen, wenn gefragt wurde: »Woher kennst Du ihn?« – »Ah, den kennst Du aus der Klinik.« Dann folgten unangenehme Fragen über den Klinikaufenthalt in der Psychiatrie und daher hat man diesen Bezug oft verborgen.

FELICITAS SÖHNER: Vielen Dank. Michael, möchtest Du zu den Erinnerungen von Frau Radtke und Herrn Wörishofer Deine Perspektive und Erinnerungen an die Treffen erzählen?

MICHAEL VON CRANACH: Für mich war Frau Radtke damals sehr wichtig. Es war entscheidend, dass wir uns 2014 in Neapel getroffen haben. Da war ich von Silvia Cutrera eingeladen worden, die einen ähnlichen Verein für selbstbestimmtes Leben in Italien mitbegründet hatte. Dort habe ich sie, Frau Radtke, kennengelernt. Für mich fühlte es sich an wie ein Wunder, als im Bundestag über die UN-Behindertenrechtskonvention abgestimmt wurde.

Denn das kam für mich und für uns in der Psychiatrie völlig unvorbereitet. Ich kannte niemanden in meinem Lebensbereich, keine Kollegen oder Mitglieder der Deutschen Fachgesellschaft für Psychiatrie, die darüber gesprochen oder diskutiert hätten, dass diese Entwicklung auf uns zukommt. Plötzlich hat der Bundestag darüber abgestimmt, als ob das schon alles passiert sei und als ob es etwas für die sogenannten ‚Entwicklungsländer' oder den globalen Süden sei. Es wurden sogar Begriffe falsch übersetzt, wie sie bereits erwähnten. Niemand in meinen Netzwerken wusste, woher diese Diskussion zur UN-Behindertenrechtskonvention kam. Das hat mich sehr gefreut. Im Grunde wurde mir klar, dass das, was in der Konvention steht, das ist, was uns seit 20 oder 30 Jahren in der Psychiatrie bewegt.

Seitdem die UN-Behindertenrechtskonvention erschienen ist, bezeichne ich mich nicht mehr, wie ich es früher tat, als Sozialpsychiater. Jetzt sage ich, dass ich ein Psychiater für die Einhaltung der Menschenrechte bin. Ich bin ein Menschenrechtspsychiater. Diese Bezeichnung definiert viel besser, was wir in den Jahrzehnten versucht haben, zu erreichen. Sie vermittelt dies besser als die theoretischen Hintergründe der Sozialpsychiatrie, über die man natürlich auch diskutieren kann.

Ich habe immer erlebt, dass diese Grundsätze, die mir so einleuchteten – die berühmte Krankheitsdefinition der WHO aus dem Jahr 1946, die besagt, dass Gesundheit nicht nur die Abwesenheit von Krankheit ist, sondern ein Zustand des sozialen, psychischen und körperlichen Wohlbefindens – von meinen Kollegen als absonderlich betrachtet wurden. Wie könne man so etwas sagen? Als dann 1948 die erste Menschenrechtserklärung veröffentlicht wurde, kann ich mich noch genau daran erinnern, wie diese Diskussion später, als ich Arzt war, unter meinen Kollegen geführt wurde.

Was haben die da geschrieben? »Alle Menschen sind gleich, mit gleichen Rechten und sollen brüderlich miteinander …« Das ist schon okay. Aber dass da dieser Satz steht: »Sie sind alle mit Vernunft und Gewissen begabt.« Wie konnten die das schreiben? Das hat mich total beeindruckt. Da habe ich auch gelernt, dass die Dinge, die wirklich verändern, eigentlich von unten kommen, von den Menschen. Und wie wichtig es ist, dass man die Dinge, alle denkbaren Perspektiven, auch von unten betrachtet und nicht von oben herab. Nicht aus Sicht der Mächtigen oder aus Sicht der vermeintlich Wissenden, die meinen zu erkennen, wie eben die Dinge zu machen sind.

Ich fand diese Bedeutung auch bei der Tagung in Neapel. Ich bin bei vielen hunderten Fachtagungen gewesen und eine solche Art von Tagung und so feine und auch freie Menschen habe ich selten gesehen. Sie können sich nicht vorstellen, wie eine psychiatrische Fachtagung abläuft, auch wenn nach außen hin vielleicht alle jovial erscheinen mögen. Aber da gibt es massive Hahnenkämpfe, ja Bedeutungskämpfe. Menschlichkeit spielt dort nur eine untergeordnete Rolle. Und plötzlich sehe ich in Neapel bei ihnen so viele feine Menschen, die ganz offen diskutieren. Und wir suchen nach einer günstigen Pizzeria, mit einem riesigen Schwarm von Menschen durch Neapel, sie mit ihrem Rollstuhl über das Kopfsteinpflaster fahrend – wissen sie noch? Und wie da eine gemeinsame Freude war über das, was in der Welt passiert.

DINAH RADTKE: Ja, das war ja auch schwer erkämpft. Ich erinnere mich noch, wie ich 1977 anfing, wie viele Barrieren es gab. 1980 gab es das Frankfurter Urteil. Reisende hatten geklagt, dass ihnen der Urlaub verdorben wurde, weil sie den Anblick von Behinderten nicht ertragen konnten. Das Gericht gab ihnen recht und sie erhielten eine Entschädigung. Wir haben damals, in der so genannten »Krüppelbewegung«, gegen diese »Satt-und-Sauber«-Mentalität und das Ausgrenzen von Behinderten revoltiert. Wir sprachen damals von Menschenrechtsverletzungen im Sozialstaat. Das gibt es immer noch, aber es hat sich viel geändert und verbessert.

Für mich war Neapel auch toll, denn das war damals ein europäisches Projekt, bei dem auch eine Ausstellung über die »Aktion T4« gezeigt wurde. Das war so mein Einstieg in die Beschäftigung mit den »Euthanasie«-Morden hier in Erlangen. Ich gehe jeden Tag mit meinem Hund an der ehemaligen Psychiatrie vorbei und für mich ist es immer noch unverständlich, warum psychisch Kranke noch nicht offiziell als Opfergruppe anerkannt wurden. Es hat lange gedauert, auch hier in Erlangen, bis sich die Stadtgesellschaft mit den schrecklichen Menschenrechtsverletzungen im Nationalsozialismus beschäftigte. Ich habe 2014 diese Ausstellung über die »Aktion T4« mitorganisiert. Während der Ausstellung wurde der Ruf nach einer Erinnerungsstätte laut und die ersten Stadtratsanträge kamen. Aber ich verstehe immer noch nicht, warum es so lange gedauert hat und warum gerade die psychisch Kranken als Last für die Gesellschaft erklärt wurden. Jedenfalls kam dann die Forderung nach einer Gedenkstätte ins Rollen und ich habe von Anfang an gesagt:

Wenn es eine Erinnerungsstätte geben soll, müssen wir nicht nur erinnern, sondern auch schauen, wie die Gesellschaft heute mit behinderten Menschen umgeht.

FELICITAS SÖHNER: Das ist ein entscheidender Punkt, der direkt zur nächsten Frage führt. Welche Aspekte sind für Menschen mit Beeinträchtigungen, sei es seelisch, körperlich oder geistig, von besonderer Bedeutung? Und wie stehen diese Themen in Verbindung mit der Arbeit von Michael von Cranach?

DINAH RADTKE: Es geht dabei um Ausgrenzung. Wir setzen uns für Inklusion und Teilhabe ein, doch leider wird die Teilhabe nur halbherzig umgesetzt. Für mich ist es noch immer so, dass behinderte Menschen nicht vollständig in unserer Gesellschaft willkommen sind, das zeigt z. B. die Einführung des Bluttests für Trisomie 21, der nun von der Krankenkasse bezahlt wird. Der Test verstärkt den Druck auf Frauen und Familien, sogenannte »gesunde Kinder« zu bekommen – also Kinder ohne Behinderung. Das hat weitreichende Konsequenzen. Da frage ich mich wieder, welches Menschenbild die Leute eigentlich haben?

MICHAEL VON CRANACH: Oh, da hätte ich eine Frage an Euch beide. Es hat mich sehr beeindruckt, einen jungen Menschen mit Trisomie 21 in Amerika zu sehen – ich glaube, er heißt Mark Phillips – der Vorsitzender eines Selbsthilfevereins für Menschen mit Trisomie 21 ist. Sein Verein hat zwei Forderungen: Erstens, dass Trisomie 21 aus dem WHO-ICD-Krankheitskatalog gestrichen wird. Zweitens ein Verbot der Schwangerschaftsunterbrechung bei Trisomie 21. Obwohl sein Verein sich nicht grundsätzlich in die Debatte über Schwangerschaftsunterbrechung einmischt, fordert er in diesem speziellen Fall ein zeitweiliges Verbot. Die Begründung lautet: Wenn das so weitergeht, wird es uns bald nicht mehr geben und sagt gleichzeitig, das wäre doch ein Verlust für die Menschheit.

DINAH RADTKE: **Ja.**

MICHAEL VON CRANACH: Jetzt stelle ich Euch eine Frage. Gehe ich zu weit, wenn ich Inklusion so verstehe, dass man das Defizitmodell von Behinderung aufgeben sollte?

DINAH RADTKE: Nein, da gehen Sie nicht zu weit.

MICHAEL VON CRANACH: Behinderung wird oft als ein Defizit aufgefasst, als Etwas, das fehlt. Nein, Menschen mit Behinderungen sind einfach ein Ausdruck der Vielfalt des menschlichen Lebens. Aber das würde bedeuten, das Konzept von Krankheit und Behinderung aufzugeben.

DINAH RADTKE: Ja, das sagt ja auch die Behindertenrechtskonvention.

GOTTFRIED WÖRISHOFER: Sagt sie das so deutlich?

DINAH RADTKE: Die UN-BRK verwendet einen anderen Behinderungsbegriff als zuvor. Früher dominierte das medizinische Modell, das darauf abzielte, Menschen mit Behinderungen möglichst an normative Maßstäbe anzupassen. Körperbehinderte mussten beispielsweise unbedingt gehen können, um als »normal« zu gelten. Auch psychisch kranke Menschen sollten dem als normal geltenden Verhalten entsprechen. Der menschenrechtliche Ansatz hingegen definiert Behinderung so, dass Menschen mit Beeinträchtigungen aufgrund unterschiedlicher Barrieren nicht gleichberechtigt mit anderen am gesellschaftlichen Leben teilnehmen können. Daher ist es notwendig, diese Barrieren zu beseitigen.

In Erlangen gibt es den einzigen Lehrstuhl für Menschenrechte und Menschenrechtspolitik in Deutschland. Professor Bielefeld, der diesen Lehrstuhl innehat, betont, dass die Inklusion und die Umsetzung der Behindertenrechtskonvention das Leben insgesamt menschlicher gestalten. Diese Menschlichkeit entsteht durch die Vielfalt und die Chancen, die Menschen mit Behinderungen haben, um ein erfülltes Leben zu führen. Es ist wichtig, dass auch andere dies erkennen und verstehen: Es gibt durchaus Chancen und Menschen mit Beeinträchtigungen können ein gutes Leben haben. Sie sind, laut BRK, durchaus ein Gewinn für die Gesellschaft. Dies zu erkennen und anzuerkennen ist das Entscheidende, was wir anderen vermitteln können, anstatt uns immer an starren Normen, Leistungsdruck und dem Zwang, stets fit zu sein, zu orientieren. Das Leben besteht aus mehr als nur diesen Faktoren.

MICHAEL VON CRANACH: Wie würdest Du das sehen, Gottfried?

GOTTFRIED WÖRISHOFER: Also gerade in Bezug auf Trisomie 21 oder Menschen mit geistigen Beeinträchtigungen: Ich habe in meinem Berufsleben dann sechs Jahre lang in einer Tagesbildungsstätte speziell für geistig Behinderte in München gearbeitet. In dieser Zeit hatte ich intensiven Kontakt mit den Menschen vor Ort. Ich würde Ihnen, Frau Radtke, absolut Recht geben - es wäre in der Tat bedauerlich, wenn es diese Bevölkerungsgruppe von geistig behinderten Menschen nicht mehr gäbe. Der Grund hierfür liegt darin, dass Menschen dieser Gruppe ein ganzes Stück außerhalb des typischen Leistungsdenken agieren. Ich habe beispielsweise die Erfahrung gemacht, dass Menschen, die dieser Gruppe angehören, nicht zu hinterlistigem Verhalten fähig sind. Sie besitzen damit einen menschlichen Vorzug, der mit ihrer geistigen Behinderung einhergeht. Während meiner Zeit in der Einrichtung erlebte ich eine langanhaltende Phase der Depression. Dennoch konnte ich mit den Menschen vor Ort Gruppenarbeit leisten, da sie auf mich einen therapeutischen Effekt hatten. Mit den Bewohnern konnte ich gut umgehen, im Gegensatz zu den sogenannten »normalen« Menschen, bei denen ich stets den Druck verspürte, mich irgendwie anders verhalten zu müssen. Bei der Arbeit mit Menschen mit Behinderungen konnte ich mehr oder weniger so sein, wie ich mich gerade fühlte. Dabei fehlte die raffinierte Zurückhaltung, die man bei »normalen« Menschen ständig im Hinterkopf haben muss, um nicht irgendwie ausgetrickst zu werden. Dies habe ich dort nie erlebt. Man könnte sagen, dass dies eine Form von Menschlichkeit ist, die mit der Behinderung verbunden ist.

Ich muss da natürlich einen Unterschied machen zu Krankheiten, also zu Leidenszuständen, die einen an sich selbst verzweifeln lassen, wie das zum Beispiel bei einer ausgesprochenen Depression der Fall ist. Da ist nichts Erstrebenswertes dran, es gibt keinen Grund, das nicht loswerden zu wollen. Aber trotzdem ist auch das, würde ich sagen, eine menschliche Erfahrung – die Depression, wenn sich die Welt vor einem zurückzieht. Für mich fühlte sich die Depression an, als schwinde die Bedeutsamkeit aus dem Gewicht der Welt. Das war für mich auch eine wesentliche Erfahrung, die mir die Motivation gab, Philosophie zu studieren. Schon früh beschäftigte ich mich durch persönliche Vorbilder mit Philosophie, bei der es im Prinzip um das Verhältnis des Menschen zur Welt geht.

Ja, selbst der Depression verdanke ich durch diese Hinführung zur Philosophie etwas, obwohl die Depression an sich ein Zustand ist, dem man nur entfliehen wollen kann, weil er alle Daseinsbereiche ergreift. Da gibt es nichts, das nicht betroffen wäre. Der Wunsch nach Heilung ist da natürlich gegeben. Das gilt auch für andere psychiatrische Zustände, wie zum Beispiel einen Angstzustand. Solche Zustände kann man nicht haben wollen. Mit solchen Situationen kann man sich nicht so anfreunden, dass man d'accord ist mit dem, was da passiert. Das ist mit einer Körper- oder Sinnesbehinderung vielleicht ein Stück weit anders. Da wird man sich einfinden und trotzdem sein Lebensglück finden können. Aber das ist bei bestimmten psychischen Erkrankungen nicht der Fall.

FELICITAS SÖHNER: Herr Wörishofer, welche Wünsche sind Ihnen für die Weiterentwicklung der Psychiatrie am wichtigsten? Und welche Projekte zur Verbesserung der Situation psychisch kranker Menschen erscheinen Ihnen am wichtigsten?

GOTTFRIED WÖRISHOFER: Ich habe mich eine Zeit lang mit der UN-BRK beschäftigt und festgestellt, dass sie schwerpunktmäßig auf körper- und sinnesbehinderte Menschen ausgerichtet ist. Wenn es um die Beschreibung und Beseitigung von Barrieren geht, orientiert sich dieses Verständnis immer an sinnlich erfahrbaren Gegenständen, wie etwa fehlenden Fahrstühlen. Das ist natürlich für jemanden wie sie, Frau Radtke, von höchster Bedeutung, weil es Zugangsmöglichkeiten und Lebensqualität bedeutet. Aber die Barrieren für psychisch kranke Menschen haben eine andere Struktur und sind nicht als Gegenstände benennbar. Stattdessen bestehen sie in zwischenmenschlichen Phänomenen. Hier gibt es Barrieren, die nicht leicht zu beschreiben sind.

Ich bin darauf gekommen, dass es in der UN-BRK einen Artikel über Kommunikation gibt, der sich mit dem Abbau von Barrieren in diesem Bereich befasst. Für psychisch Kranke würde dies bedeuten, jemanden zur Seite zu haben, der mit ihnen in großer Vertrautheit ist und eine Verbindung zu dieser anstrengenden, schwierigen und komplizierten Welt schafft. In meinem Artikel »Teilhabe – Realität oder Zukunftsmusik?«, der in den Sozialpsychiatrischen Informationen erschienen ist[1], habe ich einige Beispiele genannt und betont, dass, wenn man die Behindertenrechtskonvention im Sinne der Kom-

1 Wörishofer, Gottfried (2018) Teilhabe - Realität oder Zukunftsmusik, in: Sozialpsychiatrischen Informationen 48(3): S. 34–37. https://psychiatrie-verlag.de/product/woerishofer-g-teilhabe-einzelartikel-aus-si-3-2018/ (18.03.2024)

munikation auslegen würde, ein Anspruch auf Kommunikation bestehen sollte. Das würde praktisch bedeuten, dass stets ein Profi in einer vertrauten Beziehung zur betroffenen Person steht. Das wäre eine Absenkung von Barrieren und etwas, das erreicht werden sollte, da die UN-BRK auch die Umsetzung des Barriereabbaus fordert. Regierungen müssen dies umsetzen. Wir sollten uns nicht nur darauf beschränken, Forderungen zu stellen, die nie erfüllt werden, sondern können uns auf die UN-BRK beziehen, die einen Umsetzungsbefehl enthält, der auch gerechtfertigte Ansprüche formuliert. In München haben wir beispielsweise in Bezug auf die UN-BRK-Umsetzung eine Forderung in die Kommission eingebracht, dass unsere Beschwerdestelle für Psychiatrieprobleme eine bezahlte Rechtsberatung erhalten soll: Das ist genehmigt worden im Hinblick auf die Behindertenrechtskonvention.

DINAH RADTKE: Sehr gut.

GOTTFRIED WÖRISHOFER: Das ermöglicht uns nun, jährlich einige tausend Euro zu erhalten und uns von drei Rechtsanwälten beraten zu lassen. Das ist besonders wichtig, wenn es beispielsweise bei Wohngemeinschaftsverträge darum geht, rechtlichen Rat einholen zu können. Oft kündigen die Vermieter ihren Bewohnern aus nichtigen Gründen und dann können wir rechtliche Auskünfte einholen. Die Betroffenen können diese Rechtsanwälte aufgrund des Rechtsanwaltsberatungsgesetzes nicht selbst in Anspruch nehmen, aber wir können unterstützen. Vor etwa fünf oder sechs Jahren haben wir auch eine 520-Euro-Stelle für die Beschwerdestelle erhalten, die uns bei der Übernahme von Verwaltungsarbeiten hilft. Auch die Tatsache, dass eine Studie zur alltäglichen Lage psychisch kranker Menschen in München durch ein Institut erstellt wird, die demnächst vorgelegt wird, wurde praktisch durch die UN-BRK erreicht.

DINAH RADTKE: Es gibt einen Fachausschuss für die UN-BRK, der den Stand zur Umsetzung der UN-BRK in den jeweiligen Ländern prüft und Deutschland hat nun die zweite Staatenprüfung mit der Umsetzung abgeschlossen. Dieser Fachausschuss gibt nicht nur die »Concluding Observations« ab, sondern auch die »General Comments«, also die allgemeinen Bemerkungen. Die erste Bemerkung, die veröffentlicht wurde, bezieht sich auf Artikel 12. Darin wird festgehalten, dass psychisch Kranke ebenfalls das Recht auf unterstützte Entscheidungsfindung haben. Es geht dabei nicht um ersetzende Entscheidungen von Betreuern, sondern um eine unterstützte Entscheidungsfindung.

GOTTFRIED WÖRISHOFER: Diese Überlegungen haben auch Einfluss auf das neue Betreuungsgesetz genommen. Dieses hat nun einen anderen Stil: Es spricht nicht mehr vom Wohl der Behinderten oder der zu betreuenden Person, sondern es orientiert sich in der neuesten Fassung des Betreuungsgesetzes an den Wünschen des zu Betreuenden.

DINAH RADTKE: Und noch eine Anmerkung: In New York waren bereits Vertreterinnen von psychisch Kranken anwesend. Sie waren recht aktiv und präsent.

FELICITAS SÖHNER: Frau Radtke, haben Sie Wünsche, die Sie äußern würden zur Verbesserung der Situation psychisch kranker Menschen in Bayern?

DINAH RADTKE: Na ja, ich würde mir eine weitere Sensibilisierung wünschen. Es wäre schön, wenn die Gesellschaft mehr über psychisch Kranke erfahren könnte, um diese besser verstehen zu können. Das würde ich mir wirklich wünschen. Immerhin gibt es heute schon sehr gute Medikamente, die es früher nicht gab. Was ist eigentlich aus den großen Einrichtungen für psychisch kranke Menschen geworden? Gibt es die noch?

MICHAEL VON CRANACH: So gut wie alle.

GOTTFRIED WÖRISHOFER: Alle sind geblieben.

DINAH RADTKE: Damals in der Anstalt in Bayreuth haben sie mich zum Beispiel zum Anstaltszahnarzt durch den Saal der alten Männer gefahren. Da waren bestimmt 40 Menschen – so etwas gibt es doch nicht mehr, oder?

MICHAEL VON CRANACH: Die Anstalten haben sich verändert, das muss man zugeben. Sie sind kleiner geworden und teilweise in Wohn- bzw. Heimeinrichtungen umgewandelt worden, vor allem die Bereiche, die früher »Chronisch-Kranke-Stationen« hießen. Diese wurden auch baulich verändert. Dort lebten viele Menschen langfristig. Das ist jetzt ausgegliedert worden, auch wenn es nicht perfekt ist. Jetzt sind Akutkrankenhäuser verblieben, aber sie sind immer noch sehr groß. Bis auf vier oder fünf sind alle geblieben von den über 100, die wir haben. Fachkrankenhäuser heißen sie jetzt, aber sie sind nicht in die Allgemeinmedizin integriert, wie das viele Länder gemacht haben. Ich sehe das sehr kritisch. Ich glaube auch, dass die Abschaffung dieser Sonderinstitutionen dazu beitragen könnte, Vorurteile und Diskriminierung zu reduzieren.

DINAH RADTKE: Ja, das denke ich auch. Wenn, dann sollte es nur ganz kleine Einheiten und Wohngemeinschaften oder ähnliches geben.

MICHAEL VON CRANACH: Integriert in das allgemeine Versorgungssystem.

DINAH RADTKE: Ja, integriert. Das Haus, in dem ich wohne, war ein Modellprojekt von Bund, Land und Stadt. Ich bin 1977 als Erste eingezogen, es war nur für Ältere und für Menschen mit Behinderungen. Der Vorteil war, dass es mitten in der Stadt lag. Aber eigentlich sollte das Ziel ein generationsübergreifendes, gemeinsames Wohnen auf Mietbasis sein. Es müsste eigentlich generationsübergreifend sein und nicht nur für Ältere und Menschen mit Behinderungen.

MICHAEL VON CRANACH: Ihr bringt ganz neue Gesichtspunkte in das Gespräch ein, wichtige Gesichtspunkte aus der Sicht der Betroffenen. In der Psychiatrie tun wir uns schwer, darauf einzugehen. Gibt es überhaupt wichtigere Perspektiven als eure? Eigentlich sollte all unser Handeln dem untergeordnet sein. Warum ist die Psychiatrie, selbst wenn sie sich als liberal gibt so immun gegenüber den anderen Perspektiven, die Ihr einbringt? Das Thema Gewalt in der Psychiatrie beschäftigt mich intensiv. Warum wird die Diskussion so verbittert geführt? Warum öffnen sich die Psychiater nicht vollständig und bitten um Hilfe? Lasst uns das lösen. Liebe Gesellschaft, helft uns, das zu lösen. Warum meint die Psychiatrie, dass viele Dinge noch so sein müssen, wie sie sind, trotz der Kritik von außen? Ihr habt wahrscheinlich mitbekommen, dass die UNO den für Folter Zuständigen damit beauftragt hat, ein Gutachten über seine Sicht der Rolle der Psychiatrie und von Gewalt und Zwang in der Psychiatrie zu erstellen. Dabei wurde behauptet, dass viele der Praktiken in der Psychiatrie die UN-Folterdefinition erfüllen. Die Psychiatrie hat dieses Gutachten als extrem feindlich angesehen.

GOTTFRIED WÖRISHOFER: Dem würde ich auch nicht zustimmen, das muss ich ehrlich sagen. Die psychiatrischen Zwangsmaßnahmen als Folter zu bezeichnen, dagegen bin ich entschieden. Da bin ich absolut dagegen. Denn dahinter steht eine ganz andere Motivation und Absicht. Wenn Gewalt in der Psychiatrie passiert, dann ist das überwiegend ein Unvermögen, aber keine böse Absicht, hoffe ich doch. Gegen diesen Vergleich muss ich mich wenden, da muss ich die Psychiatrie in Schutz nehmen. Aber wir haben ein Problem mit Zwang und Gewalt, das ist ganz klar und das aufzulösen, ist eine eigene Diskussion. Da würde ich gerne weiter diskutieren. Ich hätte da einen großen Wurf für München zum Beispiel, einen wirklich großen Wurf. Nämlich, dass alle Psychiatrien in München, sei es die Nussbaumstraße, sei es das Max-Planck-Institut, seien es die Kbo-Kliniken und was es noch gibt, gleichgestellt werden. Dass es keine Unterscheidung mehr zwischen Universitätskliniken und anderen Kliniken gibt, sodass die letzteren den Schwarzen Peter haben und alle aufnehmen müssen. Die haben eine Zwangsverpflichtung und das führt dazu, dass das Kbo-Isar-Amper-Klinikum dann die am schwersten betroffenen Patienten behandelt. Das bedeutet, dass es die Gefahr der ‚Rosinenpickerei' gibt, was ungerecht ist. Wenn man alle Kliniken in gleicher Weise mit der Aufnahmeverpflichtung versehen würde, dann würden die schwierigen oder schwer zu behandelnden Patienten sehr viel weiter verteilt werden als jetzt, wo sie in Haar draußen sind. Dort gibt es dann auch nochmal eine Konzentration, nämlich durch die Aufnahmestationen, wie ich das vorhin schon im Auto erzählt habe. Das führt dazu, dass man die hochakut kranken Menschen alle auf eine Station bringt und alle Angestellten, Ärzte und Pfleger damit hoffnungslos überfordert sind. Denn man müsste schon, wie heißt es, der liebe Gott sein, wenn man mit diesen an einem Ort konzentrierten existenziellen Problemen klarkommen wollte.

MICHAEL VON CRANACH: Ja, es sind Schritte und Maßnahmen vorstellbar, unter denen Gewalt und Zwang reduziert werden könnten. Also sofort. Wir hatten im BKH Kaufbeuren ein Programm, dessen Ziel es war, die Haltung der Ärzte gegenüber einer Fixierung zu verändern. Wie geht eine Fixierung vonstatten? Wie dokumentiert man sie? Wie berichtet man sie den Betroffenen, wenn es ihnen wieder besser geht? Wie rechtfertigt man sie? Da gibt es ganz viele Komponenten, die die Gewalt in der Psychiatrie in Deutschland sofort um ein Vielfaches verändern könnten. Aber es bleibt immer noch eine letzte Frage: Dürfen Psychiater Gewalt wählen? Was würde passieren, wenn sie dieses Recht nicht hätten? Ich wüsste keine Berufsgruppe in Deutschland außer Polizei und Militär, die sonst körperliche Gewalt anwenden darf.

GOTTFRIED WÖRISHOFER: Ja, mein Gott, das ist jetzt auch eine Rechtsfrage. Aber wenn seitens des Patienten keine Gewalt ausgeht, dann besteht für die Pflegekräfte auch keine Notwendigkeit, einzugreifen. Allerdings habe ich das persönlich auch erlebt. Trotz meiner Ankunft in der Klinik in Handschellen, begleitet von einem Polizisten, der freundlich mit mir sprach. Er sagte: »Wir werden das jetzt ordentlich klären, ohne dass etwas passiert.« Ich stimmte dem zu. Dann kam jedoch eine Gruppe von Pflegern und fixierte mich. Das war wirklich unnötig.

MICHAEL VON CRANACH: Das ist Wahnsinn.

FELICITAS SÖHNER: Das war wie ein Vertrauensbruch.

GOTTFRIED WÖRISHOFER: Das hätte einfacher ablaufen können. Man hätte das mit mir im Vorfeld besprechen können. Solche Vorfälle sind sicher oft unnötig. Dennoch möchte ich Gefahrenmomente nicht völlig ausschließen, da man nie genau weiß, in welcher Situation ein Mensch auf Station kommt. Ich würde das nicht gänzlich ausschließen wollen. Aber das ist, glaube ich, nicht das entscheidende Problem, auch wenn es für viele Betroffene traumatisch ist. Ich habe es nicht als so traumatisch empfunden, obwohl ich es mehrfach erlebt habe. Für mich liegt ein viel größeres Problem an der Psychiatrie in der Situation der Menschen draußen. Diejenigen, die in ihrer Wohnung leben und zum Beispiel in eine paranoide oder manische Psychose geraten, über Wochen hinweg, ohne ausreichende Hilfsmöglichkeiten. Dort besteht nicht nur die Gefahr, dass sie ihr eigenes Leben ruinieren – durch Randalieren in der Wohnung, Probleme mit den Nachbarn, Verlust der Arbeit usw. – sondern auch einen unaufhaltsamen Abstieg durch die Krankheit. Selbst wenn man Institutionen um Hilfe ruft, wie den Sozialpsychiatrischen Dienst oder den niedergelassenen Arzt, hört man oft nur Bedauern und die Aussage, dass man nichts tun könne.

Ich habe das im Rahmen unseres Vereins mehrfach erlebt, dass wir wirklich hilflos waren. Obwohl es eindeutig war, dass jemand in die Klinik gehen sollte, konnte er dazu nicht überredet werden, weil er sich selbst nicht als krank ansah. Ich muss sagen, dass auch die existierenden Krisendienste in Bayern für solche Fälle nicht gut aufgestellt sind. Sie kommen, führen ein freundliches Gespräch und sagen dann, es tut uns leid, es besteht keine Selbst- oder Fremdgefährdung, wir können nichts tun. Die Angehörigen bleiben mit der Situation allein und müssen abwarten, bis etwas Tragisches passiert. Dann kommt die Polizei, regelt die Dinge auf mechanische Art, bricht die Tür auf, nimmt den Betroffenen mit Gewalt mit, die Nachbarn bekommen es mit und die Stigmatisierung ist perfekt. Es gibt jedoch elegantere Möglichkeiten, die nicht genutzt werden. Für mich liegt also ein großes Problem darin, mit solchen Situationen umzugehen. Was wir in unserem Verein (MüPE e. V.) erlebt haben, ist unglaublich. Wir bekommen zum Beispiel keine Krankmeldung für einen Menschen in Not. Der steht dann später ohne Krankengeld da, verliert die Krankenkasse usw.

Also, das hat einen Rattenschwanz an negativen Folgen, einfach weil niemand handeln kann oder über seine Kompetenzen hinausgeht. An entscheidender Stelle fehlt auch der Impuls, mutig zu handeln. Das ist ein großes Problem, würde ich sagen. Die Gewalt auf Station könnte eingedämmt werden, wenn man das Modell mit den Aufnahmestationen aufgäbe, welches besonders schwere und akut kranke Menschen konzentriert und stattdessen auf jeder Station nur wenige Menschen in Akutsituationen wären, mit denen man sich dann intensiv kommunikativ beschäftigen könnte. Dann kann man in der Regel Gewalt vermeiden. Man braucht sich nur hinzusetzen und mit jemandem zu sprechen: Was ist los? Geh mal raus, was können wir tun? Geh mal eine rauchen. Dann kann ich fast jeden dazu bringen, seine Randale aufzugeben. Aber wenn natürlich fünf Menschen in solcher Extremsituation auf einer Station sind, dann machen sie sozusagen alles rund.

DINAH RADTKE: Herr Wörishofer, als Sie vorhin von Ihrer Zeit in der Klinik erzählt haben und wie man ihnen nicht zugehört hat, konnte ich das gut nachvollziehen. Viele Menschen mit Behinderungen haben ähnliche Erfahrungen damit, dass ihre Anliegen in der Klinik nicht ernst genommen werden. Gerade bei psychischen Beeinträchtigungen scheint es noch schwieriger zu sein, Verständnis zu finden. Ich persönlich erlebe das auch manchmal und ich höre von anderen Menschen mit Behinderungen ähnliche Geschichten. In der Klinik zu sein bedeutet eben, sich in einer Ausnahmesituation zu befinden. Die Ärztinnen und Ärzte denken oft, sie wissen es besser, obwohl unsere Behinderung meist nur im Kleingedruckten steht. Dabei leben wir schon lange mit dieser Behinderung und haben eine Menge Erfahrung damit. Das Problem des Nicht-Ernstnehmens ist wirklich schwierig.

FELICITAS SÖHNER: Absolut, das Zuhören, Zeit haben und das Ernstnehmen sind von entscheidender Bedeutung.

MICHAEL VON CRANACH: Und da ist auch das Sprechen, da ist die Beziehung.

THOMAS BECKER: Die Diskussion hat mich hoffnungsvoll nachdenklich gemacht. Ich glaube, der Aspekt von Kommunikation, Begegnung und Interesse ist zentral. Der Glaube an die Möglichkeit in der anderen Person. Was kannst Du tun? Was können wir tun? Was können wir zusammen machen? Ärztliche und pflegerische Gewalt gegen Kranke wird auch durch Chirurgen und Internisten ausgeübt. Es gibt Notsituationen in körperlichen und psychischen Krankheitskrisen. Ich glaube nicht, dass die Probleme allein auf die Psychiaterinnen, Psychiater und Psychiatriepflegenden beschränkt sind. Das Gespräch hat mich insgesamt nachdenklich gemacht. Ich habe den Eindruck, dass ich die Antworten nicht weiß. Mein Eindruck ist, dass die Gesellschaft sich rapide wegbewegt von dem, was wir uns wünschen. Also, ich habe nicht den Eindruck, dass die Kommunikation, das Interesse am Gegenüber und die Möglichkeiten, die in der Begegnung liegen, im Zentrum des Interesses liegen. Was machst Du in der Krise und was können wir zusammen machen?

Mein Eindruck ist, dass das im Moment kaum greift, sondern dass Identität, Kontrolle, Abgrenzung und das eigene Projekt im Zentrum stehen. Also, dass Identität mehr als Kommunikation die soziale Atmosphäre bestimmt. Und obwohl wir diese großen Errungenschaften haben, wie etwa die UN-BRK, die auch nachhaltig im Sozialen wirken, weiß ich nicht, ob es so gut steht für das, worüber wir heute sprechen. Gleichzeitig merke ich aber, obwohl ich Jahrzehnte in der Psychiatrie gearbeitet habe, dass ich mich nicht besonders schlau fühle in diesem Gespräch. Ein wenig ratlos, aber auch hoffnungsvoll. Insofern ist es natürlich besonders schön, dass wir das Gespräch haben. Ich neige dazu, zu denken, dass der Punkt, wie wir Menschen in der Gesellschaft zusammenleben, was dieses Zusammenleben ist, sehr wichtig auch für die Psychiatrie ist. Als ich 18 war, da war mehr Hoffnung in der Begegnung. Aber ich bin jetzt natürlich auch 50 Jahre älter, ich bin jetzt 67. Und insofern überlagert sich das Persönliche, das Älterwerden mit dem Zeitenwandel.

Es gibt Soziologen, die behaupten, dass die Dekade, in der ich erwachsen wurde, von einem Zeitalter der Kommunikation geprägt war. Das galt sowohl für Konservative, wie Christdemokraten oder Post-Adenauer Menschen, wie auch für Willy Brandt-Anhänger. Es war also keine parteiische Angelegenheit, sondern die Gesellschaft war geprägt von Kommunikation. Heute hingegen scheint die Gesellschaft eher von Identität geprägt zu sein. Ein stärkerer Fokus auf Identität hat sicherlich auch Vorteile und ist fortschrittlich, jedoch können Identitäten auch gegeneinander ausgespielt werden, wodurch das Miteinander, die Solidarität und die Gemeinschaft in den Hintergrund treten. Ich persönlich räume dem Kampf gegen soziale Ungleichheit die absolute Top-Position ein, da meiner Ansicht nach dieser Kampf die Kommunikation stärken wird. Ich bezweifle, dass die Psychiatrie allein die Kraft hat, die Themen, über die wir heute sprechen und die in der Psychiatrie diskutiert werden, zu ›lösen‹, zu ›regeln‹ oder zu ›richten‹. Das geht über die Kapazität der Psychiatrie hinaus. Das Gespräch hat mich sehr angeregt. Ich habe diese Ratlosigkeit gespürt, aber das ist normal bei einem ernsthaften Austausch. Es müssen nicht immer sofort die Lösungen parat liegen. Es hat mich sehr gefreut und ich glaube, dass wir vor großen Chancen stehen. Die UN-BRK ist jedenfalls etwas Großes, das uns dabei hilft, diese Debatten zu führen. Das ist sehr wertvoll. Eine große, humane, soziale und rechtliche Leistung der Menschheit.

Psychiatrie in Schwaben: Gestaltung im Dialog aus der Perspektive des Vorstands

Michael von Cranach, Thomas Düll, Thomas Becker, Felicitas Söhner

FELICITAS SÖHNER: Heute stehen die Themen »Psychiatrie gestalten in Schwaben« und »Gestaltung im Dialog aus der Perspektive des Vorstands« im Vordergrund. Wir gehen auf verschiedene Phasen des Berufslebens ein und sprechen mit verschiedenen Betroffenen und Begleitern. Heute sprechen wir mit einem ehemaligen Vorgesetzten von Michael von Cranach, Thomas Düll, ehemals Direktor der Bezirkskrankenhäuser in Schwaben und Vorstandsvorsitzender der Bezirkskliniken Schwaben, eines öffentlichen Kommunalunternehmens. Zum Einstieg wollten wir sie, Herr Düll, fragen, wie Sie sich an die erste Begegnung und die Zusammenarbeit mit Michael von Cranach erinnern?

THOMAS DÜLL: Um das, was ich an Erinnerungen habe und wie es einzustufen ist, später besser verständlich zu machen, denke ich, dass ich ein wenig ausholen muss. Unsere erste Begegnung fand statt, als ich die Position des Leiters der Sozialhilfe für den überörtlichen Bereich beim Bezirk Schwaben innehatte – also in einer völlig anderen Funktion. Damals war die Einführung der zweiten Stufe der Pflegeversicherung in Schwaben, insbesondere im Zusammenhang mit der darauffolgenden Enthospitalisierung, ein aktuelles Anliegen. Hierbei ging es um die stationäre Versorgung von Pflegebedürftigen und die Überführung der Langzeitbewohner in diese sozialrechtliche Position, um es formell auszudrücken. Ob der Begriff »Pflege« damals korrekt war oder nicht, darüber haben wir später diskutiert und ihn schließlich geändert. Aber zu dieser Zeit war das der gängige Ausdruck.

So haben wir uns erstmals dienstlich getroffen. Kurz darauf wurde ich 1997 überraschend Leiter der Bezirkskliniken, allerdings nicht als Vorstand, diese Position habe ich erst später eingenommen. Zu dem Zeitpunkt als wir die Umwandlung des Unternehmens in eine Anstalt des öffentlichen Rechts vorgenommen haben waren Sie, Michael von Cranach, bereits im Ruhestand.

Damals waren wir noch Eigenbetriebe, eine halbselbstständige Rechtsform, vergleichbar mit Begriffen aus der Energiewirtschaft. Diese Form wurde auch auf Kliniken angewendet und ich trug den Titel »Direktor der Bezirkskrankenhäuser«, wobei die Bezeichnung im Plural stand, da es nicht nur um Kaufbeuren ging. Wir hatten drei Eigenbetriebe in Schwaben, für Augsburg, Günzburg und das Allgäu, die jedoch mit mir alle denselben Werkleiter hatten. Mein Vorgänger, Ewald Schmid, ein ehrenwerter Mann, ging in den Ruhestand, als ich kam. Er hatte die Position von Günzburg aus geführt, wo sein Dienstsitz war. Er war gelegentlich vor Ort präsent, aber nicht in dem Maße wie ich später. Natürlich ist es anders, wenn man diesen Job mit Anfang 60 übernimmt. Ich war 34 Jahre alt, also extrem jung und hatte zuvor nie in einer Klinik gearbeitet. Meine vorherigen Tätigkeiten waren stets im Blickfeld des damaligen Bezirkstagspräsidenten gewesen. Er hatte mich quasi beobachtet und gesagt, dass ich das auch könne, also habe ich es ausprobiert.

Für alle Beteiligten in den Kliniken stellte sich die Situation als herausfordernd dar; natürlich war ich ein unbeschriebenes Blatt. Niemand kannte mich, alle wussten nur, dass ich keinerlei Erfahrung im klinischen Bereich hatte. Von meinem ersten Tag an wurde ich von allen auf die Probe gestellt. Erschwerend kam hinzu, dass die meisten der Führungspersonen in den Kliniken, denen ich direkt vorgesetzt war, durchaus in einem Alter waren, in dem Sie auch mein Vater (es waren ausnahmslos Männer) hätten sein können. Es war also eine faszinierende Ausgangslage für alle Beteiligten.

Dazu kam, dass eine unausgesprochene, aber lebhafte Rivalität zwischen Günzburg und Kaufbeuren um den richtigen Weg herrschte. Jeder glaubte fest an seine Position und genoss, sich in dieser jeweiligen Haltung zu sonnen. Ich verbrachte Montage in Günzburg und Dienstage in Kaufbeuren, stieß auf höchst unterschiedliche Welten, die keinerlei Verständnis für die andere Seite aufbrachten. Ich war neu und musste mir ein Bild machen. Damals spiegelte sich in Bayerisch-Schwaben wohl auch stellvertretend für die bundesweite Psychiatrieszene die Rivalität zwischen großen Fachkrankenhäusern und Abteilungspsychiatrien wider, so würde ich es ausdrücken. Ich erinnere mich, dass zum Beispiel Manfred Bauer aus Offenbach einer der vehementesten Vertreter der neuen sozial- und gemeindepsychiatrischen Richtung war und das weckte mein Interesse. Es war wohl ungewöhnlich, dass derjenige mit der kaufmännischen Verantwortung so stark an der fachlich-inhaltlichen Seite interessiert war. Ich konnte mir einfach nicht vorstellen, eine Arbeit zu leisten, von der ich inhaltlich nichts verstand. So erlebte ich diese verschiedenen Welten. Dazwischen befand sich Augsburg, wo Max Schmauß geschickt als Ärztlicher Direktor agierte. Er ließ die einen toben, die anderen ebenso und schlängelte sich dann geschickt durch die Mitte, in seinem anfänglich kleinen Haus, das stetig wuchs. Er schaffte es, das Beste aus den beiden Welten zu integrieren. Sicherlich hatte er es einfacher, weil er sich direkt auf dem Nachbargrundstück des großen Allgemeinkrankenhauses (Zentralklinikum Augsburg) befand und dort umfangreich kooperierte. Dies hätte auch in Günzburg möglich sein können. Trotzdem gab es dort einen anderen Verlauf. Das war wirklich anspruchsvoll. In den historisch gewachsenen Verwaltungen in Kaufbeuren und Günzburg gab es viele verkrustete Strukturen, in Kaufbeuren aber besonders viele. Hier hing über allem in der Verwaltung das Wort »Tradition«, im Sinne von »Wir sind schon über 100 Jahre hier und sicher noch länger«. Wenn man etwas ändern wollte, glich das beinahe einem Sakrileg – es war äußerst schwierig.

In Kaufbeuren drängten die einen auf schnellere Veränderungen, während die anderen jede Art von Wandel misstrauisch betrachteten. Von ärztlicher Seite – Michael von Cranach – kamen Aussagen wie: »Wenn ich in den Ruhestand gehe, dann mache ich hier das Licht aus und sperre ab« oder »Eine Psychiatrie, die schwarze Zahlen schreibt, ist unmoralisch. Da wird den Kranken Geld vorenthalten, das für die Versorgung notwendig ist.« Ich weiß nicht, wie ernst diese Äußerungen gemeint waren, aber in der Verwaltung bei Manfred Bradel, Reinhold Menhofer oder Erich Resch, wurden sie mir gegenüber beinahe angstvoll ständig wiederholt. Es bestand ein Konglomerat aus vielen teils widersprüchlichen Haltungen und Auffassungen.

Meine Strategie, um mich in diesem Gemisch zurechtzufinden, war die Kommunikation. Ich wollte selbst herausfinden, welcher Weg der beste war. Ein Vorteil war, dass ich nicht vorgeprägt war und weder dem einen noch dem anderen Lager zugeordnet wurde. Das, glaube ich, hat die Situation etwas entspannt. Denn wäre ich von vornherein auf der pro-sozialpsychiatrischen Seite gestanden, wäre das für Günzburg problematisch gewesen und umgekehrt genauso. Ich denke, ich wurde als unparteiisch wahrgenommen – zumindest anfangs.

Ich beschloss, jeden in seiner Haltung zu unterstützen. Bei der Regionalisierung im Allgäu haben wir kurz darauf die Tagesklinik in Lindau eröffnet – noch im Vorfeld meiner Berufung initiiert, habe ich dieses Angebot ohne vollstationäre Strukturen unterstützt. Auf der anderen Seite habe ich die Günzburger auch ihre Ideen umsetzen lassen.

Es gibt noch ein paar andere Dinge, die ich ansprechen möchte und ich weiß nicht, ob sie im Buchprojekt bereits behandelt wurden. Eine heikle Angelegenheit war die sogenannte Besuchskommission der Bundesdirektorenkonferenz. Das waren Vertreter von verschiedenen Kliniken, darunter Bremen, Gütersloh, Bielefeld und natürlich auch Kaufbeuren. Alles Protagonisten der Sozialpsychiatrie, die sich gegenseitig besuchten und überprüften – eine Art Prüfbesuch. Schlimmer als der Medizinische Dienst heute, würde ich sagen. Dabei wurde genau geprüft, ob sozial- und gemeindepsychiatrisch alles konsequent umgesetzt wurde, ob auf jeder Station dasselbe passierte, wie es ambulant lief und welche Projekte sich entwickelten. Auch die Mitarbeiter wurden unter die Lupe genommen – waren sie einvernehmlich und engagiert? Wie sah es mit den Geschäftsleitungen aus? Es war üblich, im Anschluss eine Abschlussbesprechung abzuhalten. Das fühlte sich für mich anfangs wie ein Tribunal an. Sie alle saßen da, Michael von Cranach reihte sich ein und ich saß allein vorne. Dann ging es los – was fällt Ihnen ein? Personal vielleicht knapphalten, Überschüsse anstreben oder was auch immer. Die Details erinnere ich nicht mehr, aber es war eine eigenartige Erfahrung und ich war zunächst völlig unvorbereitet. Beim ersten Mal hieß es einfach: Es gibt einen Termin, haben Sie Lust, heute Abend zu kommen? Und dann wurde es wirklich tribunalmäßig.

Ich war wirklich fast geschockt, als ich diese Runde betrat und auf die konfrontative Grundstimmung stieß, so habe ich es jedenfalls empfunden. Nils Pörksen und Klaus Dörner waren (mir noch erinnerlich) dabei und mit Dörner hatte ich danach noch mehrfach Kontakt. Einmal hatten wir sogar die Gelegenheit, uns unter vier Augen zu unterhalten, als Bezirkstagspräsident Georg Simnacher sich verspätete. Dörner machte mir klar, dass man ordentlich auf die Pauke hauen müsse, um überhaupt etwas zu bewirken. Man müsse also weit überziehen, auch mit den Forderungen, damit wenigstens ein bisschen Fortschritt erzielt werde. Das war für mich neu, da ich stets davon ausging, dass, wenn jemand etwas Überzeugendes richtig fordert und er dies auch wirklich will, das auch bald umgesetzt werden kann. Dörner erklärte mir, dass dies in der Sozialpsychiatrie genauso wie in der Politik abläuft – man solle ruhig 200 Prozent fordern, um wenigstens 80 Prozent zu erreichen. Das war ein interessantes Gespräch, obwohl er eigentlich wegen eines anderen Themas kam – dem Elisabethenstift in Lauingen. Das war eine ganz andere Region in Schwaben, ein ganz anderes Thema, aber wir sprachen darüber und das war für mich sehr aufschlussreich.

Ein weiteres Thema war die Enthospitalisierung. Wie bereits erwähnt, saß ich zu Beginn als Sozialhilfeleiter auf der anderen Seite des Tisches. Im weiteren Verlauf hatte ich plötzlich über Nacht auch die Verantwortung für die Heime. Im Allgäu herrschte die Grundstimmung, dass man das als bezirkliche Einrichtung nicht selbst in die Hand nehmen durfte. Das ginge gar nicht. Obwohl das Heim räumlich getrennt von der Klinik war, zum Beispiel in der alten Direktorenvilla, was ich symbolisch sehr passend fand. Es hieß jedoch, wir dürfen das nicht selbst betreiben. Das müssten Caritas, Diakonie, AWO oder wer auch immer übernehmen. Das fand ich damals sehr ideologisch und fachlich nicht wirklich stichhaltig begründet. Wir zeigten jedoch, dass es anders möglich war und zum Glück hat sich das inzwischen durchgesetzt. Denn die Wohlfahrtsverbände schließen jetzt eine Gerontofachabteilung nach der anderen. Sie schließen fast alles, was an geschützten Bereichen existiert, weil sie mit weniger pflegeaufwändigen Heimbewohnern leichter Geld verdienen können. Wir hingegen behalten alles und versorgen, meiner Meinung nach, qualitativ anständig. Damals war es jedoch anders – das zeigte mir, welche Dynamiken entstehen können.

Ein weiteres herausforderndes Thema waren die Budgetverhandlungen mit den Krankenkassen. Wenn ich das heute erzähle, lachen alle. Man stelle sich vor, wir waren in der Ärzte-Bibliothek, Werner Ebert, Reinhold Menhofer und Erich Resch, die Verwaltungsleiter waren auf unserer Seite, dazu ein halbes Dutzend oder mehr Ärzte von uns und vier Vertreter der Krankenkassen. Eine große Runde also. Ich fragte, was machen die alle hier? Die Verwaltung antwortete, sie kontrollieren, ob wir vernünftig verhandeln, sie wollen sicherstellen, dass wir nichts verschenken oder Positionen leichtfertig aufgeben. Ich konnte es kaum glauben. Die Verhandlungsunterlagen musstest Du schon damals lesen und verstehen können. Das war nicht einfach, heute ist es noch um ein Vielfaches schwieriger. In unserem Unternehmen können es im Moment nur drei oder vier Leute, einer davon bin ich. Die Ärzte haben fast nichts gesagt, sie saßen nur da, begrüßten und sprachen fachlich, insbesondere wenn es neue Entwicklungen gab.

Meistens waren alle Ärztlichen Direktoren und bestimmte Oberärzte dabei, zumindest zu Beginn, bis es dann in die Details ging. Es war eine eigenartige Konstellation, systemisch herausfordernd, teilweise sogar belustigend. Im Laufe der Zeit, als man merkte, dass ich meine Aufgaben nicht so schlecht erledigte, entspannte sich die Atmosphäre wieder. Aber es waren viele Jahre, in denen wir zu mehreren an einem Tisch saßen. Die Vertreter aus Kempten und Memmingen waren dabei, da wir im Allgäu ein einheitliches Budget hatten. Es waren etwa 20 Personen, glaube ich, die an diesen Verhandlungen teilnahmen. In den anderen Kliniken war das nicht so, nur im Allgäu. Natürlich ging es um viel, weil Betten verlagert und gestrichen wurden und die Verweildauer reduziert wurde. Dadurch stand von Jahr zu Jahr mehr auf dem Spiel, während es in Günzburg kontinuierlicher verlief. Das war einfacher. Bei Direktor Schüttler musste man eher zur Teilnahme an solchen Verhandlungen drängen und ihn extra einberufen, um sicherzustellen, dass er keine Auswärtstermine vereinbarte. Das war ganz anders.

In Kaufbeuren gab es noch eine zusätzliche Herausforderung, nämlich dass die Zahlen der Verwaltung ärztlicherseits nie anerkannt wurden. Sie wurden immer in Frage gestellt. Der Ärztliche Direktor brachte dann Blätter mit Bleistiftmarkierungen, wobei das Problem oft darin bestand, dass die Zahlen tatsächlich oft nicht valide waren. Das konnte man relativ leicht nachweisen. Dies spielte natürlich später hinter verschlossenen Türen zwischen mir und der Verwaltung eine Rolle. Ich sagte ihnen: Macht es halt richtig. Zahlen, die ein Mediziner ohne groß hinzusehen als falsch oder nicht valide erkennen kann, dürfen nicht mehr auf den Tisch. Das geht nicht. Aber selbst wenn die Zahlen gestimmt haben, wurden sie grundsätzlich immer zuerst in Frage gestellt und das war natürlich schwierig. Man muss sich vorstellen, dass ich stundenlang in der Verwaltung war, aber noch länger in der Ärztlichen Direktion, weil tausend andere Themen zu besprechen waren. Die Ärzte versuchten natürlich, mich zu beeinflussen. Es ist ein Wunder, dass ich mich nicht auf eine Seite gestellt habe, aber das wollte ich nicht. Ich habe schnell gemerkt, dass es nirgendwo so ganz passt. Also versuchte ich irgendwie, eine ebenso vermittelnde wie bestimmende Rolle einzunehmen. Es war jedoch wirklich ein Problem, dass die Zahlen immer in Frage gestellt wurden und dies oft auch zu Recht. Das hat das Arbeiten nicht einfach gemacht. Wir haben lange zusammengesessen. Wir haben in der Krankenhausleitung lange diskutiert, gerungen und oft auch zu zweit gesessen, wenn es um Fachliches ging. Das war mir wichtig, denn ich wollte nicht im Wege stehen. Ich hielt es für wichtig. Dieser Schritt hat sich als der richtige erwiesen, glaube ich. Vielleicht kam es nicht so stringent, wie es ursprünglich geplant war, dass es mit der Psychiatrie im BKH Kaufbeuren als Fachkrankenhaus-Standort endet. Aber als Hauptrichtung und Umsetzung der Enquete war das in Kaufbeuren der richtige Weg. Sonst wärst Du, Thomas, ja auch nicht in Günzburg Nachfolger von Reinhold Schüttler geworden, wenn wir das anders gewollt hätten. Und ich glaube, das musste in mir gar nicht so lange reifen. Aber ich musste mir einen Weg suchen, wie das umsetzbar war und dabei alle mitnahm – fachlich, medizinisch, politisch, wirtschaftlich und im Verhältnis zu den anderen Kliniken.

Es gab eine Geschichte, die einen echten Wendepunkt markierte, im gegenseitigen Verhältnis und in der Erkenntnis. Ich hatte die AOK für einen Verweildauervergleich gewonnen, über zweieinhalb Jahre, also einen langen Vergleich. Verglichen werden sollten die Diagnosen, aufgeschlüsselt nach F0, F1, F2, F3 und pro Standort für Augsburg, Kaufbeuren und Günzburg. Wir haben Wiederaufnahmen zusammengefasst, um die Verweildauer über zweieinhalb Jahre für Patienten zu betrachten, die längere oder wiederholte Aufenthalte hatten. Wir wollten einfach wissen, wie das Verhältnis über zweieinhalb Jahre pro Patient und pro Diagnose aussieht. Das Ergebnis war eindeutig, aber überraschend. Die Verweildauern zwischen den Kliniken waren nicht unterschiedlich. Es gab keine kürzeren Aufenthalte in Kaufbeuren oder längere in Günzburg, was alle vermutet hätten. Selbst die Betroffenen hatten das angenommen. Es waren mehrere tausend Patienten, also eine aussagekräftige Zahl. Der Unterschied war, dass in Günzburg viel weniger Aufenthalte pro Patient anfielen, in Kaufbeuren hingegen viel mehr. Die Gefahr der Sozialpsychiatrie, dass diese ein bisschen zur »Drehtürpsychiatrie« werden könnte, wurde deutlich. Wir kennen das ja, Wiederaufnahmequoten und so weiter. Das hat geholfen, die Dinge zwischen beiden Seiten zu entspannen. Günzburg hat ja tatsächlich mit Überheblichkeit auf Kaufbeuren geschaut. Sie hielten es für minderwertig, dass sich Fachärzte in Kaufbeuren sozialpsychiatrisch engagieren dürfen. Unerhört. Diese Abwertung kam immerhin vom Lehrstuhlinhaber der Uni Ulm, der ein bedeutendes Lehrbuch geschrieben hatte. Sie hielten nichts von dem, was in Kaufbeuren passierte. Umgekehrt war es natürlich genauso. Ich erinnere mich daran, dass ein Kaufbeurer Oberarzt von mir eine ausdrückliche

Einfahrtserlaubnis bekommen wollte, als er in Günzburg einen Vortrag über die Behandlung von illegale Substanzen konsumierende Patienten halten sollte. Er dachte, dass er dort nicht einfach so reindarf und ließ sich deshalb ein ausdrückliches Permit von mir geben. (allgemeines Lachen)

Die Spannungen zwischen den Standorten haben sich nach dieser Untersuchung etwas gelegt. So wurde es eben möglich, dass Kaufbeurer Kollegen in Günzburg Vorträge halten konnte, was zuvor undenkbar war. Es war mir ein Anliegen zu zeigen, dass wir zusammenarbeiten müssen, dass wir ein Team sind. Die Behandlungsstandards dürfen nicht, lediglich auf Basis des Wohnorts, voneinander abweichen. Das ist sinnlos. Die Akteure haben das dann auch eingesehen. In Günzburg habe ich damals den Neurologen Bernhard Widder zum Leitenden Ärztlichen Direktor gemacht, was ein starkes Signal war. Das hat eingeschlagen wie eine Bombe. Ich habe Knut Klever in Kaufbeuren zum ersten eigenständigen Chefarzt für die Forensik gemacht. Damit war er aus der Psychiatrie heraus. Für mich war das einfach nur ein logischer Schritt.

Das erste psychiatrische Projekt zur sogenannten »Integrierten Versorgung« in Bayern haben wir Anfang der 2000er Jahre in Kaufbeuren durchgeführt. Ich glaube, das war das zweite psychiatrische Projekt in ganz Deutschland. Ich kann mich gut daran erinnern, wie wir bei der AOK waren und eine ewig lange Sitzung hatten, in brütender Hitze, bis wir den Vertrag durchhatten. Ein Werk mit gefühlt tausend Anlagen. Ich musste eigentlich für so etwas gar nicht überzeugt werden, aber alle meinten, sie müssten mich überzeugen und haben bei den Forderungen etwas überzogen. Mein Credo war immer, alles schön und gut, aber wir müssen die Beschäftigten auch mitnehmen. Und zwar alle, nicht nur die, die zum eigentlichen Zirkel gehörten. Dass Leute wie zum Beispiel Wilhelm Weinbrenner nicht überzeugt werden mussten, war mir klar, die waren ja schon auf Kurs. Übrigens, Schüttler hatte eine genau solche Truppe um sich. Aber es ging darum, alle zu überzeugen, bis hin zum Hausmeister. Ich wollte selbst diesen überzeugen, dass das, was wir da machen, dass ein Verkleinern richtig ist. Trotzdem kann er seinen Job behalten. Das war mir ein Anliegen. Da hat man immer gemeint, ich leiste Widerstand, wenn ich sowas will. Das kam nicht so gut an. Aber im Grunde war das immer meine Überzeugung, ich musste ja für das Ganze stehen, ich war verantwortlich fürs Ganze. Und das war schon spannend damals.

Das 150-Jahr-Jubiläum der Psychiatrie in Schwaben im Jahr 1999 war ein Schlüsselmoment, der die Standorte erstmals geschlossen auftreten ließ. Dies ermöglichte eine gemeinsame Präsentation in der Augsburger Zeitung und anderen Foren, wo sie ihre Perspektiven auf Vergangenheit, einschließlich der NS-Zeit, sowie auf Gegenwart und Zukunft darstellen konnten. Durch eine Artikel-Serie unter dem Logo »150 Jahre Psychiatrie in Schwaben« wurde monatlich im überregionalen Teil über verschiedene Themen berichtet. Dies trug dazu bei, dass alle drei Standorte gemeinsam wahrgenommen wurden.

In dieser Zeit habe ich auch Max Schmauß gefördert, der anfangs als ›der Kleine‹ in Augsburg betrachtet wurde. Ich habe ihn von Anfang an auf Augenhöhe mit den anderen gesehen und es war mir klar, dass Augsburg mit der Zeit größer werden würde. Solche Wendepunkte haben dazu beigetragen, das gegenseitige Verständnis zu fördern, da klar war, dass es so nicht weitergehen konnte. Mein Ziel war es, beiden Seiten gerecht zu werden, auch wenn dies eine echte Herausforderung war.

Es wird in Zukunft wahrscheinlich wieder Diskussionen über den richtigen Weg der Behandlung geben, besonders wenn es an personellen Ressourcen mangelt. Diese Frage wird zwangsläufig wieder aufkommen und es wird wichtig sein, die verschiedenen Perspektiven zu berücksichtigen.

FELICITAS SÖHNER: Herr Düll, vielen herzlichen Dank für Ihre Einblicke und die Schilderung der frühen Phase sowie der verschiedenen Etappen ihrer Zusammenarbeit. Michael, wenn wir Dir nun quasi dieselbe Frage stellen: Wie erinnerst Du Dich an die Zusammenarbeit mit Herrn Düll als Werkleiter und Vorstandsvorsitzender?

MICHAEL VON CRANACH: Wenn ich ein wenig weiter zurückschweife, wird deutlich, wie es damals war. Als ich 1980 begann, war Kaufbeuren ein Regiebetrieb des Bezirks, so hieß es damals, glaube ich. Mein Vertrag lautete nicht auf Ärztlicher Direktor, sondern auf Leitender Direktor. Ich war für das gesamte Haus verantwortlich und musste dem Bezirkstag Rechenschaft ablegen. Dies geschah im Krankenausschuss, der alle 6 bis 8 Wochen in Augsburg tagte. Dort musste ich die ökonomische Seite vertreten, mich aber auch zu den psychiatrischen Aspekten äußern. Veränderungen im Krankenhaus wurden diskutiert. Diese Treffen waren äußerst produktiv, erstaunlich produktiv sogar. Man konnte dort psychiatrische Vorstellungen entwickeln und diskutieren, ohne im Hintergrund Dinge zu regeln. Der Bezirkstag war damals außergewöhnlich aufgeschlossen, da die Bezirksräte erkannten, dass dringend Handlungsbedarf bestand. Die Situation war in beiden Anstalten, in Günzburg und Kaufbeuren, katastrophal. In Günzburg hatte bereits Direktor Lungershausen begonnen, wenn auch nur für kurze Zeit, Veränderungen herbeizuführen und der Bezirkstag war äußerst aufgeschlossen. Wir waren völlig autonom. Am Ende des Jahres zeigten wir der Verwaltung die Bilanz und obwohl es immer ein paar hunderttausend Euro Defizit gab – in Wirklichkeit war es viel mehr – akzeptierte der Bezirk dies problemlos. Es war nie wirklich ein Problem, denn jeder fühlte sich verantwortlich und war bereit, dazu beizutragen. Alle hatten den Wunsch, etwas zu verändern. Es gab damals Verhandlungen mit den Krankenkassen, die vom Bezirkstagspräsidenten geführt wurden. Die Atmosphäre war äußerst freundlich, man handelte ohne genaue Zahlen oder nur mit Pseudozahlen. Die Krankenkassen erkannten die Notwendigkeit von Veränderungen an und diskutierten darüber. Einmal einigte man sich sogar auf einen Tagessatz und der Vertreter der Krankenkassen sagte: »Weil Sie heute Geburtstag haben, Herr Präsident, legen wir noch eine Mark drauf.«

Das Ministerium besuchte uns kurz nach meiner Ankunft in Kaufbeuren. Im Ministerium hatten wir immer Befürworter und auch Michael Kreuzer vom Verband der bayerischen Bezirke kam bald dazu und besuchte uns oft. Wir hatten eine enorme Selbständigkeit. Der Bezirkstagspräsident unterstützte uns vollständig in der Dezentralisierung. Augsburg war bereits geplant, Kempten war das erste weitere Haus im Jahr 1985, glaube ich, gefolgt von Augsburg 1989 und Memmingen 1995. Plötzlich erreichte uns überall in Deutschland eine Welle der Ökonomisierung im Gesundheitswesen. Die Problematik von Defiziten und die Auseinandersetzungen zwischen Krankenhausträger und Krankenkassen verschärften sich dramatisch. Die Krankenkassen wollten plötzlich sparen und hegten ein Misstrauen gegenüber der Psychiatrie. Insbesondere, so empfand ich es, Herr Düll. Sie zweifelten massiv daran, ob so viel Geld tatsächlich benötigt wurde und ob es effektiv genutzt wurde. Der Bezirk war ebenfalls von der Idee ergriffen, keine weiteren Defizite zu akzeptieren. Das waren alles organisatorische Probleme, die zu den Defiziten führten. So entstand die Idee, Eigenbetriebe zu schaffen und damit kam Herr Düll ins Spiel. Vielleicht muss ich eine Anekdote erzählen: Ich hatte einen Vertrag als Leitender Direktor und ich erkundigte mich rechtlich bei der Bayerischen Ärzteversorgung, wie das so sei. Konnte der Bezirk politische Entscheidungen treffen, obwohl ich einen solchen Vertrag hatte? Sie erklärten mir, dass politische Veränderungen hinzunehmen seien, die Trägerseite mir jedoch einen neuen Vertrag geben müsse. Wenn ich nach angemessener Zeit, was auch immer das juristisch bedeutete, keinen neuen Vertrag erhielt, würde mein alter Vertrag weiterhin gelten. Also dachte ich mir, gut, schauen wir mal, wie es ist. Und wenn es schwierig wird, hole ich einfach meinen Vertrag hervor und sage: »Herr Düll, Sie haben hier Hausverbot.«

THOMAS DÜLL: (lacht) Ja, das hat sicherlich eine Rolle gespielt, ich erinnere mich auch.

MICHAEL VON CRANACH: Zuerst habe ich mich gefragt, wieso ändern die meinen Vertrag nicht? Zuerst habe ich gemeint, weil ihnen das zu schwierig ist oder weil sie nicht wissen, wie sie es machen wollen, später habe ich das eigentlich auch als Vertrauenszeichen gesehen und ich glaube, das war es auch. Sie haben darauf vertraut, dass wir irgendwie zusammenkommen. Am Anfang waren Sie, das weiß ich noch genau, sehr verunsichert. Sie sprachen natürlich in ökonomischen Begriffen, zum Beispiel sprachen sie das Wort Klienten-Akquisition aus und sagten zu uns: Sie werden doch die Leute am Wochenende nicht immer beurlauben. Eine Woche längerer Aufenthalt tut doch niemand weh, aber unsere Finanzen sind dann gerettet – und solche Sachen. Da haben wir uns extrem gewehrt. Natürlich, glaube ich zumindest, mit einem Verständnis für den Druck, unter dem sie standen. Der nächste Konflikt, den sie hier angesprochen haben, war, dass die Verwaltung sich ebenfalls sehr zusammengeschlossen hat und dass man es in der Verwaltung wirklich als einen Einbruch empfand, dass sie plötzlich von außen kamen. Die Verwaltung war auch, wie Sie sagen, sehr traditionell. Die Leute dort hatten so ihre Methode der Buchführung – und sie kamen jetzt mit wirklich modernen Anforderungen, das war wirklich schwierig. In diesen Diskussionen mit Ihnen habe ich auch teilweise gezittert. Mein Gott, das ist auch manchmal schwierig. Aber die Verwaltung hat der Klinik auch immer noch einen Rest an Selbstständigkeit bewahrt. Das hatte seine Vorteile und ich glaube, Herr Düll, allmählich sind wir uns nähergekommen. Was ich Ihnen die ganze Zeit hoch angerechnet habe, ist, dass Sie die Kliniken nicht gegeneinander ausgespielt haben. Das war, glaube ich, ein zentraler Punkt und das hätte sehr leicht passieren können. Das war meine große

Angst und dann entstünde da mit Ihnen, aber auch mit den Kollegen ein Konflikt. Das war wirklich gut. Wir hatten auch das Gefühl, dass Sie unseren Weg nicht nur tolerierten, sondern dass Sie diesen auch verstanden. Aber das hat schon zwei, drei Jahre gedauert, bis das kam. Was dann in Bayern entschieden wurde und Sie als erster durchgeführt haben, war, dass die Forensik getrennt wurde. Damals fand ich das den richtigen Schritt, denn meiner Meinung nach erforderte die Forensik so viel Verantwortung, dass ich überfordert war, beides zu machen. Mittlerweile, also im Nachhinein, würde ich meinen, dass das bundesweit ein Fehler war, weil das dazu führte, wie bei allen Institutionen, die neu geschaffen werden, dass diese sich unglaublich erweitern. Wir haben, so finde ich, eine unglaublich erweiterte Forensik im Vergleich zu anderen Ländern. Ich denke, in Europa haben wir jetzt die meisten forensischen Patienten, das hat sich, glaube ich, etwas verselbständigt und vergrößert. Wenn die Forensik in der Psychiatrie geblieben wäre, hätte dieses System vielleicht nicht diese Bedeutung bekommen. Es wäre vielleicht schwieriger gewesen, aber hätte nicht die jetzige Bedeutung bekommen. Ich fand, dass sie, Herr Düll, sich mit der Zeit wirklich engagierten. Sie haben die Tagesklinik in Lindau unterstützt und Sie haben die Blaue Blume als Projekt der Integrierten Versorgung unterstützt. Das Gute war auch, glaube ich, dass wir in der Direktion in Kaufbeuren ein gutes Zusammenarbeiten hatten und Sie auch zu den Einzelnen eine sehr gute Beziehung hatten. Ganz wichtig, glaube ich, war auch der Pflegedirektor Bertram Sellner. Er war ein Mitträger unserer ganzen Projekte.

THOMAS DÜLL: Ganz wichtig.

MICHAEL VON CRANACH: Er hat oft zwischen Ihnen und mir vermittelt und wir haben uns häufig unterhalten, was mir half, manches besser zu verstehen. Das war durchaus positiv. Die Pflegedienstleitung spielte eine zentrale Rolle in der gesamten Entwicklung. Die von Ihnen erwähnte Besuchskommission war eine Abordnung der Bundesdirektorenkonferenz und quasi der inoffizielle sozialpsychiatrische Flügel dieser Konferenz. Es waren nicht nur die »Militanten« unter den Sozialpsychiatern vertreten, sondern auch Felix Böcker aus Bayreuth, der Kollege aus Lengerich, Andreas Crome und andere Psychiater, die nicht direkt dem Kreis der Sozialpsychiater angehörten.

Herr Düll, Sie haben das absolut richtig erkannt. Wir wollten eine schonungslose Auseinandersetzung, nicht nur untereinander, sondern auch mit dem Pflegepersonal auf den Stationen. Diese Selbstkritik und die Bereitschaft, die Bewertungen von außen anzuhören, waren entscheidend für unsere Entwicklung und Identität. Das war wirklich von zentraler Bedeutung. Sie waren hart im Nehmen und ich fand es von außen betrachtet erstaunlich, wie gut Sie damit umgingen. Als Sie das erste Mal da waren, war auch der Bezirkstagspräsident anwesend. Ich hatte große Angst, wie er mit dieser Konfrontation und Kritik umgehen würde. Es war beeindruckend, wie offen er sich zeigte und die Situation verstand. Das war wirklich sehr wichtig und ich betone gerne, dass der Bezirkstagspräsident für unsere Entwicklung von enormer Bedeutung war.

THOMAS DÜLL: Definitiv.

MICHAEL VON CRANACH: Jetzt bleiben nur noch zwei Themen übrig. Das eine war die sogenannte Enthospitalisierung. Wir hatten ungefähr 400 Patienten, die als sogenannte Pflegefälle galten. Das stellte für uns ein riesiges Problem dar. Besonders unangenehm erinnere ich mich an die Sitzungen mit den Krankenkassen bezüglich der Pflegefall-Entscheidungen. In regelmäßigen Abständen, ich glaube sogar alle sechs bis acht Wochen, trafen Vertreter der Krankenkassen auf Vertreter des Krankenhauses.

THOMAS DÜLL: Nein, Mitarbeiter des Bezirks. Vertreter der Sozialhilfe saßen ebenfalls mit am Tisch, denn sie zahlten im Falle einer entsprechenden Entscheidung für den sogenannten Pflegefall.

MICHAEL VON CRANACH: Die Krankenkassen führten eine Liste von 30 Patienten, über deren weitere Kostenübernahme debattiert wurde – entweder durch die Krankenkassen oder den Bezirk als Pflegefälle. Im Hintergrund schwebte die Erinnerung an das Pflegefallgesetz des Dritten Reichs mit, das 1936 die Vergütung für schwierige Patienten halbierte. Dies zwang den Staat, nicht die Krankenkassen, zur Zuständigkeit für solche Fälle. Ein Kampf entstand, um sicherzustellen, dass die Krankenkassen die Kosten trugen. Für uns Ärzte war es eigentlich egal, aber ich empfand es als Diskriminierung, die Patienten nicht mehr als Kranke, sondern als Pflegefälle zu bezeichnen. In diesen Verhandlungen kämpften wir hart, obwohl es absurd war – klare Kriterien fehlten und Fantasieargumente mussten her. Von den 30 Patienten wurden am Ende immer fünf oder sechs zu Pflegefällen erklärt, was mir ein ungutes Gefühl gab, denn es war verlogen.

Die Langzeitpatienten waren unser Enthospitalisierungsziel, doch wir schafften es nicht, für alle 400 Patienten einen Platz im Leben zu finden. Trotz Bemühungen, Wohngemeinschaften und therapeutische Modelle zu etablieren, blieben rund 100 Patienten in Heimen. Das Allgäu war überfüllt, viele psychisch kranke Menschen aus Norddeutschland, Berlin und Baden-Württemberg waren hier in Heimen untergebracht. Im Oberallgäu wurden mehrere Heime häufig mit Patienten aus der Region um Ravensburg belegt. Wenn diese Patienten erneut erkrankten, wurden sie nicht mehr in Baden-Württemberg, sondern bei uns aufgenommen. Das trug zur hohen Wiederaufnahmezahl bei. Unsere Korrespondenz mit Baden-Württemberg zur Aufnahme der kranken Patienten in psychiatrischen Kliniken in ihrer Heimat, unterstützt von Ihnen, Herr Düll, blieb unbeantwortet. Eine schwierige Situation.

THOMAS DÜLL: Wir haben sogar das Sozialministerium in Stuttgart kontaktiert, daran erinnere ich mich gut.

MICHAEL VON CRANACH: Dann gründeten wir den Irseer Kreis, einen eigenen Verein, der Wohnmöglichkeiten schuf – eine Initiative, die auch Ihre Unterstützung, Herr Düll, erfuhr. Dennoch blieb eine Gruppe von 50 Patientinnen und Patienten übrig, besonders herausfordernd. Unter ihrer Unterstützung entschieden wir uns, eine Gruppe von 20 oder 22 Menschen mit schwerer Intelligenzstörung in der alten Direktionsvilla unterzubringen. Kollege Christian Schanze, spezialisiert auf die Betreuung von Menschen mit Intelligenzstörungen, trug diese Verantwortung intensiv und erfolgreich. Das war eine Lösung, die ich problemlos akzeptieren konnte.

Allerdings stellte sich die Frage, was mit den verbleibenden 30 oder 40 Patienten passieren sollte. Hier entstand eine Kontroverse. Sie schlugen vor, diese in der wunderschönen Villa außerhalb des Krankenhauses, über einem Weiher, auf einem Hügel, neben dem Gebäude der alten Neurologie selbst zu betreuen. Ich hielt es jedoch für ungünstig, dass das Krankenhaus gleichzeitig Heimträger war. Nach intensiven Diskussionen einigten wir uns, Herr Düll, darauf, dass dies eine vorübergehende Lösung sei. Diese Patienten waren äußerst schwierig und es gab keine bessere Alternative. Dennoch war klar, dass dies ein Auslaufmodell war – wenn die Bewohner verstarben, sollte dies allmählich auslaufen. Allerdings war mir bewusst, dass Sie dies nicht offiziell als Auslaufmodell deklarieren konnten.

THOMAS DÜLL: Ich habe es mir auch so vorgestellt. Das war durchaus ein ernst zu nehmender Vorschlag von Ihnen zur Güte, das habe ich gemerkt. Ich habe das nicht mit dem Vorsatz gemacht, dass es dann damit erst einmal gut ist und in zehn Jahren weiß das niemand mehr. Tatsächlich hat es über zehn Jahre gedauert, bis dann etwa ein Drittel der Bewohner nicht mehr da war. Heute ist die Situation anders und es wird mit Wartelisten gearbeitet. Auf diesen Listen stehen 50 bis 60 Leute, sodass in absehbarer Zeit kein Platz verfügbar ist. Das ist bedauerlich und keine gute Entwicklung, aber heute sind wir auch die Einzigen, die Angebote für diese Menschen bereitstellen.

MICHAEL VON CRANACH: Ja, das ist wirklich unheimlich. Es ist eine positive Entwicklung für das Heim, aber gleichzeitig eine schlechte für die Psychiatrie.

THOMAS DÜLL: Nein, ich meine das ist vor allem positiv für die betroffenen Menschen. Bei der sogenannten Leistungsvariante eins, die wir dort anbieten, waren wir die Ersten und ich glaube, wir sind immer noch die Einzigen im Allgäu, die das machen. Denn das ist anspruchsvollste Arbeit. Man muss das Personal intensiv schulen und aufbauen, damit es überhaupt in der Lage ist, diese Aufgabe zu bewältigen. Es handelt sich nicht um einfache Fälle – alle sind dort aufgrund eines Gerichtsbeschlusses und keiner traut sich heran, oder besser gesagt, Caritas und Diakonie zum Beispiel sagen, dass sie mit leichteren, weniger schwierigen Menschen viel einfacher und kostengünstiger Geld verdienen und Personal gewinnen können. Heute ist das ein völlig anderes Thema als damals. In der Vergangenheit hatten wir genügend Blind-Bewerbungen in jeder Berufsgruppe auf dem Schreibtisch. Das hat sich vollständig geändert und das hat damals niemand vorausgesehen. Falls überhaupt, ging es damals um Geld – die knappe Ressource war damals Geld, nicht Personal.

MICHAEL VON CRANACH: Jetzt kommen noch zwei Punkte, bevor ich zum Ende komme. Ein Bereich, in dem Sie sehr geholfen haben oder den wir gemeinsam bewältigt haben, ist die Lösung für unsere Neurologie. Kaufbeuren hatte eine eigene neurologische Abteilung in einem in den 1950er Jahren gebauten, recht unscheinbaren zweistöckigen Gebäude außerhalb des Anstaltsgeländes. Dort befand sich eine sehr liebevolle und persönliche neurologische Abteilung, die sich völlig von der Psychiatrie abgrenzte. Allerdings fehlten dort ein Labor, Röntgen und sonstige medizinische Infrastruktur – es war eigentlich ein Anachronismus, so eine alleinstehende Neurologie. Wir versuchten, die Neurologie enger mit dem Allgemeinkrankenhaus zusammenarbeiten zu lassen, das in Kaufbeuren nur 300 Meter Luftlinie vom Bezirkskrankenhaus entfernt liegt. Das war mühsam – erstens, das Allgemeinkrankenhaus davon zu überzeugen, dass sie eine Neurologie benötigen, und zweitens, die neurologischen Kollegen und das Pflegepersonal dort zu überzeugen. Organisatorisch und psychologisch, denke ich, haben wir das gut hinbekommen, denn wir waren uns einig. Mittlerweile ist die Neurologie eine gut funktionierende Abteilung, die vom Bezirk im Allgemeinkrankenhaus betrieben wird. Das war mir damals sehr wichtig, denn ich dachte, auf ähnliche Weise könnten wir es auch mit der Psychiatrie machen, dazu komme ich gleich. Das hat funktioniert und mittlerweile, seit etwa einem halben Jahr, ist die Neurologie in städtischer Hand und in der Hand des Landkreises – der Bezirk musste das aufgeben.

THOMAS DÜLL: Wir mussten aufgeben, denn es machte keinen Sinn mehr. Das ist vielleicht interessant, weil es auch viel über das Thema Psychiatrie aussagt. Das Vorhaben, die bezirkliche Neurologie im kommunalen Allgemeinkrankenhaus zu integrieren, scheiterte letztendlich an organisatorischen Hindernissen. Die EDV konnte nicht miteinander verbunden werden und der Datenschutz spielte nicht mit. Das war der Hauptgrund für meine Nachfolger, dass der Datenschutz nicht gewährleistet war, weil Daten unseres Unternehmens in der Verwaltung des anderen bekannt waren und umgekehrt. Es ging also letzten Endes nicht um fachliche Aspekte, da hatte ohnehin alles gut zusammengespielt. Der Patient hat überhaupt nicht bemerkt, dass er zunächst in der Notaufnahme des städtischen Klinikums war und dann bei einem Schlaganfall in die Neurologie, zu uns, ins Bezirksklinikum im gleichen Haus, wechselte und dann gegebenenfalls zurück auf die Intensivstation im städtischen Krankenhaus verlegt wurde. Das hat niemand gemerkt. Es ging um bürokratische Hürden; unsere Strukturen erlauben es nicht, so kooperativ zu handeln. Das ist natürlich ein Armutszeugnis für alles, was unter dem Begriff »Kooperation« steht. Im Bereich der Psychiatrie funktioniert die Zusammenarbeit besser, aber hier sind wir in Kaufbeuren tatsächlich gescheitert. Dennoch ist es richtig, dass die Neurologie nun dort ist – räumlich waren Sie ja bereits seit Jahren im Allgemeinkrankenhaus integriert, darüber hatten wir beide nie Streit. Selbst damals war das für den Chefarzt der Neurologie einleuchtend, auch wenn er es nicht mehr selbst umsetzen wollte und es sozusagen aufschob, bis er in den Ruhestand ging. In dieser Hinsicht waren wir uns immer einig, allerdings haben andere Faktoren dazu geführt, dass es länger gedauert hat.

MICHAEL VON CRANACH: So dass wir beide gescheitert sind, das veranschaulicht, wie unglaublich zäh und widerstandsfähig Institutionen sein können. Wir haben es nicht geschafft, die beiden Krankenpflegeschulen zu vereinigen. In nur 300 Metern Entfernung befanden sich die Krankenpflegeschulen des Bezirks und die des städtischen Klinikums. Wie viele Sitzungen haben wir abgehalten? Der Widerstand seitens der Schulleitungen und der Verwaltungen war enorm. Wir hatten ein Angebot gemacht: Wenn sich die Schulen zusammenschließen, könnten wir sogar die Forderung der EU erfüllen, die Krankenpflege zu akademisieren – also eine Hochschule nach Kaufbeuren zu holen. All diese Bemühungen sind am Widerstand dieser Institutionen gescheitert. Es war offensichtlich, dass dies sinnvoll gewesen wäre und es ist bis heute so.

THOMAS DÜLL: Diese Situation besteht bis heute fort, obwohl die Entfernung nun nicht mehr 300 Meter beträgt, sondern es lediglich 30 Meter sind, welche die Schulen voneinander trennen. Die kommunale Schule hat sich mittlerweile auf unserem Gelände eingemietet, genau gegenüber unserer Schule. Allerdings gab es auch politische Einflüsse, insbesondere durch den damaligen Oberbürgermeister, der dieses Vorhaben torpediert hat.

Ich muss deutlich sagen, dass er der Hauptgrund des Scheiterns war. Obwohl wir uns mit der Verwaltung und Leitung des anderen Klinikums einig waren, blockierte die politische Ebene das Vorhaben. Als die Politik nach Neuwahlen doch zustimmte, stellten sich erneut bau- und verwaltungstechnische Hürden in den Weg. Ich weiß, dass bis heute darüber nachgedacht wird, diese Angelegenheit anzugehen.

MICHAEL VON CRANACH: Besonders bedauerlich ist, dass wir damals den Schülern die Möglichkeit angeboten haben, durch zusätzlichen Deutsch- und Mathematikunterricht an zwei Samstagen im Monat die Hochschulreife zu erlangen. Damit konnten sie eine Hochschulqualifikation im Bereich Gesundheits- und Krankenpflege anstreben. Diese Initiative funktionierte einige Jahre lang, wurde jedoch später wieder abgeschafft. Ein trauriges Kapitel.

Nun zu meinem letzten Misserfolg, Herr Düll. Sie wissen, meine Fantasie und mein langfristiges Ziel waren stets darauf ausgerichtet, ins Allgemeinkrankenhaus zu gelangen. Ich sah eine besonders günstige Gelegenheit dafür. Erstens waren wir räumlich nah beieinander. Zweitens war das Hauptgebäude, in dem die Akutpsychiatrie lag, der sogenannte G-Bau, baufällig. Wir mussten eine Zeit lang Asbest entfernen, da der Bau in den 1970er Jahren eilig und mit viel Beton errichtet worden war. Gar Plastikverkleidungen fielen teilweise aus den Außenwänden. Das Gebäude existiert immer noch und es wird immer noch darüber diskutiert. Solange es steht, sehe ich eine Chance. Ich dachte, wenn es ohnehin neu gebaut werden muss, wäre dies vielleicht die Gelegenheit. Der historische Altbau wurde hauptsächlich von der Forensischen Klinik und der Verwaltung genutzt und es gab nur noch wenige Stationen. Wir wollten weiter reduzieren. Ich dachte, es wäre ideal, einfach an das Allgemeinkrankenhaus anzubauen. Aber das war nicht mehr möglich. Das mag in ihrer Vorstellung gewesen sein, aber irgendwann nicht mehr in derjenigen vom Bezirk. Das fand ich schwierig, dass der Bezirk sich da komplett herausgehalten hat. Als Sie dann Vorstandsvorsitzender wurden, war die Politik nicht mehr präsent. Wir hatten keine Gelegenheit mehr, mit Politikern zu sprechen, höchstens bei Festlichkeiten oder beim Bier. Aber sonst gab es keine weitere Kommunikation zwischen Politik und uns. Als Vorstandsvorsitzender haben Sie mit der Politik verhandelt, aber es schien mehr um organisatorische als um politische Entscheidungen zu gehen. Der Kontakt zwischen Psychiatrie und Politik war irgendwie abgebrochen. Der neue Präsident hatte nicht mehr das gleiche dringliche Interesse an der Psychiatrie wie sein Vorgänger Georg Simnacher. Dadurch wurde dieser Austausch unmöglich. Manchmal träume ich noch davon. Das Haus steht immer noch da, alle sagen, es muss jetzt neu gebaut werden. So wird es immer schwieriger, diesen unvermeidlichen Weg in den nächsten Jahren zu gehen. In Kaufbeuren steht jetzt auf dem Klinikareal das wohl hässlichste Gebäude Schwabens, wie jemand es einmal beschrieben hat – ein Hochhaus mit sechs oder sieben Stockwerken.

THOMAS DÜLL: Das sogenannte Wirtschaftshochhaus.

MICHAEL VON CRANACH: Genau, dieses Hochhaus, das überhaupt nicht in die Landschaft passt und schrecklich aussieht. Es beherbergte Wirtschaftsbetriebe und Teile der Küche, die mittlerweile jedoch an anderer Stelle untergebracht sind. Das Gebäude steht teilweise leer. Früher wurde immer gesagt, es müsse abgerissen werden, sowohl von den Einwohnern als auch von der Stadt, da es als Schandfleck galt. Jetzt wird es doch renoviert, weil dort auch Wohnungen für Ärzte aus anderen Ländern entstehen, beispielsweise vom Balkan. Diese Ärzte werden abgeworben und kommen nach Kaufbeuren, um den Ärztemangel zu beheben. Das erscheint mir irgendwie eine traurige Geschichte.

THOMAS DÜLL: Bei alledem muss man natürlich bedenken, dass Kaufbeuren nicht in einem luftleeren Raum existiert, sondern als Teil einer Versorgungsregion unter vielen in Deutschland fungiert. Ich selbst bin viel gereist und kann sagen, dass die aktuelle Situation in Schwaben im Vergleich zu anderen Regionen der Bundesrepublik extrem progressiv ist. Wir weisen die bundesweit niedrigste Bettenmessziffer auf.

THOMAS BECKER: Du bist stolz darauf.

THOMAS DÜLL: Ja, ich finde das gut. Ich halte auch Vorlesungen in Ulm und wenn ich dort die ersten Folien zeige und erkläre, was wir hier machen, ist das immer ein wichtiger Moment. Die Bettenmessziffer beträgt 0,56 pro 1000 Einwohner. Dabei sind Betten und Plätze gleichgewichtet, was nicht in jedem Bundesland der Fall ist. In anderen Regionen, wie zum Beispiel im Harz, in der Nähe von Goslar, wo ich vor Kurzem war, haben die psychiatrischen Kliniken eine weit höhere Bettenmessziffer von 1,0 oder mehr, vor allem im Osten und in NRW. Das ist bei uns durchaus positiv niedriger.

Ein weiteres Alleinstellungsmerkmal ist, dass all unsere Psychiatrien in Bayerisch-Schwaben entweder in einem Allgemeinkrankenhaus untergebracht sind – mittlerweile in Kempten, Memmingen und Donauwörth oder direkt auf dem unmittelbaren Nachbargrundstück zu einem Allgemeinkrankenhaus angesiedelt sind (Augsburg, Günzburg, Kaufbeuren). Das ist schon etwas Besonderes. Interessanterweise haben die bayerischen Gesundheitsminister diese Entwicklung übernommen, wenn Sie Festansprachen oder Grußworte halten. Sie sagen, es ist alles schön und gut, aber es gibt noch viel zu tun – schauen Sie nach Schwaben und hören Sie, wie es dort ist. Das erfüllt mich mit Freude, denn in München werden nun oft hochgelobt. Im Ministerium heißt es immer, macht es so wie die Schwaben. Das ist wirklich erfüllend und zeigt, dass wir viel erreicht haben.

Natürlich gibt es Ziele, die vielleicht nicht sofort erreichbar sind, aber wir müssen engagiert und anspruchsvoll sein, um ihnen möglichst nahe zu kommen. Derzeit ist die Situation allerdings schwieriger. In Kaufbeuren konkret gibt es kaum freie Flächen nahe am Klinikum Kaufbeuren-Ostallgäu, wo man die Akutpsychiatrie noch unterbringen könnte. Selbst wenn sie halbiert wird, wäre es aus baulicher Sicht schwierig. Doch dann hätten wir baulich eine singuläre Forensik, ob das so gut ist, weiß ich nicht. Auch wenn sie jetzt schon organisatorisch selbstständig ist. Die forensisch-psychiatrischen Kliniken haben an Bedeutung und Größe gewonnen, durch Rechtsprechung und gesetzliche Grundlagen. Ohne sie wären diese Menschen alle in der JVA, psychiatrisch völlig unversorgt, denn die psychiatrische Versorgung in den Justizvollzugsanstalten ist desaströs. Ohne eine standardisierte Forensik mit hoher Qualität in der Personalausstattung wären diese Menschen im Gefängnis ohne angemessene Versorgung. Es ist also eine Abwägung, was die bessere Lösung ist. Menschen verschwinden nicht einfach so von der Bildfläche. Es ist oft zufällig, ob sie in der Allgemeinpsychiatrie oder in der Forensik landen. Eine eigenständige Forensik ist daher fragwürdig.

FELICITAS SÖHNER: Jetzt möchte ich hier wieder vom politischen Diskurs zum eigentlichen Thema – der Zusammenarbeit – zurückkehren. Beide haben Sie bereits über den gemeinsamen Weg gesprochen, über gelungene Schritte, aber auch über Schwierigkeiten und Herausforderungen. Wenn Sie beide nun resümieren, welche wichtigen Aspekte sehen Sie in der Zusammenarbeit zwischen Krankenhausdirektor bzw. Vorstand und ärztlicher Leitung, insbesondere in der Kommunikation und welche Gesichtspunkte erfordern besondere Aufmerksamkeit?

THOMAS DÜLL: Ich denke, es ist wichtig, dass man trotz Meinungsverschiedenheiten stets die entsprechende Wertschätzung füreinander behält. So kann man gemeinsam zu Lösungen kommen, selbst wenn man sich nicht immer durchsetzen kann. Das Verstehen der Gründe dafür ist dabei entscheidend.

Es mag banal klingen, aber wertschätzende Diskussionen bildeten bei uns immer die Grundlage. Ich möchte betonen, dass ich als Krankenhausdirektor bzw. Vorstand letztendlich am Betriebsergebnis gemessen wurde – von Anfang an. Als ich die Position übernommen habe, sagte Simnacher zu mir, dass ab sofort Schluss sei und es für die Kliniken kein Geld mehr vom Bezirk gäbe. Wir müssten mit dem auskommen, was wir erwirtschaften. Tatsächlich habe ich nie Geld für Investitionen erhalten und auch nie einen Verlustausgleich, selbst wenn wir Verluste gemacht haben. Dieser war allerdings auch immer innerhalb der möglichen Eigenkapitalreduzierung begrenzt, um formell die nichtverdiente Abschreibung auszugleichen. Ein Beispiel war die Allgäu-Akademie in Kaufbeuren, auch Pflegeinstitut genannt, die wir ins Leben gerufen haben, speziell für pflegerische und gerontopsychiatrische Weiterbildungen für Externe. Obwohl uns zuerst Geld für Investitionen zugesagt wurde, wurde es uns auf Initiative des damaligen Oberbürgermeisters im Krankenhauswerkausschuss dann gestrichen. Wir haben also nie Geld erhalten und ich musste irgendwie zurechtkommen. Das war keine persönliche Frage, ob ich den Posten behalte oder gefeuert werde, sondern es war strikt eine materielle Vorgabe, wichtig für die Politik gegenüber den Umlagezahlern. Der Bezirk finanziert sich über die Landkreise und kreisfreien Städte. Wenn der Präsident oder die örtlichen Bezirksräte öffentlich verkünden, dass es für die Krankenhäuser kein Geld gibt und sie allein zurechtkommen müssen, wäre es töricht gewesen zu denken, sie würden schon dennoch irgendwie zahlen, wenn wir Verluste machen. Dazu kam, dass Günzburg Gewinne erwirtschaftet hat und Kaufbeuren Verluste hatte, die wir untereinander verrechnet haben. Das hat zu Spannungen geführt, aber wir haben versucht, die Gemüter zu beruhigen, obwohl die Ergebnisse voneinander bekannt wurden.

Ich stand also unter Druck und wollte auf der anderen Seite wirtschaftlich unabhängig mit den Kliniken arbeiten. Zudem wollte ich keine betriebsbedingten Kündigungen aussprechen, auch im Sinne des Betriebsfriedens. Wie hätte es sein sollen, wenn wir plötzlich zwei Stationen schließen und 30 oder 40 Mitarbeitern hätten kündigen müssen? Der Arbeitsmarkt war damals anders und sie hätten nicht sofort einen neuen Job gefunden. Wie hätte ich da eine Auswahl treffen sollen? Ich kann nicht das Personal bestimmter Stationen freistellen, sondern muss den gesamten Personalkörper sehen und dann eine Sozialauswahl treffen. Das wäre komisch gewesen, die älteren Mitarbeiter zu behalten, die vielleicht noch im alten System verhaftet waren und die jüngeren, die progressiver waren, zu entlassen. Das wäre nicht nur in der Pflege, sondern in allen Berufsgruppen der Fall gewesen. Es war nicht allen bewusst, dass es so hätte laufen müssen. Dann hätte ich die Gegner der Erneuerung in der eigenen Klinik gestärkt, denn sie wären über die Entwicklung verärgert gewesen. Diejenigen, die Verständnis für den Aufbruch in Richtung Neuerung hatten – auch neuer Therapieformen – hätten wir entlassen müssen. Das wäre schwierig geworden und ich wollte einfach keine betriebsbedingten Kündigungen. Wir sind eine öffentliche Einrichtung und es sollte möglich sein, ohne solche Kündigungen auszukommen. Wir haben uns verkleinert und ich habe immer erzählt, dass die größte Leistung in Kaufbeuren war, von 1300 bis 1400 Patienten zu Beginn auf etwa 300 reduziert zu haben, eine Reduktion um 1000 also. Das ist eine großartige Leistung, aber das müssen alle mittragen und man muss es wirtschaftlich überleben. Es ist eine Riesenleistung, die nicht jeder vorweisen kann. Rückblickend betrachtet ist es wirklich bemerkenswert.

MICHAEL VON CRANACH: Stimmt, die 300 waren inklusive der Forensischen Klinik. Zum Zeitpunkt meines Ruhestands hatten wir, wenn ich mich recht erinnere, gerade mal 160 belegte Krankenhausbetten in der Akutpsychiatrie, ohne die Forensische Klinik.

THOMAS DÜLL: Da fällt mir noch etwas ein, das ich kurz erwähnen möchte, weil es wichtig war. Ich habe immer gesagt, wir fahren die Belegung nach unten, aber nicht radikal. Deshalb musstet Ihr nicht jeden Patienten jedes Wochenende nach Hause schicken – darüber gab es Diskussionen. Ich hatte schnell erkannt, dass kein Psychiater der Welt zu einem festen Datum genau sagen kann, ob heute DER richtige Entlassungstag ist, und das auch noch für jede Diagnose. Das ist genau das Problematische an diesem Fachgebiet. Dann hatten wir einen Fall, als Simnacher noch im Amt war. Plötzlich brach die Belegung in Kaufbeuren ein, nicht nur um 5 oder 10 %, sondern um 30 %. Ich habe mir die Zahlen eine Woche lang angesehen und noch eine Woche, dann rief ich Bertram Sellner an und fragte, was da los sei. Er druckste herum und ich wusste, etwas stimmt nicht. In einer Ad-hoc-Aktion fuhren Simnacher und ich nach Kaufbeuren. Als ich ihm Bescheid gab, sagte er: »Wir nehmen mein Auto, steigen Sie ein, los geht's.« Dort haben wir die gesamte Krankenhausleitung zusammengetrommelt, um das Problem anzugehen. Wir haben deutlich gesprochen und gesagt, wir gehen den Weg weiter, niemand muss Bedenken haben, dass wir die Entwicklung umkehren oder stoppen wollen. Aber bitte nicht auf diese Weise, das führt zum Chaos, wenn man alles Drumherum berücksichtigt. Danach ging die Belegung plötzlich wieder nach oben. Das hatte gewirkt, aber der Disput war ernsthaft.

Zu dieser Zeit hatten wir auch äußerst schwierige Rahmenbedingungen, besonders was die Finanzierung betraf. Es gab eine hohe Arbeitslosigkeit und damit geringe Einnahmen bei den Krankenkassen. Das führte sogar zu Kürzungen. Die Löhne stiegen, aber die Budgets sanken. Dann dieser Einbruch – auf das Jahr hochgerechnet wären wir mit mehreren Millionen im Minus gewesen. Ich wusste, ich musste ohnehin kürzen und es kamen aus der Klinik keine Vorschläge wo. Zu diesem Zeitpunkt musste ich die Budgets kürzen und sagte: Macht mal Vorschläge, wie wir sparen können. Niemand traute sich aus der Deckung, weder die Verwaltung noch die Ärzte, Therapeuten oder die Pflege. Also sagte ich, gut, dann kommt der Rasenmäher und jedes Budget wurde um etwa 4% gekürzt. Das war wirklich heikel. Dann gab es eine Personalversammlung, bei der die Personalräte einen Sarg mit der Aufschrift »Patientenversorgung« hereintrugen. Ich erinnere mich daran, es wurde ordentlich Stimmung gemacht. Das hatten wir noch nicht erwähnt, die Personalvertretung war keineswegs immer der gleichen Meinung wie die ärztliche Leitung. Das kann man nicht gerade behaupten. Die Personalvertretung war traditionell extrem stark bei den Bezirkskliniken, insbesondere in der Psychiatrie. Wir hatten einen sehr hohen Organisationsgrad. Unsere freigestellten Personalräte waren bestens vernetzt und hatten Ämter inne, sowohl bei Ver.di als auch beim DGB. Das war wirklich eine Tradition, die ich nicht vergessen darf. Das war natürlich noch ein gewichtiger Block, den ich als Chef des Ganzen im Hinterkopf behalten musste. Es nutzt nichts, wenn man auf einem heißen Kessel sitzt und die Hand auf ein Loch hält, damit kein Dampf entweicht – woanders kommt dann mehr Dampf heraus. Ich hatte bildlich gesprochen nur zwei Hände und bei der Vielzahl an Problemen musste ich wirklich aufpassen, dass nichts überkochte. Wie gesagt: Ich erinnere mich gut daran, wir fuhren ad hoc für eine Stunde nach Kaufbeuren, machten sehr deutliche Ansagen und dann beruhigte sich die Situation wieder etwas. Ich hatte Simnacher im Schlepptau, der allseits hoch angesehen war. Es schien so zu sein: Wenn sich sogar er auf die Seite von Düll schlägt und alle quasi ins Gebet nimmt, dann ist es vielleicht klüger, von diesem radikalen Kurs abzuweichen. So kam es mir vor, aber ich musste zuvor natürlich Simnacher überzeugen. Er erkannte sofort, dass es gefährlich wäre, wenn man zu brachial vorginge.

MICHAEL VON CRANACH: Wenn ich noch etwas Grundsätzliches sagen kann: Die Geschichte, die wir beide erzählen, ist beispielhaft für die Gesundheitsplanung in Deutschland. In vielen europäischen Ländern gibt die Politik klare Vorgaben für die Psychiatrie. Zum Beispiel gab es in England die Mental Health Acts und die staatliche Planung des Department of Health und des National Health Service. In Italien hat das Parlament entschieden, wie die Psychiatrie organisiert werden soll und ähnliches gilt für Frankreich und Spanien.

Im Gegensatz dazu gibt es in Deutschland keine stringente Planung, weder für das Gesundheitswesen insgesamt noch speziell für die Psychiatrie. Es gibt nur wenige Vorgaben und für die Psychiatrie gibt es kaum verbindliche Richtlinien. Ich erinnere mich daran, dass damals im Gesundheitsministerium eine Dame sowohl für die Psychiatrie als auch für die Pädiatrie oder etwas Ähnliches zuständig war – es gab keine zentrale Planung.

Die Enquete-Kommission hat uns überhaupt keine klaren Vorgaben gemacht. Sie war gegen die Regionalisierung und sprach sich sehr vorsichtig gegen die Integration ins Allgemeinkrankenhaus aus, außer in Sonderfällen mit großen Abteilungen. Die Enquete-Kommission stand auch zurückhaltend zu den Institutsambulanzen, die später entscheidend wurden. Ohne die Institutsambulanz hätten wir das im Allgäu nicht umsetzen können. In Deutschland gab es also keine klaren Vorgaben, und in solchen Situationen hängt viel von den regionalen Gegebenheiten ab. Wie ist die Politik in der Region aufgestellt? Wer sind die Verantwortlichen?

So entstanden unterschiedliche Wege, wie wir es in Schwaben gesehen haben – Günzburg damals, Augsburg und wir. Man kann überlegen, ob dies im Laufe der Zeit zu einem optimalen Kompromiss führt oder ob es immer Flickwerk bleibt. Ich weiß nicht, was besser ist. Auf jeden Fall war unsere Zeit, Herr Düll, eine enorme Herausforderung und wir haben gehandelt, so wie wir wollten und konnten. Wir hatten dabei erstaunlich viel Freiheit – das ist der Vorteil dieses Systems.

FELICITAS SÖHNER: Wie gelingt es in einem solchen Prozess aber, den Verhandlungsparteien Aspekte oder Interessen der Bevölkerung sowie rechtliche Belange zu vermitteln, wenn wir auch die Kommunikation berücksichtigen?

THOMAS DÜLL: Überzeugend auftreten ist entscheidend und Michael von Cranach beherrscht das besonders gut, sowohl rhetorisch als auch im Auftreten. Engagement ist dabei der Schlüssel: seine Sache leidenschaftlich zu vertreten. Dies mag zwar als banale Erkenntnis erscheinen, ist jedoch tatsächlich von Bedeutung. Von Cranach ist sich bewusst, dass seine Persönlichkeit einen erheblichen Einfluss hat und durch sein Auftreten hat er viel erreicht. Er gewinnt Menschen für sich, sobald er einen Raum betritt, antwortet überzeugend auf Fragen und vermittelt seine Standpunkte wirkungsvoll. Im Vergleich dazu, wenn jemand seine Ideen nur für sich behält, ohne sie kommunizieren zu können, oder wenn er sie nur schriftlich ausdrücken kann, ist ein persönliches und überzeugendes Auftreten von großer Bedeutung.

Ein Resümee lässt sich ziehen: Beide, jeder auf seine Weise, haben viel erreicht, möglicherweise trotz oder wegen des anderen. Dies sollte nicht verklärt werden, da es oft eine Herausforderung war, aber stets von gutem Willen getragen, um zu Lösungen zu gelangen. Die Grundhaltung, stets auf eine Lösung hinzuarbeiten, führt zu den erreichten Ergebnissen. Diese sind nicht zufällig, sondern das Ergebnis einer konsequenten Arbeitsweise. Es bleibt abzuwarten, ob man weiterhin ähnliche Fortschritte erzielen kann.

Es ist zu beachten, dass nach jeder progressiven Phase oft eine rückwärtsgewandte Phase folgt. In diesem Zusammenhang ist Vorsicht geboten. Ein Beispiel dafür ist Ingolstadt, wo die Psychiatrie nun möglicherweise aus dem Klinikum ausgegliedert werden soll. Ingolstadt war Vorreiter bei der Einführung der Abteilungspsychiatrie, hat aber jetzt fast 400 Betten bzw. Plätze im Klinikum. Der Bezirk Oberbayern überlegt die Zweckgemeinschaft aufzulösen, da die Bedingungen nicht mehr ideal sind und die riesige Abteilung nicht immer auf Augenhöhe behandelt wird. Diese Entwicklung zeigt, dass Standards möglicherweise in gewissen Phasen aufrechterhalten werden müssen, anstatt sie weiter zu erhöhen.

MICHAEL VON CRANACH: Oder haben wir zu wenig Engagement? Man kann die Frage auch umgekehrt stellen: Haben wir möglicherweise nicht genug Fleiß oder eine klare Perspektive?

THOMAS DÜLL: Ja, viele Psychiater sehen sich heute eher als Verwalter denn als Gestalter, würde ich sagen. Die neuen Ideen, das merken wir durchaus auch in unserem eigenen Unternehmen, sprühen jetzt nicht unbedingt, nach den Jahren mit den vielen Veränderungen. Wenn wir jetzt über ein neues Projekt sprechen, dann habe ich schon gemerkt, dass es schwieriger wird.

Das Projekt mag gut sein, aber es kostet zunächst immer Geld und vor allem Mut. Manchmal muss man eine Anfangsinvestition aufbringen, dann rechnet es sich sogar, aber es muss auch funktionieren. Und es braucht dafür Mut. Leider gibt es immer nur wenige Menschen, die diesen Mut aufbringen, egal auf welche Branche man schaut.

MICHAEL VON CRANACH: Aber vielleicht nimmt ihnen diese Konstruktion den Mut, eben dass jetzt alle einen Düll vor sich haben.

THOMAS DÜLL: (lacht) Na, ich bin ja nicht mehr Vorstand.

MICHAEL VON CRANACH: Ich wollte nur sagen. Vielleicht nimmt ihnen das den Mut. Ich hatte das Glück, dass ich die Zeit vorher kannte.

THOMAS DÜLL: Man kann es auch ganz offen sagen. Ich habe diese Thematik auch mit Direktor Albrecht Putzhammer besprochen. Er muss jetzt nicht gleich seinen Vorgänger in neuen Dingen toppen, sondern vieles, das nur angefangen oder im Anfangsstadium war, verstetigen und konsolidieren. Heute ist schon das eine Herausforderung. Bevor man dann wieder neue Projekte macht – und die hat man natürlich gemacht – aber dass er als Nachfolger nicht gleich ein zweiter von Cranach wird, das ...

MICHAEL VON CRANACH: Aber wieso nicht? Warum haben Sie gesagt: Sie müssen ihn nicht toppen? Das wäre doch etwas: Sie müssen das toppen.

THOMAS DÜLL: Das geht sich ja auf keinem Feld aus. Egal, ob das in der Medizin oder in der Wirtschaft oder in der Kultur ist: Sie haben da immer einen Bruch drin. Wenn einer vorher durch die Decke gegangen ist, dann empfiehlt es sich sogar, nicht den zu nehmen, der meint, das noch übertrumpfen zu müssen, denn dann nimmst Du am Ende nur noch wenige mit. Das geht gar nicht. Wenn Du nur Überflieger hast, dann bleibt der Rest zurück und dann verpufft auch vieles. Dann gefährdet man sogar das Erreichte. Ich habe genügend Erfahrung, um das sagen zu können.

MICHAEL VON CRANACH: Ich war kein Überflieger. Das war ja die einfachste Psychiatrie.

THOMAS DÜLL: Dann bräuchte es dieses Buch gar nicht, wenn das die einfachste Psychiatrie war. Nein, das ist wirklich eine großartige Lebensleistung gewesen. Ganz zufällig kamen viele Dinge, die heute selbstverständlich sind, erstmals aus Kaufbeuren und dem Allgäu. Zumindest für Bayern gilt dies und darum geht es. Wir hatten erst jüngst auf der letzten BAG-Tagung das Thema »Ambulantisierung«. Da habe ich dann nochmal erklärt, wie das mit der PIA-Finanzierung in Bayern funktioniert, weil das neueste Expertenpapier der Bundesregierung zur Psychiatrie ja vorschlägt, das bayerische Modell auf alle Bundesländer umzulegen.

MICHAEL VON CRANACH: Da haben auch Sie mitgekämpft, das haben Sie aufgestellt.

THOMAS DÜLL: Das bedeutet, dass etwas, was für uns hier im Allgäu selbstverständlich ist, in anderen Regionen und Bundesländern zum Teil noch umgesetzt werden muss. Ich habe stets betont: »Leute, das Allgäu ist keine isolierte Insel, sondern ein integraler Bestandteil des gesamten Bezirks und darüber hinaus.« Doch der Blick in die Ferne zeigt, dass vergleichbare Entwicklungen in vielen Regionen noch ausstehen. Das sollte uns nicht in Selbstzufriedenheit wiegen. Wir dürfen unsere Maßstäbe nicht an den niedrigsten Orientierungspunkt anpassen, nur um uns gut zu fühlen. Dennoch ist es angebracht, ab und zu einen Blick auf das Erreichte zu werfen. Jetzt heißt es wachsam sein.

Der Umbau unserer Strukturen hin zu einem Unternehmen mit nur einer Person an der Spitze, welche die Gesamtverantwortung trägt, hat auch andere Auswirkungen, die nicht nebensächlich sind. Ich wollte unter allen Umständen verhindern, dass Mitarbeitende – sozusagen hintenherum – direkt politische Instanzen einschalten und behaupten: »Das, was der da getan hat, ist nicht richtig.« Oder zum Beispiel: »Warum habe ich die Stelle nicht bekommen?« Dann sagte, wie es schon bei meinem Vorgänger der Fall war, der Präsident: »Den oder die fördern wir natürlich auch. Wieso bekommt seine Tochter nicht die Stelle? Ach, die hat nicht die entsprechende Qualifikation, Schwamm drüber. Das ist doch eine verdiente Persönlichkeit. Da nehmen wir doch die Tochter.« Das war in Kaufbeuren nicht so stark ausgeprägt, aber in Günzburg, wo der Präsident wohnte und Landrat war, gab es das. Da hat er in der Klinik Sprechstunden für die Belegschaft abgehalten, auch zu meiner Anfangszeit noch. Klar, das war ja auch seine Wählerschaft. Das ist halt die andere Seite der Medaille, insbesondere wenn eine öffentlich-rechtliche Trägerschaft besteht. eigentlich sollte so etwas nicht passieren. Ich wusste vom Klinikum

Augsburg, dass das ganz schlimm werden kann, denn dort gab es ständigen Streit zwischen den Chefärzten, befeuert dadurch, dass jeder seinen Vertreter in der Politik hatte. Das hemmte natürlich notwendige Entwicklungen. Ich habe immer gesagt – und daran können Sie sich beide bestimmt erinnern: »Ich halte Euch diesbezüglich den Rücken frei. Ihr könnt Euch zu hundert Prozent auf Eure Aufgaben konzentrieren: Die Patientenversorgung und die Weiterentwicklung der Patientenversorgung. Aber Politik, das ist mein Bier. Ich bin der Vertreter nach außen und auch zum Bezirk hin. Seid doch froh.« Simnacher ist oft genug in die Kliniken gekommen und wir haben vor Ort diskutiert, auch Reichert ist gekommen. Da hat es Gesprächsrunden gegeben, weil das auch gegenseitig gewünscht war, jedoch war diese kanalisiert und liefen an niemandem vorbei. Grundsätzlich hatte man auch das Gefühl, der Werkleiter oder der Vorstand, vertritt unsere Interessen. Das war doch ein Vorteil. Die ungesteuerte Einflussnahme war weg. Im Grunde wollten die Chefärzte auch nicht, dass irgendjemand zum Beispiel ins Ärzteteam reinkommt, nur weil dessen Vater der Schwager von dem und der ist. Das ist tatsächlich auch bei Simnacher gelungen. Das war nicht einfach und da musste ich subtil vorgehen, aber er hat das dann schon verstanden. Später irgendwann, als er älter war, sah er das auch als Entlastung an, dass er sagen konnte: »Das entscheide ich nicht. Wendet Euch an den Vorstand.« Mancherorts wurde das aber auch als Verlust an Einflussnahme betrachtet. Vielleicht auch als Machtverlust im Vergleich zu früher, ich weiß es nicht.

MICHAEL VON CRANACH: In dem Aspekt gebe ich Ihnen recht, aber im Bereich der Gestaltung der Psychiatrie hätte die Politik eigentlich mehr Verantwortung übernehmen sollen. Im Bezirkstag war es damals, muss man sagen, hauptsächlich der Präsident, der psychiatriepolitisch interessiert war, der auch enge Beziehungen zu München hatte und Dinge im Ministerium durchsetzen konnte. Die Bezirksräte haben ihm meist zugestimmt, er hat sich praktisch immer durchgesetzt.

THOMAS DÜLL: Bis zu seiner Schlussphase konnte er sich behaupten, doch dann gelang es ihm nicht mehr – insbesondere als die Finanzkrise kam. Unterstützung erfuhr er beispielsweise von Bezirksrätin Barbara Holzmann und anderen, die den Überblick behielten. In der Politik gab es stets Befürworter einer fortschrittlichen Psychiatrieversorgung. Aber bei alledem dürfen wir nicht vergessen, dass die Masse der bezirklichen kommunalpolitischen Akteure alle einen anderen Hauptberuf haben und lediglich in ihrer Freizeit als Bezirksräte fungieren. Das darf man nicht verwechseln. Simnacher erkannte natürlich auch, dass er in München, beim Bezirketag als erster Bezirketags-Präsident überhaupt, beobachtet wurde, und zwar mit großem Misstrauen, insbesondere mit Blick auf was in Schwaben psychiatrisch geschah. Er vermochte seine Kollegen zwar rhetorisch zu überzeugen, war einfühlsam und positiv, doch es herrschte beträchtliches Misstrauen, wenn die Präsidenten nach den euphorischen Ansprachen des Vorsitzenden in die Kliniken zurückkehrten – sei es nach Lohr, Regensburg oder Mainkofen – und dann ganz andere Stimmen vernahmen, denn nicht alle waren gleichermaßen überzeugt. Simnacher wusste schon, was umsetzbar war und was nicht. Im Gesundheitsministerium wurde viel unternommen, um den Anschub von dort zu erhalten. Doch wie immer war es ein Spiel mit vielen Registern und es reichte nicht aus, wenn nur eines oder zwei gut klangen; der Rest musste ebenfalls stimmig sein. Das war letztendlich die Kunst.

FELICITAS SÖHNER: Wenn Sie ein Resümee über diese Zusammenarbeit ziehen, welche Erfolge haben Sie erzielt und was hätte besser gelingen können?

MICHAEL VON CRANACH: Der Erfolg bestand darin, dass wir uns unter den veränderten Bedingungen, auf die sich unser heutiges Gespräch bezieht, irgendwie zusammengerauft haben. Herr Düll, Sie haben viele unserer Projekte unterstützt und vieles ermöglicht, sowohl organisatorisch als auch ökonomisch. Der letzte Schritt, der nun wie ein Stachel in mir sitzt, war zwar nicht erfolgreich, doch akzeptiere ich dies, da ich überzeugt bin, dass dieser Schritt noch kommen wird. Menschlich gesehen sind getrennte Versorgungssysteme keine gute Lösung. Es stellt sich für mich die Frage nach dem Spannungsfeld: Ist eine zentral organisierte Gesundheitsplanung effizienter oder eine regionale und individuell gestaltbare? Mein Gefühl sagt mir oft, dass etwas mehr zentrale Planung wichtig wäre, aber natürlich habe ich auch enorm von der vorhandenen Freiheit profitiert. Insgesamt danke ich Ihnen, Herr Düll, dafür, dass Sie mir diese Freiheit nicht genommen haben. Das ist wirklich eine große Sache, trotz der Schwierigkeiten, die wir manchmal miteinander hatten.

THOMAS DÜLL: Die Frage nach zentraler Planung oder mehr Freiheit auf lokaler Ebene ist äußerst fesselnd. Ich persönlich befürworte stets die Autonomie auf lokaler Ebene und mehr Freiheit. Daher habe ich hart dafür mitgekämpft, dass das PEPP-System nicht als bundesweit gültiges Vergütungssystem wie das DRG-System fungiert, sondern lediglich als Abrechnungssystem im technischen Handling dient, um bei den eigentlichen Verhandlungen auf die Ortsebene zu fokussieren. In Budgetverhandlungen haben wir stets die besten Erfahrungen auf örtlicher Ebene gemacht. Dort kannte man uns, die Vertreter der Kostenträger waren vertraut mit unseren Verhältnissen und unserer Geschichte. Wenn jemand im Gegensatz dazu aus Berlin angereist wäre, der von ortsspezifischen Verhältnissen keine Ahnung gehabt hätte und nach Schema F vorginge, wären die Ergebnisse bei weitem nicht so zufriedenstellend gewesen. Ich teile aber auch Ihre Überlegungen zu einer gewissen zentralen Planung, dies nur unter der Voraussetzung, dass die zentrale Planung im Sinne aller Beteiligten erfolgt.

Die Diskussion über die zentrale Gestaltung setzt voraus – und dies wird oft übersehen – dass die zentrale Planung von der Mehrheit als die richtige angesehen wird. Wenn dies jedoch nicht der Fall ist, kann es passieren, dass von München oder Berlin aus Entscheidungen übergestülpt werden, mit denen man zurechtkommen muss, ob man will oder nicht. Die Möglichkeit, selbst Einfluss zu nehmen und aktiv zu gestalten, ist daher von unschätzbarem Wert, wie Sie es selbst erfolgreich praktiziert haben.

Ich betrachte dies nicht als Scheitern, sondern als Grundlage dafür, dass bedeutende Schritte überhaupt möglich wurden. Sie haben das Beste aus den gegebenen Rahmenbedingungen gemacht und das ist Ihnen vollkommen gelungen. Es freut mich zu hören, dass Sie im Rückblick sagen können, dass ich Ihnen nicht im Weg stand oder ein Hindernis war, denn das war nie meine Absicht. Im Gegenteil, wie die meisten mittlerweile wissen, habe ich mich stets für die Sozialpsychiatrie eingesetzt, was sich auch in den Nachfolgeentscheidungen widerspiegelt. Die neuen Chefarztpositionen wurden entweder mit Sozialpsychiatern oder mit pragmatisch denkenden Personen besetzt, die diese Ausrichtung überzeugt fortgeführt haben.

Ich sehe daher nicht allzu viel Scheitern, abgesehen vielleicht von der integrierten Versorgung (IV), die nicht mehr existiert. Doch dies betrifft nicht nur uns, sondern ist allgemein der Fall. Alle Verträge wurden gekündigt, trotz unserer überzeugenden Argumente und wirtschaftlichen Studien, die belegten, dass es sich für die Krankenkassen rechnet. Es wurde uns gesagt, dies sei der Kollateralschaden, den wir in Kauf nehmen müssen, da andere medizinische Fachrichtungen, Endoprothetik beispielsweise, den eigentlich progressiven Ansatz der IV missbraucht und ihre Kliniken zu Gelddruckmaschinen gemacht haben.

Resümierend genießen wir weiterhin einen sehr guten Ruf, der ganz Schwaben erfasst. Statt nur Kaufbeuren, heißt es nun Bayerisch-Schwaben, denn es ist uns gelungen, diese Haltung an jedem einzelnen Standort zu implementieren.

MICHAEL VON CRANACH: Diese Problematik – was ist zentral und was lokal, wie schwer es ist, das zu sagen – möchte ich an einer kurzen Anekdote schildern. Auf einer Tagung wurde eine Studie präsentiert, die die Verweildauern von Patienten in Allgemeinkrankenhäusern und psychiatrischen Fachkrankenhäusern verglich, unter Berücksichtigung weiterer Variablen. Überraschenderweise schnitt das Allgemeinkrankenhaus besser ab. In der anschließenden Diskussion wies Heinz Häfner, damals eine Autorität in der Versorgungsforschung und Epidemiologie, darauf hin, dass die Studie nichts darüber aussage, welches Modell besser sei. Ein entscheidender Faktor sei unbeachtet geblieben: das Engagement der Mitarbeiter.

Häfner argumentierte, dass in Allgemeinkrankenhäusern besonders engagierte Mitarbeiter arbeiten, während in den Fachkrankenhäusern eher normale Mitarbeiter zu finden seien. Daher sei ein direkter Vergleich nicht zielführend. Um eine aussagekräftige Analyse zu erhalten, müsste man die Teams aus dem Allgemeinkrankenhaus in das Fachkrankenhaus versetzen – doch auch dabei könnten Probleme auftreten, da nicht sicher sei, ob das Engagement der Mitarbeiter erhalten bliebe. Letztendlich stellt sich die Frage, was richtig und was falsch ist, als eine Frage der Haltung dar. Es verdeutlicht, dass die Beurteilung von Effizienz und Qualität nicht allein auf quantitativen Faktoren beruhen kann, sondern auch die menschliche Dimension, wie das Engagement der Mitarbeiter, einbeziehen muss.

FELICITAS SÖHNER: Wir haben nun ausführlich über die Aspekte gesprochen, die wir besprechen wollten. Gibt es noch weitere wichtige Themen, die wir ansprechen sollten?

THOMAS BECKER: Vielleicht könnten wir eine Außen- und eine Innenperspektive einnehmen. Thomas Düll und ich haben über Jahrzehnte zusammengearbeitet und auch meine Verbindung zu Michael erstreckt sich über Jahrzehnte. Es war beeindruckend, zuzuhören und diese grandiose gemeinsame Gestaltungsleistung zu verstehen. Diese Leistung ist natürlich konzeptuell stark geprägt durch Michaels breite Verankerung in der klinischen Psychiatrie und seine beeindruckende Fähigkeit, die bürgerschaftlichen und zivilgesellschaftlichen Aspekte der Psychiatrie, den Rechtaspekt und die volle Integration in die Gesellschaft zu vertreten – und dadurch im weiten Umfeld gehört zu werden.

Die gemeinsame Leistung von Vorstand und ärztlichem Leiter in der organisatorischen Gestaltung, im alltäglichen Ringen um die Gestaltung der Psychiatrieversorgung, ist für mich sehr beeindruckend, besonders im Kontext unseres heutigen Gesprächs. Deutlich wurde auch, gerade für mich als etwas Jüngeren und später Hinzugekommenen, wie über die Jahre hinweg Gespräche und Konflikte zwischen den Standorten stattgefunden haben und wie es über die Zeit gelungen ist, einen gemeinsamen Schulterschluss zu erreichen. Das bestätige ich aus ärztlicher Perspektive genauso wie Du, Thomas, es aus der Sicht des Vorstands beschrieben hast.

Nun stellt sich eine drängende Frage: Wie können wir es schaffen, den großen zivilgesellschaftlichen Konsens zu fördern, dass junge Menschen Psychiatrie gestalten und dort arbeiten wollen? Dieses Interesse an der Frage eint uns alle. Das heutige Gespräch war für mich ein eindrucksvoller Beleg dafür, wie wichtig es ist, dass wir uns an die Arbeit für dieses Buch gemacht haben. Eines Tages sagte meine Frau, die auch Psychiaterin ist: »Thomas, wenn Ihr nochmal an so ein Buch denkt, müsst Ihr ein Buch über Michael von Cranachs Gestaltungsleistung machen.« So kam dieses Buch zustande, auf das Du, Thomas, ebenfalls Bezug genommen hast. Das war für mich sehr beeindruckend. Am Ende steht die Frage, die uns alle interessiert: Wie geht es weiter?

THOMAS DÜLL: Direkt darauf zu antworten, wie es gelingt, gesamtgesellschaftlich eine positive Aufbruchstimmung für die Psychiatrie zu erzeugen, wird schwer. Das liegt daran, dass die Situation nicht mehr vergleichbar ist – sozusagen der Fluch des Erfolgs. Damals waren die Missstände offensichtlich und greifbar. Ich erinnere mich an die 1980er Jahre, als ich tatsächlich erstmals in der Klinik in Kaufbeuren war. Im Rahmen der Strafrechtsvorlesung während meines Jurastudiums haben wir uns die Forensik angesehen, das war ziemlich schlimm und hat mich damals wirklich verstört. Das haben wir heute nicht mehr. Der Fluch des Guten Tuns und der positiven Entwicklung: Mittlerweile sind wir auf Augenhöhe mit der somatischen Medizin, fachlich gesehen. In der Bevölkerung ist das noch nicht der Fall. Das Stigma ist immer noch vorhanden, das steht außer Frage. Hier müssen wir langfristig denken, in Generationen. Aber fachlich und in Bezug auf die Anerkennung durch Krankenkassen und ähnliches sind wir auf Augenhöhe. Es ist schwierig, da eine Aufbruchstimmung zu erzeugen. Warum gerade für die Psychiatrie und nicht für die Herzchirurgie oder andere Fachbereiche?

Die Aufbruchstimmung, die derzeit erzeugt wird, konzentriert sich auf die Neurobiologie oder die Genetik. Das sind die aktuellen Trends, ebenso wie die Integration von Künstlicher Intelligenz in die Medizin. In diesen Bereichen herrscht tatsächlich so etwas wie Pionierstimmung, während es in der Psychiatrie schwierig sein wird, dieselbe zu generieren. Warum? Diese Frage müssen wir uns stellen. Wir sind zwar ein gutes Stück vorangekommen. Es wäre aber unangemessen, eine ähnliche Stimmung wie damals – quasi künstlich – zu erzeugen, nur weil wir den Drang verspüren, die Situation verbessern zu müssen. Persönlich wünsche ich mir, dass es mehr Zusammenarbeit zwischen Neurologie, Psychiatrie und sogar Neurochirurgie gibt. Psychiatrie ist heute auch viel Medizintechnik. Durch zum Beispiel die Kernspintomografie können wir Dinge sehen, die zu Deiner Zeit verborgen blieben. Es gibt hier noch viel mehr Zusammenhänge, die erkundet werden sollten.

MICHAEL VON CRANACH: Die Depression hat noch keiner gesehen.

THOMAS DÜLL: Na, irgend so etwas musste jetzt kommen. Man kann trotzdem vieles erkennen. Aber hier stoßen wir auf das zentrale Problem der Psychiatrie. Der Outcome ist, wenn wir ehrlich sind, kaum messbar – ein erheblicher Unterschied zur somatischen Medizin. Die Verbesserung des Patientenbefindens ist oft eine äußerst subjektive Einschätzung. Es fällt schwer, dies objektiv zu erfassen. In manchen Fällen schauen wir auch gar nicht so genau hin, wie beispielsweise bei gerontopsychiatrischen Patienten. Dort können wir höchstens sagen, dass der Patient jetzt »eingestellt« ist. Aber was bedeutet das wirklich? Er ist ruhiger. Aber geht es ihm wirklich besser?

MICHAEL VON CRANACH: Ich erinnere mich, dass ich eine Zeit lang einen Schraubenzieher im Kittel hatte. In den Morgenkonferenzen, wenn das damals verbotene Wort »Einstellen« oder »Der kommt zur Einstellung« fiel, habe ich den Schraubenzieher genommen und gesagt: »So, hier ist der Schraubenzieher, stellen Sie ihn ein.« (Allgemeines Lachen)

THOMAS DÜLL: Das ist sicherlich ein herausforderndes Thema, das wir immer wieder diskutiert haben. Es wurde auch im Medical Board angesprochen und ich habe es in meinen Reden thematisiert. Unser großer Nachteil in der Psychiatrie ist, dass der Erfolg am wenigsten messbar ist. Geht es dem Patienten besser? Was ist ein Erfolg? Was ist kein Erfolg? Ist es schon ein Erfolg bei einem depressiven Patienten, dass er sich in den nächsten drei Wochen nicht suizidiert hat? Oder steht das möglicherweise gar nicht zur Debatte und ihm geht es in Wirklichkeit trotzdem schlechter? Es gibt so viele Aspekte und hinzu kommt, dass es in der Psychiatrie pharmakologisch schon seit einigen Jahren kaum Fortschritte gegeben hat. Es herrscht Stillstand in dieser Hinsicht.

MICHAEL VON CRANACH: Es hat sich wirklich viel verändert, Herr Düll. Unheimlich viel. Wenn man darüber nachdenkt, welche Faktoren diese Veränderungen herbeigeführt haben, dann sind es im Grunde genommen die Veränderungen in unserer Haltung und in den Behandlungsumständen. Das sind meiner Meinung nach die Hauptfaktoren. Aber das ist natürlich nichts Greifbares. Wie misst man die Haltung der Patienten, der Behandler und der Gesellschaft? Das ist wirklich schwierig. Das ist einfach ein Problem, dem sich die Psychiater erst einmal ehrlich stellen müssen. Das gibt ja keiner gerne zu. Trotzdem merken wir natürlich, dass es den Patienten bei der Entlassung besser geht. Das ist ganz klar.

THOMAS DÜLL: Was ich noch kurz hinzufügen möchte und was wir bisher nicht berührt haben, ist der große Bereich der außerklinischen Anschlussmöglichkeiten. Dieser wurde maßgeblich von Kaufbeuren aus initiiert, indem sich psychosoziale Angebote wie die PSAG (Psychosoziale Arbeitsgemeinschaft) und der Gemeindepsychiatrische Verbund (GPV) vernetzt haben. Das ist eine bedeutende Errungenschaft, wobei wir anfangs eigentlich nur die Begleitung übernehmen wollten. Teilweise sind wir sogar zu Vorsitzenden geworden und wir haben das vorangetrieben. Das ist heute unverzichtbar.

MICHAEL VON CRANACH: Ja, das war wirklich großartig. Das Projekt der »Aktion Psychisch Kranke« war total toll.

THOMAS DÜLL: Das haben wir tatsächlich umgesetzt und es ist uns gelungen, dies flächendeckend in Schwaben zu etablieren. Durch die zahlreichen Einflüsse aus dem Allgäu habe ich, würde ich sagen, ein enges Verhältnis zur psychosozialen Versorgung, insbesondere im GPV und in der PSAG. Albrecht Egetmeyer spielte hier, wie schon bei der Entwicklung der Psychiatrischen Institutsambulanzen, eine entscheidende Rolle. Zu ihm hatte ich immer ein sehr gutes Verhältnis. Seit 1999, bis zu meinem Ausscheiden 2021, war ich immer Mitglied in der PSAG Augsburg, beziehungsweise im Anschluss daran im dortigen GPV. Nicht nur, dass ich Mitglied war – ich nahm an jeder Sitzung teil. Jemand führte Buch darüber und stellte fest, dass niemand so oft und regelmäßig anwesend war wie ich. Im Grunde genommen war ich alle drei Wochen bei einer Sitzung, weil ich in Augsburg auch im Arbeitskreis Sucht und illegale Drogen sowie im Arbeitskreis Allgemeinpsychiatrie aktiv war. Das war mir sehr wichtig und hat mich in meiner psychiatrischen Grundhaltung geerdet, auch wenn es manchmal zeitlich und arbeitstechnisch sehr schwierig war. Ich glaube, dass es in Deutschland nur wenige Vorstände gibt, die so viel Basisarbeit geleistet haben.

MICHAEL VON CRANACH: Da muss ich auch ein Lob aussprechen. Als Sie dann sagten, Sie möchten Vorstand des neuen Kommunalunternehmens werden, gab es große Bedenken. Man dachte, er will uns nur kontrollieren und steuern. Er will ökonomisch steuern und dann können wir nicht mehr direkt hier bei den Menschen sein. Denn damals wurde ja in den Sitzungen entschieden, wohin der Patient kommen sollte. Aber Sie haben sich da sehr zurückgehalten.

THOMAS DÜLL: In diesen Gremien wollte ich nie Vorstand werden. (lacht)

MICHAEL VON CRANACH: Aber Sie waren da.

Kommunale Psychiatrie, Patienten- und Menschenrechte: Wohin geht die Psychiatrie?

Michael von Cranach, Christian Schanze, Bertram Sellner, Martin Zinkler, Thomas Becker (online), Felicitas Söhner

FELICITAS SÖHNER: Das heutige Gespräch findet im Kontext unseres Buchs über den Lebensweg von Michael von Cranach in der Psychiatrie statt. Dazu beleuchten wir verschiedene Phasen seines Berufslebens sowie spezielle Themen, die ihn besonders beschäftigt haben. Wir haben Gespräche mit Vertretern von Betroffenen und Angehörigen sowie mit ehemaligen Kollegen und Vorgesetzten aus dieser Zeit geführt. Heute sprechen wir zum Thema »Kommunale Psychiatrie, Patienten- und Menschenrechte« und werfen einen Blick auf die Zukunft der Psychiatrie.

Zu Beginn möchte ich jeden von Ihnen fragen: Wie kam es zur gemeinsamen Arbeit im Bezirkskrankenhaus, wann begann diese Zusammenarbeit und wie lange dauerte sie an? Gibt es Erinnerungen an frühe Begegnungen in diesem Kontext?

MARTIN ZINKLER: Eigentlich wollte ich zu der Zeit Internist werden. Da gab es aber praktisch keine Assistentenstellen, also habe ich mich auf mein zweitliebstes Interessengebiet beworben. An zwei aufeinanderfolgenden Tagen hatte ich zwei Vorstellungsgespräche; eines total patriarchal und von oben herab, der Chefarzt alleine, alte Schule eben. Am nächsten Tag dann bei Michael, da war der Assistentensprecher dabei. Das war eine ganz normale Unterhaltung, man konnte Fragen stellen und es war gute Stimmung, eine offene Atmosphäre und ich hatte richtig Lust bekommen, dort zu arbeiten. Als dann von Kaufbeuren die Zusage kam, habe ich nicht mehr abgewartet, was die andere Klinik sagt. Der Anfang war dann auch klasse, mit einem weiteren Assistenten, der am gleichen Tag anfing und einer jungen Oberärztin, die alles super erklärt hat. Es war eine Suchtstation und wir waren von Anfang an voll ins gesamte therapeutische Programm eingebunden: medizinisch, gruppentherapeutisch, mit den Angehörigen, mit den Psychosozialen Beratungsstellen und der Drogenhilfe.

CHRISTIAN SCHANZE: Eigentlich wollte ich nach meinem Pädagogik- und Medizin-Studium Kinderarzt werden. Aus verschiedenen Gründen hat das aber nicht geklappt. Während meines vorherigen Pädagogikstudiums hatte ich Psychologie im Nebenfach. Dort lernte ich auch Heiner Keupp kennen. Als ich auf Jobsuche ging, erinnerte mich meine Frau Christiane daran: »Denk doch nochmal daran, es gibt irgendwo im Allgäu eine Klinik, in der wirklich gute Sozialpsychiatrie betrieben wird. Das hat Heiner Keupp jedenfalls immer gesagt.« Also habe ich mich 1987 beworben, bin nach Kaufbeuren gefahren und war unglaublich beeindruckt vom Vorstellungsgespräch. Das Gespräch war außergewöhnlich entspannt und überhaupt nicht so, wie ich mir Vorstellungsgespräche mit irgendeinem Chefarzt vorgestellt hatte – stark hierarchisch geprägt. Nein, das war es überhaupt nicht. Er sagte: »Ja, momentan ist es etwas knapp, aber wenn es eine Stelle gibt, würden wir Sie gerne nehmen.« Dreieinhalb Monate später, am 1. April 1988, begann ich meine Arbeit in Kaufbeuren.

BERTRAM SELLNER: Bei mir ist das eine etwas längere Geschichte. Ich bin gelernter Krankenpfleger, heute nennt man das Gesundheitspfleger. Meine Ausbildung absolvierte ich in der Psychiatrischen Klinik des Bezirkskrankenhauses Regensburg. Über einen Austausch erfuhr ich von der Fachweiterbildung für Psychiatrie. Assistenzärzte der Psychiatrischen Klinik Nussbaumstraße der Uni München hospitierten in den Bezirkskrankenhäusern, auch in Regensburg. Dabei lernte ich zwei Ärzte auf meiner Station kennen. Gegen Ende meiner Ausbildung erkannte ich, dass dies nicht meine berufliche Zukunft sein konnte. Die Ärzte rieten mir, dass es in München eine Fachweiterbildung für Psychiatrie gebe, wo psychiatrische Pfleger ausgebildet werden. Also bewarb ich mich und landete ein Vierteljahr nach meinem Examen dort. Anfangs wusste man nicht, wo man in der Klinik eingesetzt werden würde. Ich hatte das Glück, in der Psychiatrischen Ambulanz der Psychiatrischen Poliklinik am Beethovenplatz zu landen – der Wirkungsstätte von Michael von Cranach. Zu dem Zeitpunkt war er gerade abwesend, glaube ich. Michael, ich weiß nicht genau, wann Du nach Kaufbeuren gegangen bist.

MICHAEL VON CRANACH: Das war im Mai 1980.

BERTRAM SELLNER: Das war also genau die Schnittstelle. Damals war Peter Buchheim der Leiter in der Ambulanz. Dort habe ich erst einmal kennengelernt, was ambulantes Arbeiten und die Arbeit mit Angehörigen bedeutet. Als eine Art Landpomeranze, deren Augen gerade aufgingen, erkannte ich, was alles möglich ist. Ich merkte, dass hier mit einem anderen Anspruch gearbeitet wurde und ich wollte Teil davon sein. Aus dieser Gemeinschaft heraus haben wir Michael in Kaufbeuren besucht; wir dachten, wir besuchen ihn in der Klinik, in der er nun tätig war. Zu dieser Zeit wohnte er in der sogenannten Direktorenvilla – die Wohnung für den Ärztlichen Direktor. Wir saßen zusammen und Du hast Waffeln gemacht, das werde ich nie vergessen. Wir unterhielten uns über die Entwicklung in Kempten. Dann hast Du scherzhaft gesagt: »Ja, das wäre doch auch was für Sie, wenn Sie mal Zeit haben.« Ich dachte, ach, was der da redet. Kempten, Regensburg. Das war unsere erste Begegnung. Ich kehrte nach München zurück, absolvierte die Weiterbildung in Psychiatrie, wurde Pflegerischer Leiter der Ambulanz, der Institutsambulanz und der sogenannten Zentralen Aufnahme. Damals war ich ein Regensburger Oberpfälzer. Regensburg ist eine wunderschöne Stadt und ich wollte zurück. Helmfried Klein, ein Oberarzt, wurde Direktor in Regensburg und holte mich nach Regensburg, um dort die Institutsambulanz aufzubauen und die Aufnahme neu zu organisieren. Das war eine spannende Zeit.

In dieser Anfangszeit wollte ich in einer Institutsambulanz hospitieren. Mir wurde gesagt, es gibt Rosamunde Wolff-Baumgarten, Albrecht Egetmeyer und Konstanze Koenning in Kaufbeuren, die die Ambulanz aufgebaut haben. Also ging ich von Regensburg nach Kaufbeuren – ich erinnere mich gut an die zwei Wochen im Winter – und hospitierte in der Ambulanz. Mein Ziel war es, das Ganze weiter aufzubauen. Das habe ich dann in Regensburg gemacht. Später ging ich zur Pflegeakademie, absolvierte ein Managementstudium, denn ich wollte etwas verändern. Ich konnte nur etwas verändern, wenn ich auch eine Position hatte, in der ich, salopp gesagt, etwas zu sagen hatte. Im Rahmen dieser Aktivitäten war ich oft im Bildungswerk Irsee aktiv. Es war ein Fort- und Weiterbildungsinstitut der bayerischen Bezirke. Unser Ziel war es, die psychiatrische Pflege zu reformieren, voranzubringen und eine andere Haltung zu fördern. Da habe ich Kurse gestaltet, viel mit Rosi Wolff-Baumgartner zusammen gemacht und war regelmäßig in Irsee. Irgendwann gab es die Stelle eines Bildungsreferenten für Psychiatrie im Kloster Irsee. Auch meine familiäre Situation passte dazu, also habe ich mich beworben und wurde genommen, etwa 1992.

Im Jahr 1992 war ich also in Irsee. Der Leiter des Bildungszentrums sagte, dass bald von Cranach kommen und mich abwerben werde. Ich dachte: Warum sollte er das tun? Kurz darauf stand er in der Tür. Zu der Zeit war die Leitungsstelle des Pflegedienstes frei, ich bewarb mich. Am 1. Oktober 1993 hatte ich meinen ersten Arbeitstag in der Klinik. Zu dieser Zeit bestand das Direktorium aus Pfleger, Verwaltung und Ärzten. Die drei Berufsgruppen mussten, um gemeinsam die Geschicke der Klinik zu lenken, immer einstimmig sein, was nicht einfach war. Das war die beste Zeit für die Klinik – das war meine Zeit. Das ist also die Geschichte unserer Begegnung.

MICHAEL VON CRANACH: Natürlich erinnere ich mich sehr gut an die Momente, als wir uns trafen. Die Pflegedienstleiterstelle war vakant und es gab einen freundlichen und engagierten Pflegedienstleiter, der jedoch noch zur alten Garde gehörte und sich schwer tat. Es gab zwei Pflegedienstleiter – das ist wichtig zu betonen. Obwohl es bereits gemischte Stationen gab, existierte immer noch eine Pflegedienstleiterin für die Krankenschwestern und ein Pflegedienstleiter für die männlichen Pfleger. Es war nicht einfach, die beiden zu vereinen und es hatte zuvor erheblichen Widerstand gegeben. In diesen Häusern war es üblich, jemanden aus dem eigenen Haus zu wählen, der das Haus bereits kannte. Das war für uns eigentlich undenkbar. Wir entschieden uns, jemanden von außen zu holen. Schwester Rosi, wie sie bei mir noch immer genannt wird, Frau Wolff-Baumgartner, war als Krankenschwester eine zentrale Figur in der Ambulanz. 1980 kam sie mit nach Kaufbeuren. Schwester Rosi hatte in München den ersten Fortbildungsgang zur Psychiatrischen Fachpflege organisiert und geleitet, wahrscheinlich der erste in Bayern und jedenfalls früh auch innerhalb Deutschlands. Mit dieser Qualifikation kam sie nach Kaufbeuren, war in der Ambulanz tätig und absolvierte damals schon eine Coaching- und Beratungszusatzausbildung. Sie war bereits eine Art geheime Pflegedienstleiterin. Bei Problemen ging man zu ihr und die Patienten waren immer begeistert von ihr. Schwester Rosi sagte zu mir: »Du, der Herr sowieso, der geht und ich weiß da jemanden, der könnte passen. Also sprich mal mit ihm.« Darüber werden wir hier sicherlich noch mehr sprechen. Christian, ich überlege gerade, ich kann mich natürlich nicht an die vielen Vorstellungsgespräche erinnern, manchmal schon, aber ehrlich gesagt, zu der Zeit habe ich die Gespräche noch alleine geführt. Später haben wir das dann gemeinsam gemacht.

CHRISTIAN SCHANZE: Nein, Du warst alleine!

MICHAEL VON CRANACH: Für mich war das entscheidend, nicht die Abiturnote oder ähnliches, sondern die Frage: Was für ein Mensch steckt dahinter? Du hattest ein Pädagogikstudium, das fand ich bereits genial. Schließlich ging es darum, Haltungen zu verändern. Was versteht ein Psychiater schon davon? Damals hast Du mir das sehr gut erläutert – ich habe es stets versucht, behutsam, nicht psychiatrisch, aber doch ein wenig von den Lebensgeschichten zu erfahren. Ich erinnere mich nicht mehr genau an Deine Worte, aber die wenigen Dinge, die Du mir mitgeteilt hast, haben mich nachhaltig beeindruckt. Das war offensichtlich. Ich wusste, es handelte sich um ein amüsantes Spiel. Meine langjährige Sekretärin, Renate Schmidt, die mich stets tatkräftig unterstützte und vor Kurzem verstorben ist, hatte so eine kleine Eigenheit. Immer wenn jemand zur Vorstellung kam, sagte sie bereits im Voraus, ob es ein »Ja« oder ein »Nein« sein würde. Erstaunlicherweise stimmte das so gut wie immer.

Obwohl meine Sekretärin die Bewerberinnen und Bewerber nur für vielleicht eine halbe Minute sah, hat sich diese Methode stets bewährt. Bei Dir, Martin, erinnere ich mich daran, dass Du mir sagtest, ich käme Dir als etwas alternativer und engagierter Mensch vor. Dann teiltest Du mir mit, dass Deine Mutter in einer katholischen Jugendgruppe mit Simnacher war, dem damaligen Bezirkstagspräsidenten. Ich hatte einen positiven Eindruck von seinem Engagement, unabhängig von der Parteizugehörigkeit. Das fand ich irgendwie nett und so entschied ich mich, Dich auszuwählen. Ich dachte, es wäre auch interessant, Deine Mutter kennenzulernen, was ich schließlich auch tat. Alles bestätigte sich in unserem kurzen Gespräch, wie Ihr sehen könnt. Das ausschlaggebende Kriterium war nicht die akademische Leistung, sondern das Engagement und die persönliche Biografie. Es war mir wichtig, dass die Person sich persönlich einbringt. Ohne Namen zu nennen, haben mir zumindest drei Ordinarien der Psychiatrie viel später mitgeteilt, dass sie sich bei mir beworben hatten und von mir abgelehnt wurden.

FELICITAS SÖHNER: Hatte Ihre gemeinsame Arbeit wiederkehrende Themen oder Schwerpunkte, die regelmäßig auftauchten? Gab es im Verlauf der Zeit Veränderungen, wandelten sich die Schwerpunkte?

MARTIN ZINKLER: In der Anfangszeit war Fixierung immer ein Thema. In der Morgenbesprechung mussten wir stets erklären, wenn wir im Nachtdienst jemanden fixiert hatten. Das hat uns ziemlich gestört, denn ich dachte zuerst, in der Psychiatrie sei Fixierung normal und nun musste ich das jeden Morgen rechtfertigen. Doch die Klinik befand sich im Wandel und ich wechselte zu einer Station, die besonders war, weil Männer und Frauen dort gemeinsam behandelt wurden. Es gab Krankenpfleger, die betonten, dass wir mit den Patienten rausgehen und Sport treiben sollten. Ich schloss mich dem an und fand es großartig – kein Einsperren, sondern rausgehen.

Als wir dann die ersten Experimente mit offenen Türen machten und dieses Thema später wieder auftauchte, waren wir direkt involviert. Im Rückblick denke ich, dass das Entscheidende war, einerseits zu erkennen, dass Zwangsmaßnahmen begründungspflichtig waren und andererseits zu sehen, dass es auch andere Möglichkeiten gab – da habe ich angebissen.

BERTRAM SELLNER: Alle sprachen davon, dass Du, Michael, ein moderner Psychiater bist und so weiter. Das stimmt alles, Du hast natürlich Botschaften vermittelt. Zum Beispiel hast Du gesagt, man solle sich die Kliniken genau ansehen, denn sie würden nicht mehr lange existieren. Ich sage das etwas übertrieben, aber ich möchte, dass diese Anstalt aufgelöst wird und sich als Abteilung ins Allgemeinkrankenhaus integriert. Das muss man sich mal vorstellen: Wie viele Mitarbeiter waren da, Michael?

MICHAEL VON CRANACH: Tausend.

BERTRAM SELLNER: Tausend Mitarbeiterinnen und Mitarbeiter waren es. In einer Betriebsversammlung verkündete er das – natürlich löste das Ängste aus. Die Sorge war groß: »Was machen Sie mit uns? Sie nehmen uns die Arbeit weg.« Michael klärte zwar auf, sagte, dass er ihnen die Arbeit nicht wegnehme, sondern dass sich lediglich die Art der Arbeit verändern werde. Es würde mehr Ambulanzen und sich an den Klinik anschließende psychiatrische Hilfen geben und entsprechend mehr Mitarbeiter. Aber die Ängste waren da, besonders in den festgefahrenen Strukturen.

Die jungen Ärzte, die heute hier in unserer Runde sitzen, trieben das Vorhaben voran. Es gab aber auch einige Verkrustete, bei denen es schwierig war und auch in der Pflege waren die Strukturen festgefahren. Das war der Moment, als ich zu Michael sagte: »Weißt Du, das wird ein Prozess. Den können wir nicht von heute auf morgen durchziehen. Wir müssen die Leute mitnehmen, sie einbinden und sie müssen auch eine Rolle im therapeutischen Geschehen spielen.« Es waren immerhin 500 Pflegekräfte mit unterschiedlichsten Einstellungen. Die Aufgabe bestand darin, Michaels klare Haltung zu transportieren. Von ihm kam eine klare Botschaft, aber beim Pflegepersonal, für das ich verantwortlich war, war die Frequenz noch nicht richtig eingestellt, besonders beim Empfang. Das zu bewältigen war anstrengend. Es funktionierte nur, weil Respekt und Akzeptanz vorhanden waren. Ich erinnere mich, wie mich Michael das erste Mal zur Oberarztkonferenz einlud. Die Oberärzte – Du warst auch dabei, Christian und du, Martin, noch nicht – Nißle und alle möglichen, hießen mich ungefähr so willkommen: »Herr Sellner, machen Sie mal was mit dem Pflegepersonal. Das geht so nicht mehr weiter. Die bremsen und machen nichts.« Ich sagte: »So geht es auch nicht. Wir müssen gemeinsam eine Lösung finden.« Das klappte schnell. Das war, glaube ich, das schwerste Brett – ein Konzept zu finden, damit die Leute eine klare Vorstellung finden würden zu der Frage: Was ist meine Zielsetzung? Wo ist meine Rolle? Wie funktioniert das sogenannte multiprofessionelle Team? Die Haltung ist patientenbezogen. Wie Martin Zinkler gerade angesprochen hat, die offene Tür – das kann nur über das Pflegepersonal gehandhabt werden. Die Haltung muss stimmen und man muss wissen, warum man das tut. Ich war stolz darauf, dass in vielen Jahren wirklich dafür gekämpft wurde, das zu schaffen und durchzusetzen. Es war anstrengend, aber wichtig. Das Wichtige war, dass wir beide selten schwere Auseinandersetzungen hatten. Wir hatten Auseinandersetzungen, aber wir fanden immer wieder zueinander. Wenn wir beide, mit Blick auf meine Berufsgruppe und für die Zusammenarbeit, nach draußen gingen, kam der Prozess ins Rollen.

Das war wirklich spannend und äußerst lehrreich für mich. Es war eine großartige Zusammenarbeit und natürlich benötigte man einen Partner. Der Ärztliche Direktor ist der Ärztliche Direktor, da müssen wir uns nichts vormachen. Ich trug den beeindruckenden Titel Pflegedirektor, aber letztendlich erfolgten die Handlungsvorgaben von ärztlicher Seite und wurden ärztlich geregelt. Dennoch war die Akzeptanz, dass es nur gemeinsam funktioniert, ein beeindruckender Prozess.

CHRISTIAN SCHANZE: Durch mein pädagogisches Zusatzstudium kam ich in die Situation, dass Michael sagte: »Ah, den Schanze nehmen wir für die geistig Behinderten, er ist ja auch Pädagoge.« Das schien für ihn die ideale Lösung zu sein – ein junger Arzt, der gleichzeitig Pädagoge ist. So kam ich zu den beiden Stationen C1 und C2 und stand sofort vor der Herausforderung der Enthospitalisierung. Damit waren drei weitere Themen verbunden. Erstens: Die klare Aufarbeitung der Nazi-Vergangenheit der Psychiatrie und der Morde im Rahmen des »Euthanasie«-Erlasses. Das durchzog alles in Kaufbeuren, auch wenn es nicht immer im Vordergrund stand, es war immer präsent. Zweitens: Wie funktioniert sozialpsychiatrisches Arbeiten? Eine Enthospitalisierung konnte ich nicht alleine für den Personenkreis der Menschen mit geistiger Behinderung und psychischen Auffälligkeiten bewältigen. Ich musste die Klinik verlassen, nach draußen gehen und Kontakt mit der Lebenshilfe, den Wohnheimen und den Werkstätten aufnehmen. Die Lebenshilfe allein reichte nicht aus, der Kreis musste erweitert werden. Das hat mich von Anfang an stark geprägt. Drittens: Ein Thema, das uns permanent beschäftigte, war der Weg von der Anstalt über die Klinik zur Abteilung. Das war eines der Grundthemen. Dabei hatte ich ein starkes Interesse, denn zu Beginn war mir nicht klar, wie ein so spezialisierter Bereich wie meiner, für geistig behinderte Menschen, in einer Abteilungspsychiatrie überhaupt existieren könnte. Am Anfang hatte ich wirklich keine Vorstellung davon. In vielen Diskussionen, bis hin zu einem langen kontroversen Gespräch auf einer Hütte in den Bergen, wo wir zusammen Ski fuhren, wurde das Thema intensiv erörtert. Ich kochte, Michael stand dabei und wir diskutierten leidenschaftlich. Einmal versalzte ich das Essen komplett, weil ich völlig durcheinander war, aber es war eine großartige Geschichte. Dieser ständige Diskurs im Sinne von: »Lasst Euch nicht einlullen von der Klinik, sondern denkt weiter« war für mich letztlich der wichtigste Punkt.

MICHAEL VON CRANACH: Ich erinnere mich daran, dass für mich von zentraler Bedeutung war, dass es viele Menschen braucht, die sich engagieren, um Veränderungen in einer Institution mit tausend Mitarbeitern und tausend Patienten herbeizuführen. Es war klar, dass ich die Haltung derjenigen ändern musste, die bereits dort arbeiteten, selbst wenn sie schon seit 20, 30 oder 40 Jahren dabei waren. In dieser Hinsicht waren mir ein, zwei Erfahrungen besonders wichtig. Die Ärzte, die bereits da waren als ich kam, neigten fast alle dem Pensionsalter zu. Das war günstig, da die älteren Kollegen Schwierigkeiten hatten und oft allein gelassen worden waren. Die Psychiatrie war bis zum Beginn der Reform völlig isoliert und die Mitarbeiter waren chronifiziert, da sie von der Gesellschaft isoliert waren. Im medizinischen Bereich war es leicht, neue Menschen zu finden, da viele junge Leute kamen.

Später machte ich eine interessante Beobachtung. Gerhard Schmidt, ein Psychiater, den die Amerikaner nach 1945 in Haar eingesetzt hatten, sollte die Psychiatrie verbessern und eine Dokumentation über Haar schreiben. Ein Arzt, von Braunmühl, der 1945 aufhören musste, löste eine Kampagne aus, um Schmidt zu diskreditieren. Er schaffte es, dass die Gesundheitsbehörde Gerhard Schmidt nach einem Jahr kündigte. Die drei Argumente der Intrige waren, dass Schmidt versuchte, wissenschaftliches Wissen in die Anstalt zu bringen, junge Ärzte einstellte und mit ihnen sprach und dass er in seiner Freizeit versuchte, die NS-Zeit in der Klinik zu dokumentieren. Das waren genau die Dinge, die wir ab 1980 in Kaufbeuren umsetzten: Eine klinische Psychiatrie etablieren, junge Ärzte motivieren und die Vergangenheit aufarbeiten.

Bei den Ärzten war es nicht so schwierig. Beim Pflegepersonal gab es zunächst zwei Gruppen. Eine kleine, aber wachsende Gruppe von engagierten Pflegekräften und eine andere Gruppe, die nicht wusste, wie es weitergehen sollte, aber ahnte, dass Veränderungen notwendig waren. Viele von ihnen änderten sich und unterstützten die Reform, besonders als Du, Bertram, kamst. Deine Ankunft markierte einen wichtigen Schritt und die meisten Pflegekräfte waren plötzlich begeistert von der Reform.

FELICITAS SÖHNER: Wir befinden uns zeitlich jetzt also in den späten 1980er bis in die 2000er Jahre. Wenn Ihr Euch an die Zusammenarbeit in dieser Zeit erinnert, fallen Euch besondere Aspekte im Stil und im Ablauf unserer gemeinsamen Arbeit ein, im gemeinsamen Wirken in Kaufbeuren?

MARTIN ZINKLER: Ich schließe an das Vorherige an. Meine Zeit dort erstreckt sich von 1992 bis 1999, eigentlich gar nicht so lange und den Anfang habe ich bereits geschildert. Doch nach und nach wurde mir bewusst, dass ich mich in einem Labor mit zahlreichen Veränderungen befand und die Möglichkeiten schier grenzenlos waren. Mit Martin Schmidt ging es nach Augsburg in die Drogenhilfe, wo wir über Methadon sprachen. Bei Dir, Christian, hatten wir die Möglichkeit, uns überhaupt mit dem Thema »geistige Behinderung« auseinanderzusetzen. Plötzlich machten wir von den Stationen aus Hausbesuche, gemeinsam, sei es Pflege und Arzt oder Arzt und Psychologe. Mit Klaus Silberberger lernten wir die Enthospitalisierung kennen, dazu das andauernde Thema: Welchen Bezug hat das eigentlich zur gesamten NS-Psychiatrie-Geschichte? Man wusste gar nicht, wohin man sich wenden sollte, so viele Möglichkeiten taten sich auf. Wir konnten viel selbst bestimmen. Als Assistenten legten wir fest, wohin wir rotierten. Wir legten unseren Rotationsvorschlag Michael vor und meistens passte das mehr oder weniger, auch wenn die Oberärzte gelegentlich darüber zankten, wen sie bekommen sollten. Doch meistens konnten wir dahin, wo wir hinwollten. Das war wirklich besonders. Als nächstes war da diese Internationalität. Plötzlich sagte Michael: »Du fährst jetzt nach Italien, triffst Lorenzo Toresini in Meran, das ist wichtig und da ist die Assoziazione Alpe Adria für seelische Gesundheit.« Mir fielen die Ohren runter, ich hatte überhaupt keine Ahnung, was genau damit gemeint war. Also fuhr ich nach Italien und siehe da, plötzlich eröffnete sich eine völlig neue Welt. All das in diesen eigentlich ziemlich kurzen sieben Jahren. *(Thomas Becker schaltet sich telefonisch dazu.)*

MICHAEL VON CRANACH: Thomas, hörst Du uns?

THOMAS BECKER: Ich höre Euch gut und bin froh, dabei zu sein.

CHRISTIAN SCHANZE: Ich muss ganz ehrlich sagen, dieser persönliche Gestaltungsraum, den Du gerade angesprochen hast, Martin, hat mich wirklich überwältigt. Man hatte unglaublich viele Möglichkeiten, unmittelbar Einfluss auf die Gestaltung zu nehmen und Michael ließ uns immer laufen, stand dabei hinter uns und stärkte uns den Rücken. Das war wirklich außergewöhnlich. Kaufbeuren war insgesamt eine Duz-Klinik, wo sich die Mitarbeiter duzten. Was dabei sehr lehrreich war, ist, dass dies in keiner Weise mit einem Autoritätsverlust verbunden war. Das ist etwas, was viele Chefs fürchten, dass ihnen die Assistenten auf der Nase herumtanzen, wenn man sich duzt. Eine prägende Sache war auch, dass Du bei schwierigen Fällen, für die Du keine Chefarztvisiten gemacht hast, immer gesagt hast: »Ruft mich und ich komme.« Wenn wir Dich gerufen haben, handelte es sich also um besonders schwierige Fälle und eigentlich wollten wir Dir damit zeigen, dass auch Du nicht immer eine Lösung parat hast. Dann kam aber immer die gleiche Szene. Der Michael kam mit schnellem Schritt und weißem Kittel.

MARTIN ZINKLER: Weißer Kittel.

BERTRAM SELLNER: Mit dem wehenden, weißen Kittel.

CHRISTIAN SCHANZE: Den hat er sich immer angezogen.

MICHAEL VON CRANACH: Ich war der Einzige.

CHRISTIAN SCHANZE: Du hast immer gesagt, wir sollen keine Kittel anziehen, aber dann hast Du den weißen Kittel doch angezogen, weil Du meintest, die Patienten erwarten das von dir. Jedenfalls kamst Du mit schnellem Schritt und hast Dich mit Freude dem Fall gewidmet. Wir haben alles dargestellt, es war sehr schwierig und am Ende hast Du fast immer den gleichen Satz gesagt. Immer sagtest du: »Das ist aber spannend« oder einfach nur »Spannend«. Das hat uns einerseits fast ein bisschen zornig gemacht, jetzt kommt er wieder mit seinem blöden »... das ist aber spannend«. Auf der anderen Seite war es viel mehr als nur eine Wortfloskel. Es dokumentierte oder zeigte eine innere Haltung, eine Haltung des Zugewandt-Seins, der absoluten Wertschätzung für Patientinnen und Patienten. Ein Satz, den ich von Psychiatern oft gehört habe, wäre Dir nie über die Lippen gekommen: »Dieser Patient ist austherapiert.« Das wäre absolut undenkbar gewesen, dass Du so etwas gesagt hättest. Solche Haltungen sind mir im späteren Berufsleben sehr häufig begegnet und das hat sich hinter diesem »Spannend« verborgen. Ich muss Dir gestehen, ich habe es mir total angewöhnt. Ich habe das genauso gemacht und fast Freude daran gehabt, meine Assistenzärzte auf gleiche Art und Weise zu irritieren, wie Du uns damals irritiert hast. Das war so ein persönliches Stilmittel.

BERTRAM SELLNER: Ich möchte ergänzen, was Martin Zinkler auch bereits erwähnte: Jeden Morgen hatten wir eine Vorbesprechung und anschließend eine Konferenz, in der die Neuaufnahmen und schwierige Patienten besprochen wurden. Die Fixierungen waren hochschwellig und es wurde intensiv nachgefragt, warum sie erforderlich waren. Wenn solche Situationen auftraten, hieß es: »Da haben wir jetzt ein Riesenproblem.« Das habe ich immer sehr geschätzt. Nach der Konferenz sind wir beide sofort auf die Station gegangen. Das war wichtig, nicht nur für die Rolle und Verantwortung des Arztes, sondern auch für meine als Pflegekraft. Wir haben gemeinsam das Thema angesprochen, so wie es Christian Schanze gerade erwähnt hat. Das war bereits eine Wertschätzung, dass man kam, egal auf welche Station. Es gab keine Abteilung, die ausgelassen wurde. Es war überall gleich. Das hat auch die Haltung geprägt, wie wir die Klinik sehen. Es gab nicht die gute, die schwierige, die bessere Station oder die Privatstation. Das existierte nicht. Es war wirklich auf einer Ebene, und obwohl sie sich vielleicht manchmal darüber ärgerten, dass wieder die »Ganz-Gescheiten« kamen, denke ich, es war eine Wertschätzung. Es wurde nach Lösungen gesucht. Es gibt das Sprichwort »Management per Helikopter«, bei dem man auftaucht, Staub aufwirbelt und wieder verschwindet. Aber wenn sich der Staub legt, denken sie vielleicht: »Oh, da war etwas. Jetzt müssen wir noch einmal darüber nachdenken.« Das fand ich großartig. Das war Michaels Führungsstil. Wie viele Chefärzte gibt es, die noch auf jede Station gehen und diesen Weg machen? Leider hat sich das, wenn wir den Sprung in die Jetztzeit machen, sehr verändert.

Die zweite wichtige Sache war die sogenannte Besuchskommission der Bundesdirektorenkonferenz, in die ich durch Michael kam. Elf Kliniken waren beteiligt. Man hat gemeinsam geschaut, wurde von anderen Sozialpsychiatrien besucht und es wurde gesagt: »Wir wollen uns wirklich auf die Finger schauen lassen. Was passiert bei uns? Wie seht Ihr das von außen?« Man bat um Unterstützung bei bestimmten Prozessen, die im Gange waren, sei es gegenüber der Politik oder den jeweils verantwortlichen Trägern. Das war unheimlich lehrreich. Dort habe ich übrigens auch Peter Kruckenberg kennengelernt, was für mich einen Fortschritt darstellte. Ich erinnere mich daran, wie die Besuchskommission zu uns kam. Uns ging die Düse, das muss man einfach sagen. Klar, man denkt, man macht alles Mögliche und dann tauchen sie auf und legen den Finger in die Wunde, an Stellen, wo wir danach gesagt haben: »Das war jetzt blöd, dass sie das sehen, aber eigentlich haben sie Recht.« Man hat die Kritik angenommen und versucht, sie wirklich mitzunehmen.

Ich wiederhole mich, aber es war immer wichtig, das gemeinsame Ziel vor Augen zu haben. Zum Beispiel fällt mir Wolfgang Gerum ein. Er schien im ersten Moment etwas kurz angebunden zu sein, aber er hatte ein unglaubliches Gespür für das Klientel, für das Christian Schanze verantwortlich war. Ich glaube, er hat auch stark dazu beigetragen, dass die Enthospitalisierung in Gang kam. Letztendlich ging es um das Miteinander. Die größte Berufsgruppe ist die Pflege und man musste sie mitnehmen. Es gab schwierige Mitarbeiter, aber es waren auch Leute unsicher, wie Ihr es genannt habt. Man musste versuchen, sie zu gewinnen und mit den schwierigen Personen, so komisch das klingen mag, musste man schauen, wie man das abbildet, ohne dass es blockiert. Das waren meine Erfahrungen dazu. Und nochmals betont: Die Besuchskommission war wirklich etwas Besonderes.

CHRISTIAN SCHANZE: Darf ich kurz noch etwas ergänzen? Das passt genau dazu: »Schwierige Patienten« waren keine schwierigen Patienten, sondern eine Herausforderung an unsere Fachlichkeit. Das hat uns Michael beigebracht. Diese Fachlichkeit musste immer auf einer grundsätzlich akzeptierenden, wertschätzenden Haltung basieren. Das war ein wichtiges Element. Später wart Ihr immer zu zweit unterwegs, zuerst warst Du allein, Bertram, aber seitdem Du im Amt warst, wart Ihr immer zu zweit. Das war wirklich ein besonderes Signal.

BERTRAM SELLNER: Auch wenn es hier vielleicht nicht genau passt und Du das Stichwort gegeben hast, möchte ich sagen: Woran ich gemerkt habe, dass es sich lohnt zu bleiben und nicht zu gehen, ist Folgendes: Ich habe regelmäßig Visiten und Kurvenvisiten gemacht und das Interessante war, dass die Pflege das unglaublich zelebriert hat. Sie haben Kaffee gekocht, Kuchen gebacken und unbedingt gewollt, dass das lange dauert. Wenn wir eigentlich fertig waren, ist niemand aufgestanden; alle sind sitzen geblieben, als ob sie noch etwas wollten. Damit war zwar im Alltag nicht sofort alles besser, aber es gab eine innere Bereitschaft, sich mit dieser Veränderung auseinanderzusetzen und das habe ich besonders in diesen Visiten kennengelernt. Das wollte ich nur noch einmal sagen, weil Du gerade Wolfgang Gerum angesprochen hast, der eigentlich genau dafür ein Repräsentant war.

FELICITAS SÖHNER: Es schien bereits in einigen Antworten an, aber: Gibt es so etwas wie einen besonderen Stil von Michael von Cranach in der Zusammenarbeit?

BERTRAM SELLNER: Also, da muss ich jetzt mal gleich was sagen, sonst vergesse ich es. Michael war ja ein Teamplayer, aber sein Schlusssatz war immer »Lasst uns mal zusammenfassen, wie ich das sehe.« (Allgemeines Lachen) Das war ganz geschickt, natürlich hochdiplomatisch, okay und im Sinne von:

Also, das ist jetzt so die Richtung. Das bedeutete dann, dass Michael sagt: Mit dieser Entscheidung gehe ich konform. Dann hat man schon gewusst, wenn dieser Satz gefallen ist, dann kann man wirklich gut loslegen.

MARTIN ZINKLER: Ja, das ist auch ein Ausdruck von Verantwortungsübernahme. In einer herausgehobenen Rolle bedeutet das, Ihr müsst Euch auch anhören, was ich jetzt hier zu sagen habe. Nachdem alle Stimmen gehört wurden.

BERTRAM SELLNER: Absolut.

CHRISTIAN SCHANZE: Es gab beispielsweise eine Zeit, in der im neuen Jahr immer ein Zusammentreffen stattfand: Das Neujahrsgespräch im Casino. Einmal blieb mir besonders in Erinnerung, das war noch relativ früh in meiner beruflichen Zeit in Kaufbeuren. Wir Jüngeren waren wahnsinnig stolz, weil wir die Stationen so einigermaßen auf Vordermann gebracht hatten und uns Michael von Cranachs Lob erhofften, da er als Chef den Jahresrückblick machte. Das Lob fiel jedoch anders aus. Obwohl er unsere Leistung anerkannte, erfolgte dies mit relativ spärlichen Sätzen. Er betonte stattdessen, dass wir viel mehr darauf achten müssten, stets ein Bein auch außerhalb der Psychiatrie zu haben. Dieser Satz hatte Bedeutung, besonders wenn ich an Kollegen wie Andreas Küthmann oder Robert Kuhlmann denke. Obwohl wir anfangs erzürnt waren, weil Michael uns so wenig gelobt hatte, haben wir im Verlauf unserer beruflichen Entwicklung zunehmend verstanden, was mit diesem einen Fuß außerhalb der Psychiatrie gemeint war – nämlich der Kern des sozialpsychiatrischen Arbeitens.

FELICITAS SÖHNER: Michael, erinnerst Du Dich oder möchtest Du eine Erinnerung mit uns teilen, wie Du die Zusammenarbeit erlebt hast oder was dein Anspruch als Leitender in der Klinik war?

MICHAEL VON CRANACH: Mir ist das ein bisschen peinlich, wenn Ihr so sprecht, aber ich muss ehrlich sagen, ich hatte gar kein theoretisches Konzept davon, was es bedeutet, eine Klinik zu leiten. Es gab keinen klaren Fahrplan, wie ich vorgehen sollte. Mein Ziel war einfach: Eine möglichst menschliche, aber auch wissenschaftlich fundierte Psychiatrie zu führen und die Psychiatrie aus diesem Anstaltsghetto, wie ich es nennen würde, herauszuholen. Ich habe einfach nur Eure Hilfe gesucht, um das zu tun. Es gab keine Vorbilder, zumindest nicht im konkreten Handeln. Kaum jemand hatte so etwas beschrieben. In England gibt es ein paar Veröffentlichungen über den Prozess der Veränderung und es gibt sehr ausführliche Texte von Franco Basaglia, mit dem ich sogar mal persönlich ein längeres Gespräch hatte. Ein Konzept über die Vorgehensweise hatte ich aber nicht. Ich dachte mir, dass es wichtig ist, ganz offen über diese Ziele zu sprechen – nicht irgendwie hinter verschlossenen Türen, sondern direkt und damit sozusagen Eure freundschaftliche Hilfe zu erbitten. Lasst uns das gemeinsam gestalten, diesen Weg gemeinsam gehen. Zu jedem von Euch hatte ich eine innere, persönliche Beziehung. Die meisten von Euch kenne ich auch ein wenig – Eure Biografien, Eure Partner, sogar einige Eurer Kinder, obwohl wir nicht ständig zusammengesessen sind. Für mich war es eine unglaublich lebendige Zeit meines Lebens. Es sind nicht nur Freundschaften geblieben, sondern die Beziehungen zu vielen hunderten von Kollegen in meinem Bereich sind lebendig, auch wenn nicht aus jeder eine ewige Freundschaft entstanden ist. Aber wenn wir uns sehen, ist etwas ganz Herzliches und Persönliches da.

BERTRAM SELLNER: Ich erinnere mich noch, wie wir uns im Café im fünften Stock getroffen haben. Diese Annäherung untereinander, diese Beziehungsarbeit zwischen den Berufsgruppen – das war mir sehr wichtig. Die Idee war, dass die Leute sagen: Bertram, mit dem kann man schon etwas besprechen, der ist in Ordnung, den kann man ernst nehmen. Das war in der alten Struktur nicht so. Da gab es Ärzte hier und irgendwo die Pflege da – und nun war es entscheidend, dass man das gemeinsam schafft. Das ging schon über die Beziehungsschiene und das fand ich wirklich das Wichtigste: Wir können das zusammen machen, wir schätzen uns gegenseitig und das, glaube ich, warst schon Du, Michael. Was natürlich dein Konzept war, das waren die drei Säulen der Enquete. Du hast das wirklich als einer der Ersten vorangebracht und zumindest in Bayern, ernst genommen. Ich kenne Kollegen von Dir, die gesagt haben, nun ja, mal sehen, warten wir ab, aber Du warst da wirklich fortschrittlich. Ich glaube, das war schon etwas, wofür Du gestanden hast und das waren glaube ich die Hauptzeugen, aber bitte.

MICHAEL VON CRANACH: Im Nachhinein habe ich das Gefühl, die Enquete instrumentalisiert zu haben. Ich habe überall gesagt: »Das steht in der Enquete«, sei es bei den Politikern, bei Euch oder generell. Die Enquete diente als Rückendeckung. Aber das meiste, was wir gemacht haben, stand nicht in der Enquete. Es war sogar gegen die Enquete gerichtet, denn die Enquete hat die Bedeutung der Ambulantisierung unterschätzt. Die Ambulanzen waren entscheidend und zu der Zeit waren sie eher klein. Bei uns war die Ambulanz die größte Abteilung, aber das stand überhaupt nicht in der Enquete. Was die Psychiatrischen Abteilungen betrifft, so mag das in der Enquete stehen, aber nur in Bezug auf eine bestimmte Erprobung, bei der die Abteilungen mindestens 250 Betten haben sollten. Wir sind komplett gegen die Enquete vorgegangen. Ich erinnere mich an die Diskussion in der Entstehungsphase der Enquete mit Hippius. Er unterstützte die niedergelassenen Ärzte und war ein entschiedener Gegner der Enquete und der Institutsambulanzen. Wir aber haben die Enquete instrumentalisiert.

BERTRAM SELLNER: Ja und sozusagen verfeinert.

CHRISTIAN SCHANZE: Dein Stil war so, dass Du, wenn Du etwas erzählt hast, keine Theorie vermittelt hast. Stattdessen hast Du die Psychiatrie als Narrativ präsentiert. So erfuhren wir von Deiner etwas schrägen Tante, mit der Du Gespräche geführt hast. Wir hörten von Deiner Zeit in England und von den frechen Fragen, die Du Deinen Vorgesetzten gestellt hast, ohne Rücksicht auf Amt und Würde oder fachliche Autorität. Wir wussten, dass Du im Wohnwagen in England geschlafen hast, als Du am Maudsley Hospital gearbeitet hast. Dein Zugang zur Psychiatrie war immer persönlich. Dadurch wurde die Psychiatrie für uns lebendig und nicht nur ein theoretisches Konzept der Sozialpsychiatrie.

BERTRAM SELLNER: Was mir spontan einfällt, weil Du gesagt hast, wir haben die Enquete instrumentalisiert: Michael war an einer Uniklinik und Hippius hat eine klassische universitäre Psychiatrie betrieben, bei der die Pharmakologie im Vordergrund stand. Die Psychiatrische Poliklinik galt als Oase und Michael hat es geschafft, die Werte dieser Poliklinik mit einem sozialpsychiatrischen Ansatz zu vereinen und das über die Universität nach außen zu tragen. Das ist eigentlich die große Kunst. Zum Schluss war es sogar so, dass man meinen konnte, Hippius sei der größte Sozialpsychiater der Welt, wenn man seine letzten Vorträge hörte. Diese Arbeit hat sich definitiv ausgezahlt.

CHRISTIAN SCHANZE: Hippius hatte eine Vorliebe für schwarze Schafe, fand ich, und Michael war das schwarze Schaf in dieser Assistenten- bzw. Oberarztgemeinschaft, die bei Hippius gearbeitet hat. Die Assistenten und Oberärzte von Hippius, von denen viele später Ordinarien oder Klinikdirektoren wurden, haben Michael gehasst. Sie haben ihn überall, besonders wenn er nicht dabei war, durch den Kakao gezogen. Aber eigentlich hatten sie unglaubliche Angst vor ihm, weil Michael ein sehr guter Debattierer ist und die Dinge präzise auf den Punkt bringen kann. Sie fürchteten sich davor, sich im Diskurs wieder eine blutige Nase zu holen.

BERTRAM SELLNER: Absolut ja.

MARTIN ZINKLER: So ist es.

CHRISTIAN SCHANZE: Ich war längere Zeit in der Bundesdirektorenkonferenz als Sprecher dieses Arbeitskreises für geistig Behinderte in der Psychiatrie. Da habe ich das über Jahre mitbekommen und ab und zu war Michael dabei. Nach kurzer Zeit ging dann schon wieder der Zoff los zwischen den üblichen Kandidaten aus der ehemaligen Hippius-Schule. Sie konnten nicht akzeptieren, was Du zur Psychiatrie gesagt hast.

BERTRAM SELLNER: Der erste Satz, wenn ich so einen Kollegen von ihm, der auch Ärztlicher Direktor war, getroffen habe, war immer »Und, Bertram, gibt's die Klinik noch?« Das war immer so provokant. »Hast Du noch einen Arbeitsplatz? Gibt es die Klinik noch? Denn der von Cranach will sie auflösen. Also, lang geht das nicht mehr.« Also, das war schon so.

FELICITAS SÖHNER: Jetzt sind einige Schlagworte gefallen, wie eben Enquete und Sozialpsychiatrie. Erinnert Ihr Euch an internationale oder nationale Themen innerhalb der Psychiatrie, wie jetzt die Enquete oder auch außerhalb der Psychiatrie, die eine Rolle gespielt haben im Arbeiten in der Psychiatrischen Anstalt und wenn ja, in welcher Form?

MARTIN ZINKLER: Die erste Veranstaltung, auf die Du mich geschickt hast, das wirst Du wahrscheinlich nicht erinnern, aber es hatte für mich riesige Folgen. Das war dieser kleine Kongress in Bielefeld über Behandlungsvereinbarungen. Wir hatten ein paar gemacht und ich habe das dort vorgetragen, war ganz begeistert und habe andere Leute getroffen, die das auch ganz interessant fanden. Da war aber auch Rolf Marschner und er sagte dann, Du kommst jetzt in die Redaktion von »Recht und Psychiatrie«. Da war ich dann, Wahnsinn irgendwie. Ich bin ja Assistent am Bezirkskrankenhaus und die fragen mich, ob ich bei einer wissenschaftlichen Zeitschrift mitmachen will. Da bin ich ja heute immer noch dabei und habe wahnsinnig viel gelernt in der Zusammenarbeit mit den Juristen. Aber das war so die erste nationale Veranstaltung, zu der Du mich hingeschickt hast.

MICHAEL VON CRANACH: Du bist dann auch, das hat mir Deinen Weggang erleichtert, nach England gegangen. Das hat sicher auch damit zu tun, dass wir oft über England gesprochen haben.

MARTIN ZINKLER: Ja, damit war ich ja schon angefixt. Eigentlich wollte ich nach Italien gehen, aber ich beherrschte die Sprache nicht. Also entschied ich mich dafür, in ein anderes Land zu gehen, in dem die Gemeindepsychiatrie einen anderen Ansatz verfolgt.

CHRISTIAN SCHANZE: Internationale Kontakte im Bereich der psychiatrischen Behindertenarbeit waren nicht unbedingt dein Fachgebiet. Das lag nicht in deinem Zuständigkeitsbereich. Dennoch hast Du mich unglaublich unterstützt, über den Tellerrand der Psychiatrie Kaufbeuren hinauszuschauen. Du hast mich stets ermutigt, Kontakt zu anderen Kliniken aufzunehmen und zu sehen, was sie tun, auch im Ausland. Das führte konkret dazu, dass ich an Kongressen zum Thema «Mental Health and Mental Retardation« teilnahm. In Rom, erinnere ich mich, waren 400 Teilnehmer, darunter fünf Deutsche und wir waren dabei. Das war großartig. Heute, wenn ich auf aktuelle Themen im Bereich der Versorgung geistig Behinderter schaue, erkenne ich, dass viele dieser Themen in Rom erstmals behandelt wurden – zum Beispiel von Anton Došen, der die sozio-emotionale Entwicklung thematisierte. Das war wirklich wertvoll. Die Klinik hat uns Mitarbeiter insgesamt ungemein unterstützt, solche Kontakte nicht nur zu knüpfen, sondern auch zu pflegen.

BERTRAM SELLNER: Ein weiterer Aspekt, der auf eine Initiative aus Kaufbeuren zurückzuführen ist, waren die sogenannten Assistentenfahrten. Das war wirklich etwas Besonderes. Durch einen Pool, finanziert aus den Einnahmen, die Michael von Cranach von Privatpatienten erhielt, wurde ein großer Teil für das Pflegeforum abgezweigt. Mit diesen Geldern wurden dann Studienfahrten in verschiedene europäische Nachbarländer organisiert. Das war eine beeindruckende Initiative, bei der ich das erste Mal teilnahm. Es eröffneten sich völlig neue und faszinierende Begegnungen sowie ein intensiver Austausch. Diese Reisen haben die Gruppen wirklich zusammengeschweißt, besonders erinnere ich mich an unsere letzte gemeinsame Fahrt nach Triest – ein grandioser Abschluss. Nach dieser Reise wechselte ich meinen Beruf und Michael ging in den Ruhestand. Diese Erfahrung, die Situation in Triest live zu erleben, war äußerst bereichernd. Der internationale Aspekt war wichtig, national spielte die Enquete eine Schlüsselrolle.

Eine weitere bedeutende Entwicklung war die Angehörigenbewegung in der Psychiatrie. Schon in der Psychiatrischen Poliklinik hatte ich früh Kontakt zur Angehörigenarbeit. In Regensburg versuchte ich dann, diese Arbeit im Aufbau der Ambulanz voranzutreiben. Der Ärztliche Direktor unterstützte mich dabei und gemeinsam brachten wir die Angehörigenarbeit in die Klinik. Hier lernte ich Egetmeyer und Koenning kennen, wichtige Mitstreiter in der Sozialpsychiatrie, die viel in diese Richtung unternahmen. Angehörigenarbeit bedeutet auch Begleitung, insbesondere für das Pflegepersonal. Wie geht man mit Angehörigen um? Neben den angebotenen Gruppen für Angehörige und Selbsthilfe-Gruppen war die Begegnung mit Angehörigen auf den Stationen entscheidend. In der heutigen Zeit höre ich überall von Herausforderungen wie strenger Schweigepflicht und bürokratischen Hürden beim Betreten der Stationen. Genau das wollten wir überwinden – einen niederschwelligen Kontakt schaffen, dass Angehörige Zugang haben und die Distanz zu den Patienten nicht zu groß wird. Diese Bewegung wurde bereits in der Enquete angesprochen und ich glaube, sie war für alle Berufsgruppen wichtig. Sogar in der ärztlichen Weiterbildung wurde verankert, Angehörigenarbeit zu leisten – das halte ich für sehr wichtig.

MARTIN ZINKLER: Abends mussten wir immer in die Klinik kommen und Tee zubereiten. Das fand ich anfangs auch etwas irritierend. Warum sollte ich abends in die Klinik kommen und dann Tee kochen? Schließlich hatten wir bereits tagsüber als Stationsarzt intensiv gearbeitet. Aber erstens ist klar, Angehörigengruppen sind abends und zweitens, keine Angehörigengruppe ohne Tee und Kekse. Geht nicht.

BERTRAM SELLNER: So haben wir das Tee kochen auch gelernt.

FELICITAS SÖHNER: Wie haben Sie sich damals in diesem Spannungsfeld zwischen politischen Interessen, den Realitäten und dem Ideal der gewünschten Psychiatrie orientiert?

MARTIN ZINKLER: Ein Aspekt, der hier jetzt gut passt, obwohl wir ihn gerade nicht genannt haben, ist das Thema Geld. Das war wirklich erstaunlich. Als ich in England war, hat sich in Deutschland immer weiterentwickelt, was in den Krankenhäusern ökonomisch vor sich ging. Während unserer gemeinsamen Zeit ging es aber wirklich nicht um Geld. Wenn Du mit der Ente zur Arbeit kommst – das war schon ein cooles Understatement. Der Chef fuhr mit der Ente zur Arbeit und entschuldigte sich fast dafür, wenn er sich gelegentlich mit dem Direktions-Mercedes nach Augsburg chauffieren ließ. Du musstest erstmal erklären, warum Du das überhaupt in Anspruch nimmst, dass es einen Fahrer gibt und ein so altes Mercedes-Fahrzeug. Wir haben die Stationen dann aber auch nicht mehr voll belegt. Das waren Sektor-Stationen und wir waren ständig dabei, zu entlassen. Manche fanden das nicht so toll, aber nicht alle … Aber es war klar und da gab es eigentlich nie Probleme: Die Station war zu 60 % belegt, die Türen waren offen, es herrschte ein gutes Miteinander, es gab keine Fixierungen mehr und niemand sagte, dass Du voll belegen musst, damit Geld reinkommt. Ich weiß nicht, ob Du, Michael, damals Druck bekommen hast, aber auf jeden Fall hast Du ihn nicht weitergegeben.

CHRISTIAN SCHANZE: Ordentlich.

MICHAEL VON CRANACH: Riesigen Druck.

BERTRAM SELLNER: Ja, aber bei mir kam nichts an. Das fand ich schon irgendwie faszinierend, wenn man bedenkt, was aus dem Gesundheitswesen geworden ist und wie sehr man sich inzwischen selbst und auch andere damit traktiert. An dieser Stelle wollte ich noch einen Satz hinzufügen: Du bist ja selbst traktiert worden, einmal im Jahr bei der Personalversammlung.

MARTIN ZINKLER: Ja, ich erinnere mich genau. Damals war es irgendwie so, dass alle, die dort eine Rede halten durften, abgerechnet haben – alles wurde zu einer Abrechnung mit von Cranach. In einem Jahr war ich der Assistentensprecher und hatte auch wieder so eine Art Abrechnung mit kritischen Bemerkungen vorbereitet. Dann wurde jedoch über Dich hergezogen und ich ging einfach hin und sagte nichts von all dem, was wir als Assistenten besprochen hatten. Stattdessen betonte ich, was für einen großartigen Arbeitsplatz ich hier habe, mit wie vielen Möglichkeiten, denn ich konnte es nicht mehr ertragen. Ich dachte, das ist jetzt nicht mehr in Ordnung.

BERTRAM SELLNER: War das nicht das Treffen, bei welchem, als Michael beginnen wollte zu sprechen, alle aufgestanden und rausgegangen sind?

MICHAEL VON CRANACH: Das gab es auch einmal.

BERTRAM SELLNER: Das war, glaube ich, nicht die gleiche Versammlung.

CHRISTIAN SCHANZE: Das war es nicht. Aber das war höchst irritierend.

BERTRAM SELLNER: So war die Stimmung.

CHRISTIAN SCHANZE: So war die Stimmung. Das ist richtig.

MICHAEL VON CRANACH: Hierzu möchte ich etwas sagen, denn das war wirklich schwierig. Die größte Hürde war der Personalrat, der einen Personalabbau befürchtete. Die Bedingungen waren so günstig, dass wir kontinuierlich Betten reduzierten und das Personal entsprechend immer mehr wurde. Das war erstaunlich und gilt heute immer noch, da es kaum eine Personalreduktion gegeben hat.

Der Personalrat stellte eine echte Herausforderung dar. Ich erinnere mich noch daran, dass der Personalrat, als wir die erste gemischte Station einrichten wollten, dies verhindern wollte. Bendfeldt, damals Vorsitzender, sagte mir, dass dies zustimmungspflichtig sei und sie dem nicht zustimmen würden. Der Grund war, dass wir dann gemischtes Pflegepersonal hätten und als pflegerischen Leiter der Station eine Schwester – Schwestern könnten jedoch nicht Vorgesetzte von Pflegern sein.

Mit der Zeit hat der Personalrat in den alltäglichen Arbeiten vieles mitgetragen, aber natürlich war die Personalversammlung wichtig, da der Personalrat sich vor dem gesamten Personal profilieren musste. Der Personalrat vertrat nicht nur die klinisch tätigen Mitarbeiter, sondern war hauptsächlich ein Vertreter der Betriebs-, Handwerks- und Verwaltungsmitarbeiter.

CHRISTIAN SCHANZE: Im Bereich meiner Zuständigkeit wurde relativ schnell klar, dass ich rasch in die politische Richtung der Enthospitalisierung von Menschen mit geistiger Behinderung und psychischen Auffälligkeiten geraten bin. Ich setzte mich sozusagen auch auf Bezirksebene, beim Verband der Bezirke (heute Bayer. Bezirketag) für die Enthospitalisierung aller geistig Behinderten aus allen psychiatrischen Kliniken ein. Wir haben dann auch erstmals eine Erhebung darüber gemacht, wie viele geistig behinderte Menschen es überhaupt in den bayerischen Psychiatrien gab. Insofern war es immer ein bisschen ambivalent. Das, was Du, Michael, uns vermittelt hast, ist: Einerseits sind Vertreter von den Kostenträgern sozusagen die »Gegner«, ich sage das mal jetzt so flapsig. Andererseits wollen wir etwas von ihnen und mit ihnen erreichen. Wir wollen, dass sie unsere Art der Psychiatrie unterstützen und dafür muss man tätig werden. Insofern bin ich sehr schnell in diese Position gerutscht und dann ist etwas Charakteristisches passiert – Du hast Dich hinter mich gestellt. Ich wurde schnell Mitglied in diesem Arbeitskreis Geistige Behinderung der Bundesdirektorenkonferenz und im Rahmen dieser Veranstaltung haben wir verschiedene Kliniken besucht und uns angesehen, wie es dort mit den geistig Behinderten aussieht. In diesem Rahmen waren wir auch im Bezirkskrankenhaus Haar und haben uns den Behindertenbereich dort angeschaut. Wir waren entsetzt über die Verhältnisse: Zwei Wachsäle mit zwölf Leuten und die Patienten waren dauerhaft dort untergebracht. Zwischen den Betten war so wenig Platz, dass nicht mal ein Nachtkästchen hineinpasste. Für fast 40 Patienten gab es fünf Rasierapparate. Die Toiletten befanden sich unter einer Treppe und waren mit Metallbügeln in der Wand und im Boden verankert, ohne Klobrille und vernachlässigt. Es war schrecklich. Das kann man sich gar nicht vorstellen. Daraufhin habe ich im Auftrag des Arbeitskreises der Bundesdirektorenkonferenz einen Brief geschrieben – einmal an die Klinikdirektion und erneut an die Sozialministerin Barbara Stamm.

CHRISTIAN SCHANZE: Ich habe einen formalen Fehler gemacht. Ich habe den Briefkopf des BKH Kaufbeuren für dieses Schreiben verwendet und das ging ganz böse schief. Es wurde sehr schlecht aufgenommen. Die Münchner und die Haarer wollten ein Dienstaufsichtsverfahren gegen mich anstrengen. Da hast Du, Michael, Dich total hinter mich gestellt. Aber völlig überraschenderweise hat sich auch Ministerin Stamm komplett hinter mich gestellt und ist förmlich dazwischengegangen. Sie ist Pädagogin, wie ich selbst und hat dann durchgesetzt, dass 110 Millionen Mark zur Verfügung gestellt werden für die Enthospitalisierung der geistig Behinderten aus der Psychiatrie. Das war eigentlich der Effekt dieses Skandals. Damit bin ich in diese politische Schiene gerutscht. Ich war dann eine ganze Zeit lang fachlicher Berater des Bezirks in der Zeit des Werkleiters Schmidt. Übrigens hat er jede Sitzung von uns damit eingeleitet, wie viel Prozent der Stationen in Kaufbeuren aktuell besetzt sind. Er hat daraus immer wieder abgeleitet, dass, wenn die Stationen nicht voll sind, wir nichts erreichen können, keine finanziellen Mittel haben und wir nichts machen können.

Später bin ich in dieser Schiene dann noch weitergegangen, wobei Michael für mich in dieser Sache immer ein gewisses Korrektiv dargestellt hat. Ich neige dazu, zu harmonisieren, das ist mir sehr eigen. Dann kam Michael und hat gesagt: »Aber jetzt musst Du Dir das nochmal anschauen.« Er war sehr skeptisch gegenüber solchen Vereinigungen wie der Bundesdirektorenkonferenz, die eine bestimmte Psychiatriepolitik vertrat. Daher war es für mich immer wichtig zu wissen, was Du letztlich dazu sagst. Wie man einerseits mit der politischen Ebene zusammenarbeitet, aber auch den Mut hat, Kompromisse einzugehen. Und gleichzeitig auch den Mut hat, sich hinzustellen und zu sagen: »So können wir das nicht machen.« Dabei war wichtig, die Kommunikation nicht abreißen zu lassen. Das war vielleicht eine Deiner größten Stärken. Wenn es irgendwie geknirscht hat, hast Du Dich nicht aus der Kommunikation zurückgezogen, sondern bist noch einen Schritt tiefer in diesen Kontakt gegangen und hast mit viel Nachdruck und Klarheit Deine Argumentation verteidigt. Das Beibehalten des Diskurses war wichtig. Das war entscheidend für die Arbeit im Spannungsfeld zwischen Kostenträger, Politik und Versorgungsrealität.

BERTRAM SELLNER: Drei Dinge fallen mir ein. Wir beide mussten politische Auseinandersetzungen bestehen, als die Verhältnisse anders waren und die Direktoren nicht mehr die Verantwortung hatten. Stattdessen gab es einen Direktor der Bezirkskrankenhäuser und später einen Vorstand, wie es zuletzt hieß. Das waren anstrengende Zeiten. Wenn die Management-Seite aufgelaufen ist, waren wir beide ziemlich gefordert. Es waren harte Auseinandersetzungen und da musste man durchhalten. Am Ende haben wir gemeinsam geschafft, einen guten Kompromiss zu finden, auch wenn es anstrengend war. Politisch erinnere ich mich noch gut an die Zeit, als Edmund Stoiber Kanzlerkandidat war. Es gab einen Staatssekretär, Georg Schmidt, im Sozialministerium und es ging um das Thema Forensik. Einige Patienten waren in Günzburg entwichen und ich erinnere mich, dass Schmidt da war und der Simnacher ziemlich aufgeregt. Schmidt kam rein und sagte: »Forensik, es geht um die Forensik.« Das sagte er immer so. Dann sind wir in die Forensische Abteilung gegangen, um die Abgrenzung zu besprechen und dann sagte er: »Da muss überall NATO-Draht hin.« Also diese Spiralen. »Alles abdichten. Mir haut keiner mehr ab«, sagte er. »Mir haut keiner mehr ab.« Daran kann ich mich noch gut erinnern. Wir beide sitzen da und dann sagt Michael – das war ein genialer Schachzug – er sagt: »Also, Herr Schmidt, stellen Sie sich mal vor, Sie machen jetzt da diese NATO-Rollen drauf. Da oben will ein Patient entweichen, was man nicht ganz verhindern kann, und der seilt sich ab. Er rutscht ab und landet in diesem NATO-Draht und das Blut läuft die Mauern runter. Wollen Sie so ein Bild haben?« »Nein, nein, das will ich natürlich nicht. Also da müssen wir andere Lösungen überlegen.« Dann haben wir es geschafft, nicht diesen NATO-Draht zu haben, sondern ein anderes System, das den Überstieg sehr, sehr erschwert. Das war auch ein kluger Schachzug, denn das war wirklich ein Riesendruck, ein unheimlicher Druck, dass da keiner mehr entweicht und dass das dem Kanzlerkandidaten Stoiber dann in seiner Kandidatur schadet.

Es gab auch andere Auseinandersetzungen. Ich erinnere mich an einen Vorfall, als ein Patient entwichen ist und sich in der Nähe des Mädchengymnasiums und der Mädchenrealschule aufhielt. Es gab einen Riesenartikel in der Zeitung, erinnerst Du Dich, Michael? Dann kam der Elternbeirat, das weiß ich auch noch und es war wichtig, dass wir den Empfang mit dem Elternbeirat hatten, den Mitgliedern die Klinik zeigten und die Situation erklärten. Das hat dazu beigetragen, die Situation zu deeskalieren, da es sich um eine sehr sensible Angelegenheit handelte, aufgrund der Nähe der Klinik zu dieser Schule. Das waren ein paar kurze Episoden.

MICHAEL VON CRANACH: Ich würde zwei Dinge sagen. Zum einen die Politik. Wenn wir über die Politik sprechen, die Du angesprochen hast, Christian, kommen wir gleich zur Forensik. Gott sei Dank hatten wir, aus welchem Grund auch immer, eine Art Netz. Wir haben nicht ohne Netz gearbeitet.

Zum einen hatten wir den Bezirkstagspräsidenten in Schwaben als Teil unseres Netzes und zum anderen das Sozialministerium. Das Sozialministerium war erstaunlich fortschrittlich. Ich hatte viel Kontakt über die Bundesdirektorenkonferenz und befreundete Kollegen. Ich wusste, wie es woanders war, zum Beispiel in Nordrhein-Westfalen oder in den Stadtstaaten. Dort bestand wesentlich weniger Verständnis und auch weniger menschliche Kompetenz als im bayerischen Sozialministerium. Irgendwie war das nicht politisch. Ich habe mich immer darüber gewundert: Wie kann es sein, dass ein Ministerialrat besser nachvollziehen kann, dass eine Psychiatrische Abteilung im Allgemeinkrankenhaus weniger stigmatisierend und vorteilhaft sein kann – und ein psychiatrischer Kollege sich damit so schwer tut?

Wir hatten Unterstützung. Ministerin Stamm ist mehrmals in Kaufbeuren gewesen, zum Beispiel bei der Einweihung von Stationen. Vertreter des Sozialministeriums waren ständig da. Wir haben von der Bayerischen Landesstiftung, die in der Nähe des Sozialministeriums ist, Hunderttausende von Euro bekommen. Das Sozialministerium hat über viele Jahre versucht, unsere Politik der Regionalisierung in anderen Bezirken vorzuschlagen. Ich glaube, es war Stoiber, der eine Zeit lang überlegt hat, die Bezirke abzuschaffen. Einer der Gründe war, dass die Psychiatrie wieder in die allgemeine Verwaltung und in die regionale und lokale Verwaltung kommen würde, wie das Allgemeinkrankenhaus. Das wäre eine Folge dieses Schritts gewesen. Das Ministerium hat das verstanden. Sie hatten, glaube ich, ein Bewusstsein dafür, dass wir nichts gegen die Bevölkerung tun, sondern dass das in Ordnung ist.

Das Zweite, das ich noch sagen wollte, betrifft die Forensik. Das war ein total schwieriges Kapitel für mich. Ich muss sagen, dass ich nicht konsequent war und auch nicht die Lösungen kannte. Mittlerweile meine ich zu wissen, was man hätte tun sollen. Aber damals hatten wir 40 oder 50 forensische Patienten, die auf den Stationen verteilt waren. Die meisten hatten Ausgang, vielleicht waren nur 10 oder 15 Patienten auf der Station C3 oder auf geschlossenen Stationen. Das war natürlich keine gute Lösung, dass auf einer Akutstation zwei forensische Patienten sind. Das ist mir klar geworden. Deshalb war ich erst einmal erleichtert, als der Staat, etwa 1992 oder so, dazu tendierte, die Forensischen Abteilungen zu eigenständigen Kliniken zu machen. Da habe ich auch ein schlechtes Gewissen, dass ich erleichtert war. Klever hat das bei uns aufgebaut, aber dann passierte etwas, was nicht an Klever lag, sondern überall eintrat: In einem unglaublichen Tempo nahm die Zahl der Patienten zu. Jetzt sind es, glaube ich, 250. Man muss sich vorstellen, ich nenne immer die Vergleichszahl: Für Schwaben haben wir 250 forensische Patienten und ganz Italien hatte, als sie vor einigen Jahren die Forensik-Reform gemacht haben, 900 forensische Patienten. Da sieht man, die Lösung wäre in meinen Augen eine andere gewesen. Der erste Schritt, der absolut notwendig war, wäre meiner Meinung nach gewesen, diese Sonderstellung abzuschaffen, die wir in Europa haben. Das bedeutet, dass wir suchtkranke Menschen zwangsbehandeln und das sollte man abschaffen. Der Paragraf 64 ist einfach menschenrechtlich nicht mehr zeitgemäß. Damit hätte man schon 60 Prozent der forensischen Patienten abgedeckt.

MARTIN ZINKLER: Mindestens.

MICHAEL VON CRANACH: Mindestens. Für die anderen hätte man, meiner Ansicht nach, bessere Lösungen finden können. Gott sei Dank ist die Diskussion wieder aufgebrochen. Es gibt nun sowohl offizielle Vorschläge von der DGPPN als auch von der DGSP, die einen radikalen Ansatz verfolgt und vorschlägt, die Paragraphen 63 und 64 grundsätzlich abzuschaffen. Das mag sehr radikal klingen. Trotz der erheblichen Verspätung ist diese Frage jetzt endlich Gegenstand der Diskussion.

FELICITAS SÖHNER: Ich habe nun alle vorbereiteten Fragen gestellt. Aber gibt es noch Aspekte, die es wert sind, in unserem Gespräch angesprochen und festgehalten zu werden? Gibt es weitere Punkte, die wir nicht vergessen sollten?

MARTIN ZINKLER: Ja, ein Punkt in den sieben Jahren, in denen ich dort gearbeitet habe, betraf das Verhältnis zwischen biologischer Psychiatrie und psychotherapeutischem Arbeiten. In Kaufbeuren konnte man wirklich alles lernen. Da war Gabriel Eckermann, der uns etwas über Interaktionen und Cytochrom P450-Subenzyme beibrachte. Das hatten wir im Studium überhaupt nicht gelernt. Er wiederholte es so oft, bis wir es verstanden und wussten, wie man damit arbeiten konnte. Man konnte sich also sehr für diese Themen interessieren und viel lernen. Dann hatten wir Raimund Steber, der das erste Modem am Computer im Assistentenzimmer installierte. Er sagte: »Wir brauchen dafür 400 Mark als Grundkosten.« Wir bekamen das Geld aus dem Poolgeld und er schloss das Ding an. Plötzlich konnten wir wissenschaftliche Artikel lesen, was heute völlig selbstverständlich ist. Das war eine bottom-up Initiative und besonders wichtig für die biologische Psychiatrie. Plötzlich konnten wir nachschauen, wie die Vergleichsstudie von Clozapin vs. Amisulprid aussieht – etwas, das wir vorher nicht wussten. Die meisten Arbeiten waren auf Englisch, wir hatten nur einige Zeitschriften und das Suchen in Zeitschriften war wahnsinnig aufwendig. Jetzt waren es nur wenige Klicks und die Informationen waren plötzlich zugänglich. In dieser Zeit war Kaufbeuren weder eine rein biologistische noch eine anti-biologistische Psychiatrie. Es gab einfach alles und man musste es können. Das wurde gefördert und wer Interesse hatte, konnte viel lernen. Gleiches galt für die Psychotherapie. Allerdings hast Du, Michael, immer eine kritische Haltung gegenüber der Psychotherapie vertreten. Ich erinnere mich daran, wie ich in einer Morgenrunde schlau daherredete und meinte, ich könnte das jetzt mit dem, was ich über Übertragung, Gegenübertragung und Introjektionen weiß, gut erklären. Du hast gesagt: »Das führt hier irgendwie nicht weiter. Das sind doch nur Konstrukte.«

Da war ich ein bisschen beleidigt, weil ich dachte, ich habe gerade etwas gelernt und verstanden. Das wurde dann mal eben aus der Hand geschlagen. Im Nachhinein finde ich aber, dass das eine wunderbare Dialektik war. Man konnte alles lernen. Du hast die Psychotherapeuten geholt, wie Schüssler und Buchheim, sodass wir vor Ort unsere Patienten, die wir behandelt haben, supervidieren lassen konnten. Das mussten wir nicht bezahlen, das war total fortschrittlich. Heute machen es alle, weil sie keine Ärzte mehr bekommen, aber wir haben es schon gemacht, als es noch Ärzte gab. Man konnte alles lernen, aber es war klar, dass das immer kritisch hinterfragt wurde, egal ob es um verhaltenstherapeutische oder psychodynamische Verfahren ging. Dann haben wir uns die Dialektisch-Behaviorale Therapie (DBT) geholt und auch da warst Du kritisch, aber trotzdem haben wir das gemacht.

CHRISTIAN SCHANZE: Das trifft eigentlich den Nagel auf den Kopf. Das galt auch für unsere Kontakte mit Pharma-Vertretern. Du warst zwar klar dagegen, aber Du hast es uns überlassen, uns eine eigene Meinung dazu zu bilden. Das war nicht direktiv. Wir mussten das selbst herausarbeiten. Deine tiefe Skepsis gegenüber Neuroleptika zum Beispiel hat sich mir sehr eingeprägt. Mein Bereich ist durch die Tatsache gekennzeichnet, dass geistig behinderte

Menschen ohne adäquate Indikation oft mit Neuroleptika behandelt werden. Daher war es ein sehr zielführender Gedanke für mich, die Indikationen kritisch zu prüfen. Ich wurde deswegen auch oft angefeindet, sowohl von meinen Kollegen deutschlandweit als auch lokal. Trotzdem wurde ich jedes Mal beauftragt, das Psychopharmakologie-Kapitel für verschiedene Lehrbücher zu schreiben. Dabei habe ich nicht versäumt, ständig zu betonen, dass dies keine Indikationen für Neuroleptika sind und man die Finger davon lassen sollte. Das betrachte ich wirklich als einen Effekt dieser Möglichkeit, sich mit den Themen intensiv auseinanderzusetzen, so wie Du Martin, es erwähnt hast: Die Arbeit von Gabriel Eckermann und die intensive Beschäftigung mit dem Thema Psychopharmakotherapie, ohne dass wir wirklich eine biologisch orientierte Klinik waren.

BERTRAM SELLNER: Was meiner Meinung nach unbedingt gesagt werden muss ist, dass für Michael die Klinik nicht das Ende seiner Tätigkeit war. Er hat immer über den Tellerrand hinausgeblickt. Das Stichwort hier ist der Irseer Kreis, insbesondere der Irseer Kreis e. V. Förderverein. Michael hat erkannt, dass es schwierig wird, die Sozialpsychiatrie allein innerhalb der Krankenhausinstitution umzusetzen. Deshalb wurde vor 40 Jahren in Irsee, daher der Name Irseer Kreis e. V., dieser Förderverein gegründet. Das war ein Meilenstein, um die Sozialpsychiatrie in die Praxis umzusetzen. Wohin gehen die Menschen nach ihrer Entlassung? Wie sieht die ambulante Versorgung aus? Wie ist die Beschäftigungssituation? Man hat Mitstreiter gefunden, die das vor meiner Zeit auf den Weg gebracht haben. Daraus ist auch die heutige Inklusionsfirma entstanden. Die Idee war, nicht nur in Werkstätten zu arbeiten oder darin zu verharren. Es ging darum, Arbeitsplätze zu schaffen, an denen die Menschen wieder autark leben und selbstständig sein können, unabhängig von Sozialhilfe, um einfach gesundheitsfördernde Arbeit zu erleben. Diese Initiative ging von Michael aus und hat bis heute Mitstreiter gefunden. Der Verein existiert immer noch. Es geht auch um Wohnungen, ein einzigartiges Konzept, bei dem der Verein Wohnungen anmietet und an Menschen mit psychischen Erkrankungen vermietet. Dieses Konzept dient als Schutzschild für die Mieter, da Vermieter oft zögern, jemanden mit einer psychischen Erkrankung als Mieter zu akzeptieren. Dieses Engagement wird bis heute fortgeführt. Der Verein hatte bis zu 70 Wohnungen, ehrenamtlich verwaltet, jetzt sind es noch 30. Ich war selbst einige Jahre Vorstand des Vereins, daher kenne ich die Bedeutung aus erster Hand. Etwas, das ich von Michael gelernt habe, ist seine Hartnäckigkeit. Man muss an den Dingen dranbleiben, auch wenn man beim ersten Mal abgelehnt wird. Ich erinnere mich gut an eine Situation, bei der der höchste Verwaltungsbeamte des Bezirks Schwaben anwesend war. Da ging es auch um die Abteilungspsychiatrie und so weiter. Ich erinnere mich, Du hast es erklärt und er saß da und sagte: »Ach, Sie meinen also, dass man als psychisch Kranker genauso gesehen wird wie als körperlich Kranker.« Dann sagte Michael: »Ja, jetzt ist der Groschen auch bei ihm gefallen.« Das fand ich so toll, dass er das annehmen konnte. Normalerweise hätte er vielleicht gedacht: »Was bilden Sie sich ein? Ich bin der Oberregierungsdingsbums.« Das war wirklich beeindruckend, wie hartnäckig Du immer wieder warst, bis wirklich der Groschen fiel für die Idee und Du die Leute damit gewinnen konntest. Es ist Dir gelungen, sie zu motivieren und ins Boot zu holen, um gemeinsam loszufahren. Das fällt mir noch ein.

MICHAEL VON CRANACH: Mir wird klar, dass all dies ohne Euch nicht möglich gewesen wäre. Es war einfach eine gute Zeit mit Euch, unsere Zeit. Ich habe wirklich versucht, die Angelegenheit immer aus psychiatrischer Sicht zu betrachten, aber gleichzeitig auch irgendwie von außen als Mensch und da gab es bei mir immer einen Widerspruch. Die Aufgabe bestand darin, diesen Widerspruch anzunehmen und als Herausforderung zu sehen, das auszuhalten und zu erkennen, dass es etwas Gutes bewirken kann, die zum Teil völlig widersprüchlichen Perspektiven zusammenzubringen. Das erschien mir als Ziel, das auszuhalten und die Perspektiven einander vielleicht näherzubringen.

BERTRAM SELLNER: Eines möchte ich noch ansprechen, wir haben bereits kurz darüber gesprochen, welche Sprache in der Anstalt vorherrschte. Das ist mir jetzt ein ganz wichtiges Anliegen: Wie sprechen wir mit den Patienten? Wie kommunizieren wir untereinander? Welche Haltung nehmen wir ein? Oder um es allumfassend zu formulieren: Welches Menschenbild haben wir? Ich glaube, dass 60 oder 70 % des Erfolgs darin bestanden, an diesem Aspekt zu arbeiten. Insbesondere daran, den Respekt vor den Menschen, unabhängig von ihrer Krankheit, zu bewahren und sie als Menschen an sich zu betrachten. Das galt für alle Berufsgruppen und hier schließe ich keine aus. Es war wichtig, dies vorzuleben und offensiv zu kritisieren, wenn man bemerkte, dass solche Grundsätze verletzt wurden. Man musste eingreifen und klarstellen: »So geht das bei uns nicht.« Als ich hierherkam, habe ich vier Prozesse mit Entlassungen von Personal geführt, das sich nicht an diese Grundsätze gehalten hat. Ich habe zwar die Gerichtsverfahren verloren, aber die Leute sind trotzdem gegangen – das ist im öffentlichen Dienst nicht einfach. Ich glaube, dass es wichtig war, klare Zeichen zu setzen und zu zeigen: Das ist unsere Haltung, so sprechen wir und das ist die Philosophie des Hauses. Wir wollen, dass auf diese Weise gearbeitet und die Arbeit gelebt wird. Das ist ein nicht zu unterschätzender Faktor und man kann dies nur umsetzen, wenn alle gemeinsam dafür stehen und diese Prinzipien vorgeben.

FELICITAS SÖHNER: Herzlichen Dank. Das war wirklich ein überzeugendes Plädoyer. Dennoch möchte ich hier nicht voreilig enden, Thomas. Gibt es noch etwas, das Du hinzufügen möchtest? Konntest Du dem Gespräch folgen?

THOMAS BECKER: Ja, ich konnte alles gut hören und wäre dankbar, wenn ich alle einmal sehen könnte. (Das Smartphone wird durch die Runde gereicht)

ALLE: Thomas, grüß Dich, hallo.

THOMAS BECKER: Vielen Dank, jetzt habe ich Euch alle gesehen. Ich wollte nur sagen, es war ganz bewegend zuzuhören, wie Ihr dieses gemeinsame Gesamtkunstwerk erarbeitet habt. Es war bewegend, einen Eindruck zu bekommen von dem Kunstwerk an Leitung, welches Du, Michael, geschaffen hast. Aber Du hast das natürlich im Gespräch und im Kontakt mit den Menschen um Dich herum bewerkstelligt. Ich glaube, Leitung hängt immer auch mit »mögen« und »gemocht werden«, mit Differenz, Kontroverse, aber eben auch mit Nähe und Teilhabe spüren zusammen. Es war sehr schön, dabei zu sein. Ich bedauere, nicht mit Euch zusammen zu sitzen. Ich konnte wirklich teilhaben und freue mich über dieses Projekt als Ganzes. Ich wünsche Euch ein schönes Wochenende. Es ist schön, dass ich jetzt nochmal alle gesehen habe und ich freue mich auf weitere Begegnungen. Vielen Dank. Adieu, ciao.

ALLE: (winken) Tschüss, Ciao.

FELICITAS SÖHNER: Herr Zinkler, ich sehe, Sie möchten noch etwas ergänzen?

MARTIN ZINKLER: Genau, das ist jetzt die Zugabe. Michael, Du hast etwa im Jahr 1994/95 Peter Lehmann eingeladen, in der Klinikfortbildung vorzutragen.

MICHAEL VON CRANACH: Das weiß ich noch genau, ich kann sogar seinen ersten Satz noch sagen.

MARTIN ZINKLER: Du hast ihn damals vorgestellt, obwohl sonst immer Professoren oder andere wichtige Persönlichkeiten Vorträge hielten. Peter Lehmann trat vor uns und hielt seinen Vortrag. Ich war völlig geschockt. Hier arbeite ich in der Klinik, leiste meiner Meinung nach gute Arbeit und dann kommt dieser fundamentale Kritiker, der alles, was ich Tag für Tag tue, infrage stellt. Aber er hat mich natürlich nicht losgelassen, denn es war ein äußerst intelligenter Vortrag. Heutzutage bin ich mit Peter Lehmann befreundet und werde ihn demnächst treffen. Doch auch hier war es eine Stimme, die nicht nur toleriert wurde, sondern regelrecht befürwortet wurde. Es war klar: Peter Lehmann wird einen Vortrag halten, einen antipsychiatrischen Vortrag. Das war beeindruckend.

MICHAEL VON CRANACH: Er begann mit den Worten: »Also, grüß Gott, ich bedanke mich für die Einladung. Alle Psychiater sind Mörder.«

MARTIN ZINKLER: Wow.

BERTRAM SELLNER: Da zieht es Dir erstmal den Schuh aus.

CHRISTIAN SCHANZE: Toll. Was für ein Schlusswort.

Epilog

Michael von Cranach

Am Ende dieses Buches soll ein Brief an Studierende der Medizin stehen. Es geht um die Frage, warum es sich lohnt, Psychiaterin oder Psychiater zu werden.

Liebe junge Kollegin, lieber junger Kollege,

Du bist unsicher, welche Fachrichtung Du nach dem Staatsexamen wählen sollst. Vielleicht helfen Dir die folgenden Überlegungen.

Es wäre ein großer Fehler, wenn ich Dir jetzt aufzählen würde, welche Eigenschaften Du mitbringen musst, um in diesem Beruf zu bestehen. Irgendwo in diesem Buch habe ich erzählt, welchen Einfluss das Gedicht »If« von Rudyard Kipling auf meine Entwicklung als Jugendlicher hatte. Das Prinzip »wenn Du so und so bist, wirst Du ein richtiger Mann« oder übertragen »wenn Du so und so bist, wirst Du ein guter Psychiater« funktioniert nicht. »Wenn … dann«-Behauptungen geben Bedingungen vor, sie haben immer etwas Erpresserisches. Man muss keine Bedingungen erfüllen, um in der Psychiatrie arbeiten zu können. Natürlich kannst Du Psychiater werden! Du solltest jedoch wissen, dass es drei Dinge gibt, die diesen Beruf für Dich erfüllend und gleichzeitig für Deine Patienten heilsam machen:

- die Begegnung mit den Patientinnen und Patienten,
- das Engagement für jene, die Hilfe suchen,
- das Bemühen um ihr Vertrauen.

Für mich waren sie es und sind es noch immer nach 57 Jahren Berufserfahrung. Vielleicht helfen sie Dir bei Deiner Berufsentscheidung. Lass uns darüber sprechen. Wie Du gelernt hast, beginnt jeder ärztliche Erstkontakt mit der Anamneseerhebung und der körperlichen Untersuchung. Du überprüfst die Funktion des Organs Deiner Fachrichtung und suchst nach Zeichen einer möglichen Funktionsstörung, die Symptome, Grundlage für Diagnose und das therapeutische Vorgehen. Das ist in der Psychiatrie grundsätzlich nicht anders. Aber welches ist das Organ des Psychiaters?

Trotz mancher Argumente, die für das Gehirn sprachen, sind wir uns immer noch einig, seit über 150 Jahren, dass unser Organ ein abstraktes Organ ist: die Gesamtheit des Erlebens und Verhaltens eines Menschen. Der Psychiater beschäftigt sich mit Erkrankungen des Erlebens und Verhaltens. Manche Kolleginnen und Kollegen halten dies für eine Kompromisslösung, bis unsere Kenntnisse über das Funktionieren des Gehirns so weit fortgeschritten ist, dass alles Erleben und Verhalten dadurch erklärt werden können. Die meisten von uns jedoch lieben diese Definition, da sie uns die Sicht von der Krankheit auf den Menschen erweitert.

Zurück zur Situation einer Erstuntersuchung, jetzt bei einer psychiatrischen Erstuntersuchung. Du hast 50 Minuten Zeit. Du gibst dem Patienten Raum, Dir seine Beschwerden zu schildern, fragst nach, beobachtest ihn dabei. In Deinem Kopf überprüfst Du währenddessen, ob nach den Regeln, die Du gelernt hast, die verschiedenen Funktionen des Erlebens und Verhaltens beeinträchtigt sind. Das Ergebnis heißt bei uns der psychopathologische Befund, in Analogie zum körperlichen Befund in der Somatik. Aber in den nächsten 30 Minuten wird es wirklich neu und spannend! Du bittest ihn, Dir seine Lebensgeschichte zu erzählen, um zu verstehen, wie diese Beschwerden, die er Dir geschildert hat, sich in sein Leben einfügen. Und es ist erstaunlich, wieviel an Verständnis bereits in diesen 30 Minuten entsteht, das natürlich in den weiteren therapeutischen Gesprächen vertieft wird.

Ich kann Dir versichern, es wird nie langweilig. Wenn ein neuer Patient in meine Praxis kommt, bin ich immer noch, nach so vielen Jahren, aufgeregt und neugierig und wenn er, nachdem ich seine Beschwerden gehört habe, mir seine Lebensgeschichte erzählt, neugierig wie sich das Rätsel lösen könnte, wie es einer unserer größten Kollegen, Karl Jaspers, gesagt hat. Jede Lebensgeschichte ist anders, neu, spannend, bewegend und ein Rätsel. Der Kollege, der viele Jahre lang Knieprothesen einsetzt, wird Dir auch sagen, dass jedes Knie anders ist, aber dieses Anderssein hält sich in Grenzen. In der Psychiatrie entfaltet sich vor Dir ein Leben wie in einem Film oder in einem Roman, mit dem Unterschied, dass es hier Wirklichkeit ist und Du beteiligt bist.

Und dann kommt noch etwas hinzu. Wir sind nicht vorbereitet, unsere Lebensgeschichte jemand anderem, geschweige denn einem Fremden zu erzählen. Wenn ein Patient das tut, setzt es Vertrauen voraus und wenn er sich in seiner Einzigartigkeit verstanden fühlt, Dein wohlwollendes Interesse und Deine Neugier spürt und bei ihm eine Neugier auf sich selbst geweckt wird, entsteht Vertrauen. Diesem Vertrauen gerecht zu werden ist die Basis psychiatrischen Handelns, Ausgangspunkt und Voraussetzung für den Genesungsprozess. Vielleicht denkst Du jetzt, dass die Geschichten, die Schicksale, die sich Dir offenbaren, für Dich belastend sein könnten?

Natürlich ist das manchmal so. Aber gleichzeitig erlebst Du mit Bewunderung, wie Menschen bei schwierigsten inneren oder äußeren Widrigkeiten, vielleicht auch mit Deiner Unterstützung, kämpfen, um ein möglichst autonomes und würdiges Leben zu führen. Der therapeutische Pessimismus bei psychischen Erkrankungen ist wirklich ein Mythos. Bedenke auch, dass Du in diesem Beruf in der Regel nicht allein bist. Du arbeitest oft in einem unterstützenden Team und machst Gebrauch, wie in keinem anderen ärztlichen Beruf, von einer begleitenden Supervision. Ein Beweis für die Erfüllung, die Psychiaterinnen und Psychiater in ihrem Beruf erfahren, ist die Tatsache, dass sie, weit häufiger als Kolleginnen und Kollegen anderer Fachrichtungen, nach ihrer Berentung weiterhin praktisch tätig sind. Wir haben über die zentrale Rolle der Begegnung im psychiatrischen Handeln gesprochen. Diese Begegnung findet ja nicht im luftfreien Raum statt. Sie findet im Leben statt.

Kurz nach Kriegsende 1945, unter dem Eindruck des »Zusammenbruchs«, wie meine Mutter es nannte, der »Befreiung« wie wir das nach Richard von Weizäckers berühmter Rede 1985 heute nennen, hat die gerade neu gegründete Weltgesundheitsorganisation in Genf das Wort Gesundheit neu definiert:

> *»Ein Zustand des vollständigen körperlichen, geistigen und sozialen Wohlergehens und nicht nur das Fehlen von Krankheit oder Gebrechen« (WHO 1948)*

Ich glaube, dass die Psychiatrie von allen medizinischen Fachrichtungen am stärksten bemüht ist, dieser Vision gerecht zu werden. Vermeiden wir den Begriff »ganzheitlich«, der ziemlich inflationär verwendet wird und ins Esoterische hineinreicht. In der Psychiatrie geht es darum, den Menschen in seiner genetischen und körperlichen, in seiner innerpsychisch-biografischen, in seiner sozialen und in seiner kulturellen Dimension zu sehen.

Du kannst im Laufe Deiner Tätigkeit als Psychiater Schwerpunkte setzen, wenn Du vielleicht wissenschaftlich arbeitest oder in deinem therapeutischen Handeln, aber in deinem psychiatrischen Menschenbild, das Du den Patienten vermittelst, stehen diese gleichberechtigt nebeneinander. Jaspers hat das »menschliche Wesen«, das Individuum, wunderschön formuliert:

> *»Trotz Eingegliedert sein als biologisches Wesen in Erbzusammenhänge, als psychologisches in Gemeinschaft und geistige Überlieferung (...) ist es doch nicht bloß Durchgang für diese (...) sondern irgendwo es selbst, einmalig, für sich, (...) als einzige unvergleichliche Welle in der Unendlichkeit des Wellenmeeres zugleich Spiegel des Ganzen.« (Jaspers 1948, S.630)*

Psychiatrisches Handeln ist auch *politisches Handeln.* Politisch zunächst in dem Sinn, dass Du in der Psychiatrie durch die Geschichten Deiner Patientinnen und Patienten viel über Ungerechtigkeit, Diskriminierung und Härte im Leben erfährst. Du erfährst einfach viel über das Leben. Deshalb sind Psychiaterinnen und Psychiater im Vergleich zu den Kolleginnen und Kollegen anderer Fachgebiete überdurchschnittlich *gesellschaftlich engagiert.* Sie fühlen sich verpflichtet, auf die gesellschaftlichen Umstände aufmerksam zu machen, die psychisches Leid verursachen oder ihrer Besserung im Wege stehen.

Psychiatrisches Handeln ist aber auch politisches Handeln in einem anderen, grundsätzlicheren Sinn. Die gesellschaftlichen Menschenbilder befinden sich in einem dauernden Wandel. Homosexualität war zu meiner Zeit als junger Psychiater noch ein Verbrechen und eine Krankheit, heute ist es ein Lebensentwurf, wie jeder andere. Ähnliches gilt für Transsexualität und andere Erlebens- und Verhaltensweisen. Wir diskutieren gerade, ob eine Behinderung nicht nur als Folge einer Erkrankung, sondern auch als Form der Vielfalt menschlichen Seins gesehen werden soll. Unser oberstes Gericht hat den Bundestag beauftragt, ein Gesetz zur rechtlichen Absicherung des assistierten Suizides zu verabschieden. Unserem Berufsstand wird dabei eine entscheidende Rolle zufallen: Die Feststellung der freien Willensentscheidung bei dem Einzelnen als Voraussetzung für die Zulassung. Wenn Du in der Psychiatrie arbeitest, kommst Du nicht darum herum, derartigen Entwicklungen gegenüber Stellung zu nehmen, vor Dir selbst, vor den Patienten und vor der Gesellschaft.

Zum Schluss: Als Psychiaterin, als Psychiater hat man auch eine *historische Verantwortung.* Psychisch kranke Menschen sind immer und überall in der Welt diskriminiert und stigmatisiert worden, mühsam bemühen wir uns heute, das zu überwinden. Zu dieser Stigmatisierung hat auch die Psychiatrie selbst in Form von Ausgrenzung und menschenunwürdigen Behandlungen beigetragen. Am schlimmsten geschah dies, wie Du weißt, in Deutschland, wo Psychiater zwischen 1939 und 1945 ca. 230.000 Patientinnen und Patienten ermordeten. Die Auseinandersetzung mit dieser Vergangenheit ist nicht abgeschlossen. Das möchte ich Dir anhand einer Szene auf einer psychiatrischen Akutstation verdeutlichen. Der Hintergrund: Ich mache meinen abendlichen Rundgang durch die Stationen und treffe auf eine schwierige Situation. Ein aufgebrachter, schwer kranker Patient, umgeben von Stationsarzt und Pflegepersonal, beschwert sich lauthals über die Behandlung und will die Klinik verlassen. Ich trete näher und versuche, zu vermitteln. Es entsteht folgender Dialog:

> *Der Patient: »Ich kenne Ihre Artikel, ich weiß genau, was in diesen Räumen in der Nazizeit passiert ist. Hätten die mich damals auch umgebracht?«*
> *Ich zögere, entscheide mich ehrlich zu antworten: »Wenn Sie damals gelebt hätten, hätten die Ärzte Sie wohl auch ermordet.«*
> *Der Patient laut zu mir: »Wenn* **Sie** *damals gelebt hätten, hätten* **Sie** *mich ermordet!« Und nach einer kurzen Pause: »Warum sollte ich Ihnen heute vertrauen?«*

Psychiatrisches Handeln ist immer auch ein *Ringen um Vertrauen* und wenn sich dieses Vertrauen einstellt, weiß man, dass man auf einem guten Weg ist.

Wenn Du diesen Brief bis hier gelesen und nicht nach wenigen Absätzen zur Seite gelegt hast, werte das als Signal. Signal dafür, dass es sich lohnt, darüber nachzudenken, ob Du Psychiaterin oder Psychiater werden willst. Wir bräuchten Dich!

Liebe Grüße
Michael von Cranach

Personenverzeichnis

Felicitas Söhner, Thomas Becker

Das vorliegende Verzeichnis erhebt keinen Anspruch auf Vollständigkeit und ist keineswegs als wissenschaftliches Personenlexikon zu verstehen. Es ist unvermeidlich, dass hier und da Ungenauigkeiten auftreten, da die Inhalte auf einer begrenzten Auswahl an Quellen basieren. Auch Fehler der Verfassenden sind möglich. Dieses Verzeichnis ist als eine pragmatische Informationsquelle gedacht und soll den Lesenden schnell und unkompliziert Zugang zu relevanten Informationen ermöglichen.

ALEXANDER, LEO (1905–1985) Psychiater, Psychoanalytiker. Studium in Wien und Berlin. Diss. 1927. 1933 Rockefeller-Stipendium in Peking, Emigration in die USA. 1939 Tätigkeit an der Harvard Medical School, 1941 Associate Prof. für Neuropsychiatrie an der Duke Univ., Durham, North Carolina. 1945–1947 Berichte über die Verbrechen deutscher Ärzte. 1947 Formulierung des Nürnberger Kodex für medizinische Versuche. Forschung und Lehre an der Tufts Univ. Medical School in Boston. [Weindling P (2001) The Origins of Informed Consent Nuremburg Code. In: Bulletin of the History of Medicine 75.1: 37–71]

ANGERMEYER, MATTHIAS C. (*1941) Psychiater. Studium in Würzburg, Düsseldorf, Bern, Caen und Frankfurt. Diss. 1967, Habil. 1981. 1987–1995 Prof. für Psychiatrie an der Univ. Heidelberg und Leitung der Abteilung Psychiatrische Soziologie am Zentralinstitut für Seelische Gesundheit in Mannheim. 1995–2006 Prof. für Psychiatrie an der Univ. Leipzig. [www.research.uni-leipzig.de/catalogus-professorum-lipsiensium/leipzig/Angermeyer_1817/ (02.01.2024)]

APA American Psychiatric Association, Nordamerikanischer Fachverband für Psychiatrie. [Homepage: www.apa.org/about (14.12.2021)]

ARNADE, SIGRID (*1956) Tierärztin, Aktivistin der Behindertenbewegung. Studium der Tiermedizin und Ökologie, Dissertation, Geschäftsführerin der Interessenvertretung Selbstbestimmt Leben in Deutschland e. V. (ISL), seit 1986 zur Fortbewegung auf einen Rollstuhl angewiesen, seitdem Journalistin, Moderatorin und Projektmanagerin. Engagement für die Rechte behinderter Menschen. 2010 Verdienstkreuz der Bundesrepublik Deutschland 1. Klasse.

2023 Honorarprof. an der ASH Berlin. [CV in: Degener T, von Marc M (Hg.) (2019) Aufbrüche und Barrieren. Behindertenpolitik und Behindertenrecht in Deutschland und Europa seit den 1970er Jahren. Bielefeld, S.339.]

BAADER, GERHARD (1928–2020) Philologe, Medizinhistoriker. Verfolgter während des Nationalsozialismus (1942–1945 Zwangsarbeit). Studium in Graz und Wien. Diss. 1952, Habil. 1979. 1967–1993 am Institut für Medizingeschichte der FU Berlin tätig. Gast-Prof. an der Hebräischen Univ. Jerusalem. Kritische Auseinandersetzung mit den Medizinverbrechen im Nationalsozialismus. 2018 Verdienstkreuz der Bundesrepublik Deutschland. [Mildenberger F (2020) Gerhard Oskar Baader (3. Juli 1928–14. Juni 2020). In: Medizinhistorische Mitteilungen 36/37, 321–326]

BAEYER, WALTER RITTER VON (1904–1987) Psychiater. Studium in München, Berlin und Heidelberg: Diss. 1927, Habil. 1947. 1947–1955 a. o. Prof. für Neurologie und Psychiatrie in Erlangen. 1955–1972 Prof. und Direktor der Psychiatrisch-Neurologischen Klinik Heidelberg. 1966–1971 Vizepräsident der WPA. 1971 Großes Verdienstkreuz der Bundesrepublik Deutschland. [Thoma S (2016) Biografie in: Biografisches Archiv der Psychiatrie. www. biapsy.de/index.php/de/9-Biografien-a-z/51-von-baeyer-walter-ritter (02.01.2024)]

BARTEL, KLAUS (+) Psychologe am Bezirkskrankenhaus in Kaufbeuren.

BARUK, HENRI (1897–1999) Psychiatrie. Studium in Paris. Chefarzt der Nervenheilanstalt Saint-Maurice (Charenton). Gründer der Société Moreau de Tours. Mitglied der Académie nationale de médecine. [www.psychiatrie.histoire.free.fr/pers/bio/baruk.htm (04.01.2024)]

BASAGLIA, FRANCO (1924–1980) Psychiater, Neurologe. Studium in Padua, 1958 Lehrbefugnis für Psychiatrie in Padua, 1958–1969 Leitung der Psychiatrischen Klinik in Gorizia. 1969 Leitung der Psychiatr. Klinik in Triest, Psychiatriekoordinator für die Region Lazio. Intensives Engagement für die Enthospitalisierung. Wegbereiter der italienischen Psychiatriereform. [Schwarz J (2015) Biografie in: Biografisches Archiv der Psychiatrie. www.biapsy.de/index.php/de/9-biografien-a-z/104-basaglia-franco (12.12.2021)]

BAUER, MANFRED (1937–2024) Psychiater. Diss. 1968, Habil. 1976. 1981–2003 Facharzt für Psychiatrie in Hannover und Offenbach/Main. Chefarzt der Psychiatrischen Klinik an den Städtischen Kliniken Offenbach. Berater der Sachverständigenkommission zur Psychiatrie-Enquete. Gründungsmitglied der DGSP. [Söhner (2020) Psychiatrie-Enquete: mit Zeitzeugen verstehen, Köln: 170]

BECKER, THOMAS (*1956) Psychiater. Studium in Bochum und Hamburg. Diss. 1984, Habil. 1994. 1995–1998 Stipendiat an der Section of Community Psychiatry, Institute of Psychiatry in London. 1998 Oberarzt an der Klinik für Psychiatrie der Univ. Leipzig. 1999–2002 Prof. für Public Mental Health an der Univ. Leipzig. 2002–2022 Prof. für Psychiatrie an der Univ. Ulm, ÄD der Klinik für Psychiatrie und Psychotherapie II der Univ. Ulm am Bezirkskrankenhaus Günzburg. 2022 Seniorprofessur an der Univ. Leipzig. Forschungsinteresse: Psychiatrische Versorgungsforschung, Sozialpsychiatrie, Public Mental Health. [Biografie in: Psychiatr Prax. www.thieme-connect.de/products/ejournals/abstract/10.1055/a-1875-1727 (16.01.2024)]

BENDFELDT, JÜRGEN (*1958) Sporttherapeut und Fitnessfachwirt am Bezirkskrankenhaus Kaufbeuren, Mitglied des Personalrats Kaufbeuren. Vorstellung in: https://svoberostendorf.de/news/Neuer%20Trainer%20der%20Herrenmannschaften%20Jürgen%20Bendfeldt_n597 (29.01.2024)]

BENZ, WOLFGANG (*1941) Historiker, Vorurteilsforscher. Studium in Frankfurt, Kiel und München, Diss. 1968, 1990–2011 Prof. an der TU Berlin und Leitung des Zentrum für Antisemitismusforschung. 2012 Preis »Gegen Vergessen – Für Demokratie« [Kürschners Deutscher Gelehrten-Kalender, 19. Ausgabe (2003)]

BERNER, PETER (1924–2012) Psychiater, Neurologe. Studium in Wien. Habil. 1966. 1969–1971 Leitung der Psychiatrisch-Neurologischen Universitätsklinik Wien. 1971–1991 Prof. für Psychiatrie und Vorstand des Universitätsklinikums für Psychiatrie der Univ. Wien. Vorstandsmitglied der AEP. 1978 Ehrenzeichen für Verdienste um die Befreiung Österreichs. 1981 Ernennung zum Officier de la Légion d'Honneur. [www.whoswho.de/bio/peter-berner.html# (04.01.2023)]

BERNHARDT, JOHANNES (1897–1980) Reeder, Generalvertreter von Mannesmann in Spanisch-Marokko, SS-Ehrengeneral, koordinierte in Francos Spanien Waffen- und Rohstoffgeschäfte mit dem Deutschen Reich unter Hitler. [CV in: www.spiegel.de/politik/kleine-liebe-zu-flugzeugen-a-de9564a5-0002-0001-0000-000044438041 (06.02.2024)]

BIRLEY, JAMES L.T. (JIM) (1928–2013) Psychiater, Neurologe. Studium in Oxford und London. Diss. 1962, MRCPsych 1971. Tätigkeit am Maudsley Hospital London (praktische und theoretische Sozialpsychiatrie). 1987–1990 Präsident des Royal College of Psychiatrists. 1993–1994 Präsident der British Medical Association. [Richmond, Caroline (24 October 2013). »Jim Birley obituary«. The Guardian. (04.01.2024)]

BISCHOF, HANS LUDWIG (1930–2010) Psychiater. Studium in München, Diss. 1954, Habil. 1994. 1983–1995 ÄD des Bezirksklinikums Gabersee. 1994 apl. Prof. an der Univ. München. [www.wasserburg24.de/wasserburg/region-wasserburg/unter-seiner-leitung-oeffnete-sich-gabersee-ludwig-bischof-wasserburg-wasserburg24-847415.html (04.01.2024)]

BÖCKER, FELIX (1931–2022) Psychiater. Studium in Köln. Diss. 1960, Habil. 1971. 1977 apl. Prof. an der Univ. Erlangen. 1975–1996 Leiter des BKH in Bayreuth. Engagement für die Etablierung der Sozialpsychiatrie und den Aufbau der Gemeindepsychiatrie. Präsident der Deutschen Gesellschaft für Psychiatrie und Nervenheilkunde (DGPN) 1986–1987. [Wolfersdorf, M., Weig, W. Nachruf für Professor Dr. med. Felix Böcker senior (1931–2022). Nervenarzt 93, 531 (2022)]

BONHOEFFER, DIETRICH (1906–1945) Theologe, Lyriker. Studium in Berlin, Diss. 1927, Habil. 1930, Privatdozent in Berlin, Vertreter der Bekennenden Kirche, Öffentliche Stellungnahme gegen die nationalsozialistische Judenverfolgung, 1940 Redeverbot, 1941 Schreibverbot, 1945 Hinrichtung. [Eintrag »Bonhoeffer, Dietrich« in Munzinger Online/Personen – Internationales Biografisches Archiv, www.munzinger.de/document/00000008106 (26.01.2022)]

BONNAFÉ, LUCIEN (1912–2003) Psychiater. Studium in Figeac und Toulouse. 1943 Direktor der Psychiatrischen Klinik Saint-Alban in Lozère. 1947–1958 Leitung der Klinik Sotteville-les-Rouen. 1958 bis 1977 Leitung des

CMP »Les Mozards« in Corbeil-Essons. Entwicklung von Richtlinien zur Sektorisierung. Einführung der Tagesklinik. Kritische Auseinandersetzung mit den Medizinverbrechen in Frankreich während der Besatzung. [www.syllepse.net/lng_FR_srub_35_idc_70_lettre_B-Bonnafe-Lucien.html (04.01.2024)]

BRADEL, MANFRED Verwaltungsleiter. 1970er – 2000 Personalleiter des Bezirkskrankenhauses Kaufbeuren 2000 – 2008 Verwaltungsleiter des Bezirkskrankenhauses Kaufbeuren. [Bericht Bezirk Schwaben. https://www.bezirk-schwaben.de/presse/aktuelle-meldungen/dem-64-jaehrigen-folgt-ein-30-jaehriger-generationswechsel-bei-der-regionalleitung-sued-der-bezirkskliniken-schwaben-in-kaufbeuren/ (24.01.2024)]

BRAUNMÜHL, ANTON ADALBERG EDLER VON (1901 – 1957) Psychiater. Studium in München. Diss. 1927, Habil. 1943. 1927 Assistenzarzt, 1943 Oberarzt an der Heil- und Pflegeanstalt Eglfing-Haar. Direktor der Heil- und Pflegeanstalt Kaufbeuren, 1946 Direktor der Heil- und Pflegeanstalt Eglfing-Haar, 1947 Honorarprof. In München. Mitwisser und Mittäter der Patientenmorde im Nationalsozialismus [Nachruf: https://www.degruyter.com/document/doi/10.1515/bmte.1958.3.6.179b/pdf (29.01.2024)]

BRENGELMANN, JOHANNES C. (1920 – 1999) Psychologe, Persönlichkeitsforscher. Studium in Göttingen. Diss. 1945/1949, Habil. 1968. Ab 1967 Direktor der Psychol. Abteilung am Max-Planck-Institut für Psychiatrie in München. 1969 Mitbegründer und Vorstandsmitglied der Gesellschaft zur Förderung der Verhaltenstherapie. [www.dorsch.hogrefe.com/stichwort/brengelmann-johannes-c (04.01.2024)]

BROWN, GEORGE W. (*1930) Soziologe, Medizinsoziologe. Studium in London. Wissenschaftlicher Mitarbeiter am Maudsley Hospital London (Sozialpsychiatrie). Forschung zu Schizophrenie. Späte 1950er Jahre Einführung des Expressed-Emotion-Konzepts in der Sozialpsychiatrie. 1968 Joint Director der Social Research Unit am Bedford College, London. Forschung zu sozialen Aspekten der Depression. Mitglied der British Academy. [www.thebritishacademy.ac.uk/fellows/george-brown-FBA/ (04.01.2024)]

BUCHHEIM, PETER Nervenarzt, Psychoanalytiker. Studium in Würzburg. Diss. 1969, Habil. Prof. für Psychosomatische Medizin und Psychotherapie an der Psychiatr. Poliklinik der Univ. München, Leiter der Arbeitsgruppe für Borderline Störungen an der TU München, Supervisor in Tagkliniken der Univ. Innsbruck. [Vorstellung in: https://www.tfp-institut-muenchen.de/mitarbeiter.html (29.01.2024)]

CASTEL, ROBERT (1933–2013) Soziologe. Studium in Paris. Begegnung mit Bourdieu. Ab 1968 Dozent an der Univ. von Vincennes. 1970er und 1980er kritische Soziologie zur Psychiatrie. Forschungsdirektor an der École des Hautes Études en Sciences Sociales. Mitbegründer der Groupe d'analyse Du social et de la sociabilité (GRASS) [CV in: https://www.hamburger-edition.de/autorinnen-autoren/detailseite/person/robert-castel/ (05.03.2024)]

CERVÓS-NAVARRO, JORGE (1930–2021) Neuropathologe. Studium in Madrid, Saragossa, Innsbruck und Bonn. Diss. 1956, Habil. 1961. 1965 ao. Prof. 1968–1974 Direktor des Instituts für Neuropathologie der FU Berlin. 1974–1977 Vizepräsident der FU Berlin. Gründer der deutschen Sektion des Opus Dei. [Nachruf in Acta Neuropathologica: https://www.springermedizin.de/jorge-cervos-navarro-1930-2021/23297214 (06.02.2024)]

CIOMPI, LUCIANO »LUC« (*1929) Psychiater. Studium in Bern, Genf und Paris. 1963–1973 Forschung zum langzeitverlauf von psychischen Störungen bis ins Alter an der UK Lausane. 1977 bis 1994 Professor für Psychiatrie an der Univ. Bern, ÄD der Sozialpsychiatrischen Univ.Klinik Bern und Co-Direktor des Dep. Für Psychiatrie der Univ. Bern. 1984 Gründung der therapeutischen Wohngemeinschaft Soteria in Bern. [CV in: https://www.ciompi.com (05.03.2024)]

CONRAD, JOSEPH (1857–1924) Seemann, Schriftsteller. 1888 Kapitän der Otago. 1890 Beginn seiner schriftstellerischen Tätigkeit. Zahlreiche Romane und Erzählungen, u.a. »Lord Jim« (1900). Wegbereiter der modernen englischen Romankunst. [www.hls-dhs-dss.ch/de/articles/028433/2010-03-11/ (04.01.2024)]

CONRAD, KLAUS (1905–1961) Psychiater, Neurologe. Studium in Wien, Leipzig und London. Diss. 1929, Habil. 1938. 1933 Forschungen an der Deutschen Forschungsanstalt für Psychiatrie in München. Publikationen zur Erbbiologie. Mitglied des NS-Ärztebundes. 1946 Inhaftierung. 1947 apl. Prof. in

Marburg. 1948 Prof. für Psychiatrie und Neurologie in Homburg, 1958 in Göttingen. [Biografie in: LagIs. www.lagis-hessen.de/pnd/1034674781 (04.01.2024)]

COOPER, BRIAN Medizinsoziologie, Epidemiologische Psychiatrie. 1973 – 1993 Prof. für Epidemiologische Soziologie am ZI für Seelische Gesundheit in Mannheim. Publikationen zu Soziologie und Psychiatrie. [www.link.springer.com/article/10.1007/BF00583892 (04.01.2024)]

COURTHS-MAHLER, HEDWIG (1867 – 1950) Schriftstellerin. Tätigkeit als Verkäuferin. Heirat mit dem Künstler Fritz Courths. Zunächst Fortsetzungsromane in Zeitschriften, ab 1909 Romane in Buchform. Angesehene Autorin in der Weimarer Republik, Rückzug ins Private im NS-Regime. [Biografie in LeMO: www.dhm.de/lemo/biografie/hedwig-courths-mahler.html]

CRANACH, KATHARINA VON Psychologin. Seit 2007 Leitung des Frauentelefons Kaufbeuren/Ostallgäu. Konzeption erinnerungskultureller Ausstellungen. Systemische Beraterin. [Kreisbote Kaufbeuren (2013) Frauentelefon Kaufbeuren bietet wichtige Anlaufstellen, 08.01.2013) https://www.kreisbote.de/lokales/kaufbeuren/zwanzig-jahre-jubilaeum-frauentelefon-2691206.html (26.01.2022)]

CRANACH, LUCAS DER ÄLTERE (1472 – 1553) Maler, Grafiker, Buchdrucker. 1505 Hofmaler beim Kurfürst von Sachsen in Wittenberg. Zahlreiche Altarwerke, allegorische Gemälde und Porträts seiner Dienstherren, von Martin Luther und Philipp Melanchton. [www.deutsche-Biografie.de/gnd118522582.html#ndbcontent (04.01.2024)]

CRANACH, LUCAS POLYCARPUS (1686 – 1764) Jurist. Dissertation, Actuar bei der Juristischen Fakultät zu Wittenberg.

CRANACH, MICHAEL VON (*1941) Arzt, Psychiater. Studium in Bonn und London. Diss. 1969. 1973 Oberarzt an der Klinik für Psychiatrie der Ludwig-Maximilians-Univ. München, 1978 Leitung der Poliklinik München, 1980 – 2006 Ärztlicher Direktor des Bezirkskrankenhauses Kaufbeuren. Forschung zu psychiatrischer Diagnostik und Sozialpsychiatrie, Engagement für Entstigmatisierung und kritische Auseinandersetzung mit den Medizinverbrechen im Nationalsozialismus. [Redaktion (2021) Michael von Cranach: Reformer der Psychiatrie. Deutsches Ärzteblatt 2021; 118 (19 – 20): A-1019/B-843, www.aerzteblatt.de/archiv/219130/Michael-von-Cranach-Reformer-der-Psychiatrie (26.01.2022)]

CREUTZFELDT, OTTO (1927–1992) Neurologe, Neurophysiologe. Studium in Freiburg, Diss 1953. 1965–1971 Direktor der Abteilung Neurophysiologie am Max-Planck-Institut für Psychiatrie in München. 1971–1992 Direktor der Abteilung Neurobiologie am Max-Planck-Institut für biophysikalische Chemie in Göttingen. 1991 korrespondierendes Mitglied der Göttinger Akademie für Wissenschaften. [CV in Univ. Münster. https://www.uni-muenster.de/OCCMuenster/organisation/otto-creutzfeldt.html (06.02.2024)]

CROME, ANDREAS Psychiater, Psychotherapeut. Studium in Tübingen. Diss. 1970. Habil. 1982–2006 Prof. für Psychiatrie und ÄD der LWL Klinik für Psychiatrie, Psychotherapie und Neurologie Lengerich, 1992–1994 Vorsitzender der Bundesdirektorenkonferenz. [Darstellung in: https://www.apk-ev.de/fileadmin/downloads/Band_27__2_.pdf (31.01.2024)]

CUTRERA, SILVIA Politikwissenschaftlerin, Aktivistin der Behindertenbewegung. Präsidentin von Associazione Volontariato Insieme per l'Integrazione (AVI Onlus) in Rom, Mitglied des Sekretariats von Disabled People International (DPI), Vizepräsidentin der Federazione Italiana Superamento Handicap (FISH). Publikation von Texten und Filmen zu Medizinverbrechen im Faschismus. [CV in: www.festivaldirittiumani.it/silvia-cutrera/#:~:text=Silvia%20Cutrera%2C%20laureata%20in%20Scienze,(Federazione%20Italiana%20Superamento%20Handicap). (24.02.2024)]

DAUMÉZON, GEORGES (1912–1979) Psychiater. Studium in Montpellier und Paris. Diss. 1935. 1938–1951 ÄD der Psychiatr. Klinik in Gorges, 1966–1979 Direktor des Hospital Henri-Rouselle in Paris. Gemeinsam mit Koechlin 1952/53 Prägung des Begriffs und des Konzepts der »Psychothérapie Institutionelle« [Müller (2016) Erlebte Psychiatrie, Basel: 252]

DEGENER, THERESIA (*1961) Juristin, Aktivistin der Behindertenbewegung. Studium in Frankfurt und Berkeley, Diss. 1992. 1981 Beteiligung am »Krüppeltribunal«. 2001 Mitarbeit an der UN-Konvention über die Rechte von Menschen mit Behinderungen. 2005 Verdienstkreuz der Bundesrepublik Deutschland am Bande. Seit 2011 Mitglied und 2016–2018 Vorsitzende des UN-Ausschusses für die Rechte von Menschen mit Behinderungen. Prof. für Recht und Disability Studies an der EvH RWL Bochum. [CV in: www.evh-bochum.de/persoenliche-homepage-prof-dr-degener.html (24.02.2024)]

DGPPN Deutsche Gesellschaft für Psychiatrie und Psychotherapie, Psychosomatik und Nervenheilkunde e. V., medizinisch-wissenschaftliche Fachgesellschaft auf dem Gebiet der psychischen Gesundheit in Deutschland. [Homepage der Fachgesellschaft, /www.dgppn.de/die-dgppn/ueber-die-dgppn.html (26.01.2022)]

DGSP Deutsche Gesellschaft für Soziale Psychiatrie (DGSP), Fachverband, der sich seit 50 Jahren für die Weiterentwicklung und Verbesserung menschenrechtsbasierter Hilfen für Menschen mit psychischen Beeinträchtigungen einsetzt. [Homepage der Fachgesellschaft: www.dgsp-ev.de/startseite.html (26.01.2022)]

DILLING, HORST (1933 – 2020) Psychiater. Diss. 1959, Habil. 1969. Mitglied der Sachverständigenkommission zur Psychiatrie-Enquete. 1978 – 1999 ÄD der Klinik für Psychiatrie und Psychotherapie der Med. Univ. zu Lübeck (MUL). [Söhner (2020) Psychiatrie-Enquete: mit Zeitzeugen verstehen, Köln: 170]

DOMES, ROBERT (*1961) Journalist, Schriftsteller. Studium in München. 1988 Redakteur der Augsburger Zeitung in Kaufbeuren, 2001 Leitung der Lokalredaktionen Kaufbeuren und Buchloe, seit 2002 freischaffender Autor und Journalist. [CV in: /www.robertdomes.com/zur-person/biografie/ (09.01.2024)]

DÖRNER, KLAUS (*1933 – 2022) Psychiater, Soziologe. Studium in Heidelberg, Diss. 1960/1969, Habil. 1971, 1980 – 1986 Ärztlicher Leiter der Westfälischen Klinik für Psychiatrie, Psychosomatik und Neurologie in Gütersloh, Lehrtätigkeit (Psychiatrie) an der Univ. Witten/Herdecke, Engagement für die Veröffentlichung der Dokumente zum Nürnberger Ärzteprozess, 1999 Verdienstkreuz 1. Klasse der Bundesrepublik Deutschland [Jachertz N (2013) Klaus Dörner: Der wachsame Arzt. Deutsches Ärzteblatt 2013; 110 (48): A-2329/B-2049/C-1981, www.aerzteblatt.de/archiv/150529/Klaus-Doerner-Der-wachsame-Arzt (26.01.2022)]

DOŠEN, ANTON (1939 – 2023) Psychiater. Studium in Venlo. Diss 1989. Facharzt für Kinder- und Jugendpsychiatrie, Facharzt für Erwachsenenpsychiatrie, Prof. der Radboud Univ. Nijmegen. ÄD und Chefarzt des Zentrums für Behandlung psychischer Störungen und Verhaltensprobleme bei Menschen mit geistiger Behinderung in Oostrum. 1992 Mitgründer der European Association for Mental Health in Mental Retardation. Vorsitzender Section for Mental Retardation (WPA) [Vorstellung in: https://www.socialnet.de/rezensionen/11072.php (29.01.2024)]

DÜHRSSEN, ANNEMARIE (1916 – 1998) Psychiaterin, Psychotherapeutin. Studium in Berlin, Bonn und München. Diss. 1943. Mitglied der Sachverständigenkommission zur Psychiatrie-Enquete. 1965 – 1984 Leitung des Zentralinstituts für psychogene Erkrankungen der Versicherungsanstalt Berlin. Vordenkerin und Wegbereiterin der Anerkennung der analytischen Psychotherapie in Deutschland. [Söhner F (2021) Biografie in: Biografisches Archiv der Psychiatrie. www.biapsy.de/index.php/de/9-Biografien-a-z/287-duehrssen-annemarie (09.01.2024)]

DÜLL, THOMAS (*1962) Unternehmensleitung, Manager für Gesundheitseinrichtungen. Studium in Augsburg. 1992 – 1995 Leitung der Bauabteilung im Landratsamt Günzburg, 1995 – 1996 Leitung der überörtlichen Sozialhilfe bei der Regierung von Schwaben. 1997 – 2008 Werkleiter der Bezirkskrankenhäuser Schwaben, 2008 – 2021 Vorstandsvorsitzender des Kommunalunternehmens Bezirkskliniken Schwaben, seit 2013 Lehrbeauftragter für Krankenhausmanagement an der Med. Fakultät der Univ. Ulm, seit 2015 – 2023 Vorsitzender des Fachausschusses der Gesundheitseinrichtungen der sieben bayerischen Bezirke. [CV in: https://de.everybodywiki.com/Thomas_Düll (31.01.2024)]

EBERLE, ANNETTE Sozialpädagogin. Studium in Augsburg. Diss. 2008. Wiss. Mitarbeiterin am Histor. Institut der Univ. Leipzig. Leitung der Pädagog. Abteilung an der KZ-Gedenkstätte Dachau. Prof. für Pädagogik in der Sozialen Arbeit an der KSFH Benediktbeuern. [CV in: www.ksh-muenchen.de/hochschule/professorinnen-lehrbeauftragte/detail/annette-eberle/ (08.03.2024)]

EBERT, WERNER Leiter der Finanzabteilung in den 1990er Jahren am BKH Kaufbeuren. [Info in: www.bezirk-schwaben.de/presse/aktuelle-meldungen/dem-64-jaehrigen-folgt-ein-30-jaehriger-generationswechsel-bei-der-regionalleitung-sued-der-bezirkskliniken-schwaben-in-kaufbeuren/ (24.02.2024)]

EGETMEYER, ALBRECHT (*1945) Psychiater, Psychologe. Studium in München. Dr. med. Dipl.-Psych. Oberarzt am Bezirkskrankenhaus Kaufbeuren, ÄD des Bezirkskrankenhauses Kempten. Berater des Psychiatrie-Koordinators des Bezirks Schwaben und des Verbands der bayerischen Bezirke. Protagonist der Regionalisierung und der Psychiatrischen Institutsambulanzen (PIA) in Bayern, auch des bayerischen Vergütungssystems der PIAs, ehem. Vorstand der Anni-Gruber-Stiftung. [www.aerzteblatt.de/archiv/50453/Aufgaben-und-Aemter (09.01.2024)]

EHRHARDT, HELMUT (1914–1997) Psychiater. Studium in München, Berlin und Breslau. Diss. 1939/1941, Habil. 1950, 1956 apl. Professor, 1964–1982 Prof. für Forensik und Sozialpsychiatrie in Marburg. 1969/70 Präsident der DGPN. Mitglied der Leopoldina. [Biografie in: LagIs. www.lagis-hessen.de/pnd/130074276 (09.01.2024)]

EPA European Psychiatric Association, Europäischer Fachverband für Psychiatrie. [Homepage: www.europsy.net (16.01.2024)]

EY, HENRI (1900–1977) Psychiater, Neurologe. Studium in Toulouse und Paris. Diss. 1926. 1931–1933 Leiter der psychiatr. Klinik im KH Sainte-Anne Paris. 1933–1970 Chefarzt der psychiatr. Klinik in Bonneval. 1945 Mitbegründer und Direktor der Zeitschrift L'Évolution psychiatrique, 1950 Mitgründer der WPA. [Nachruf in: www.pubmed.ncbi.nlm.nih.gov/351553/ (05.03.2024)]

EYSENCK, HANS JÜRGEN (1916–1997) Psychologe. Studium in London. Diss. 1940. 1945–1955 Direktor der Psychologischen Abteilung am Maudsley Hospital London, 1955–1983 Prof. für Psychologie am Institute of Psychiatry, Schwerpunkte: Intelligenzforschung, Persönlichkeitsforschung. [Eysenck, Hans Jürgen, in: Röder W, Strauss HA (Hg.): International Biografical Dictionary of Central European Emigrés 1933-1945. Band 2,1. München (1983): 276 f.]

FÄHNDRICH, ERDMANN (*1941) Psychiater. Studium in Berlin. Diss 1968, Habil. 1984. seit 1977 Assistenzprof. und Oberarzt an der Psychiatr. Klinik der FU Berlin, 1978 Facharzt für Psychiatrie. Bis 2006 Chefarzt Abteilung für Psychiatrie und Psychotherapie Krankenhaus Neukölln. Apl. Prof. FU Berlin Mitglied der Arbeitsgemeinschaft für Methodik und Dokumentation in der Psychiatrie (AMDP) [CV in: Lehmkuhl 1979 Planungsgrundlagen für eine gemeindenahe psychiatrische Versorgung Charlottenburgs, Psychiatrie-Verlag]

FALTLHAUSER, VALENTIN (1876–1961) Psychiater. Studium in München und Erlangen. Diss. 1906, 1927–1929 Stv. ÄD in Erlangen, 1929–1945 ÄD in Kaufbeuren. Beteiligter an Patientenmorden im Nationalsozialismus. 1944 aktive Beteiligung bei der Ermordung von Ernst Lossa. 1949 Verurteilung wegen Anstiftung zur Beihilfe zum Totschlag in mindestens 300 Fällen zu drei Jahren Haft. Urteil nie vollstreckt. [Breuer GF (2020) Biografie in: Biografisches Archiv der Psychiatrie. www.biapsy.de/index.php/de/9-Biografien-a-z/279-faltlhauser-valentin (09.01.2024), Steger F (2005) Kinder als Patienten der Heil- und Pflegeanstalt Kaufbeuren-Irsee, Sudhoffs Archiv 89/2: 129 – 150]

FANGERAU, HEINER (*1972) Arzt, Medizinhistoriker, Medizinethiker. Studium in Bochum, Diss. 2000, Habil. 2007, Prof. für Geschichte, Theorie und Ethik der Medizin in Ulm (2008), Köln (2014) und Düsseldorf, Direktor des Instituts für Geschichte, Theorie und Ethik der Medizin der Univ. Düsseldorf (2015), Mitglied der Leopoldina. Schwerpunkte: Medizingeschichte, Medizinethik, Geschichte der Psychiatrie und Neurologie, historische Netzwerkanalysen, Geschichte und Ethik des medizinischen Kinderschutzes [Persönliche Darstellung: www.leopoldina.org/fileadmin/redaktion/Mitglieder/CV_Fangerau_Heiner_D.pdf (26.01.2022)]

FANON, FRANTZ (1925 – 1961) Psychiater, Politiker, Schriftsteller. Studium in Lyon, 1953 – 1956 Leitung einer Psychiatrischen Klinik in Algerien, Engagement für die Nationale Befreiungsfront in Algerien. 1961 Veröffentlichung von »Die Verdammten dieser Erde«. Vordenker der Entkolonialisierung. [Nicholls T (2010) Frantz Fanon (1925 – 1961). In: J. Fieser, B. Dowden (Hrsg.): Internet Encyclopedia of Philosophy. www.iep.utm.edu/fanon/ (09.01.2024)]

FICHTER, MANFRED M. (*1944) Psychiater, Psychotherapeut, Psychosomatiker. Studium in Heidelberg, Innsbruch und Köln. Diss. 1971. 1975 – 1979 Wiss. Ass. am Max-Planck-Institut für Psychiatrie in München, 1979 Oberarzt an der Psychiatr. Klinik und Poliklinik der Univ. München. 1985 – 2009 ÄD und Chefarzt der Med.-Psychosom. Klinik Roseneck. 1991 apl Prof. 1985 – 2022 Leitung des SFB Epidemiologie und Evaluation an der LMU München. [CV in: www.aerzteblatt.de/archiv/206917/Manfred-Fichter-Wegbereiter-fuer-die-Erforschung-von-Essstoerungen (05.03.2024)]

FINZEN, ASMUS (*1940) Psychiater. Studium in Hamburg, Berlin, Tübingen, Kiel, Diss. 1968, Habil. 1973, Prof. für Sozialpsychiatrie in Tübingen (1974) und Hannover (1978), Berater der Sachverständigenkommission zur Psychiatrie-Enquete, 1975 – 1987 Leitung der Psychiatrie in Wunstorf, 1987 – 2003 Prof. und Stellv. Leitung der Klinik für Psychiatrie der Universität Basel, Mitbegründer des Psychiatrie-Verlags. [Persönliche Darstellung: www.finzen.de/lebenslauf.html (12.12.2021), Söhner F (2020) Psychiatrie-Enquete: mit Zeitzeugen verstehen, Köln: 171]

FORSTER, RUDOLF (1884–1968) Schauspieler. Konservatorium Wien. 1907–1909 Theater in der Josefstadt Wien, 1909–1910 Berliner Theater, 1913–1915 Volksbühne Wien, ab 1919 Stummfilme, 1931 erster Tonfilm: Dreigroschenoper, 1937–1940 Aufenthalt in den USA, Engagement am Deutschen Theater Berlin und in Wien, in den 1960er Jahren deutsche Kriminalfilme. [Biografie auf Film-Zeit: www.web.archive.org/web/20160504163004/http://www.film-zeit.de/Person/11798/Rudolf-Forster/Biografie/ (09.01.2024)]

FOUCAULT, MICHEL (1926–1984) Philosoph, Psychologe. Studium in Paris, 1960–66 Professor für Psychologie und Philosophie in Clermont-Ferrand, Diss. 1961, 1970–1984 Lehrstuhl für Geschichte der Denksysteme in Paris, Begründer der macht- und wissenstheoretischen Diskursanalyse. [Eintrag »Foucault, Michel« in Munzinger Online/Personen – Internationales Biografisches Archiv, http://www.munzinger.de/document/00000015338 (26.01.2022), Biografie Suhrkamp https://www.suhrkamp.de/person/michel-foucault-p-1289 (Stand: 12.12.2021)]

FRANCO, FRANCISCO (1892–1975) Diktator und Generalissimus Spaniens. 1907–1910 Infanterieakademie in Toledo, 1914 Hauptmann, 1923 Kommandeur der span. Fremdenlegion, 1926 Brigadegeneral, 1934 Engagement im Kriegsministerium in Madrid, 1936 Führung des putschenden Militärs, 1939 Übernahme der Regierung, 1947 Regent auf Lebenszeit der neuen Monarchie Spanien. [Rother B, Wichmann M (2023) Biografie in: Lebendiges Museum Online. Berlin]

FREUD, SIEGMUND (1856–1939) Neurologe, Begründer der Psychoanalyse. Studium in Wien. Diss. 1881, Habil. 1885. 1902 ao. Prof. für Neuropathologie in Wien, 1920 Prof. in Wien. 1935 Mitglied der British Royal Society of Medicine. 1938 Emigration nach London. [Brückner B (2015) Biografie in: Biografisches Archiv der Psychiatrie. www.biapsy.de/index.php/de/9-Biografien-a-z/200-freud-sigmund-schlomo (09.01.2024)]

FREUDENBERG, RUDOLF KARL (1908–1993) Psychiater. Studium in Kiel, München und Freiburg, Diss. 1934. Tätigkeit in Berlin. 1935 Assistenzarzt in Wien. 1936 Emigration nach Großbritannien. 1951–1973 Ltd. Arzt am Netherne Hospital in Coulsdon, Surrey. 1961 Senior Principal Medical Officer und Head of the Medical Mental Health Section im Ministry of Health. [Goddard P (1993) Nachruf. www.cambridge.org/core/services/aop-cambridge-core/content/view/63A0BC1A35FD8CAC5C00649BE2B667D2/S014007890000964 0a.pdf/richard_t_c_ pratt_formerly_physician_in_psychological_medicine_national_hospitals_for_nervous_diseases_queen_square_london.pdf (09.01.2024)]

FREYHAN, FRITZ ADOLF (1912 – 1982) Psychiater, Psychopharmakologe. Studium in Berlin. 1937 Emigration in die USA. Psychiater in versch. Einrichtungen und in einer Privatpraxis. Relevante Publikationen zur Pharmakopsychiatrie. [Peters UH (1984) Biografie in: Wörterbuch der Psychiatrie und medizinischen Psychologie. München: 200]

FRICK, GEORG (1928 – 2016) Verwaltungsleiter. 1945 Verwaltungsinspektor der ehem. Heil- und Pflegeanstalt Kaufbeuren. 1944 aktive Beteiligung bei der Ermordung von Ernst Lossa. 1949 Verfahren zur Klärung seiner Beteiligung an Patientenmorden im Nationalsozialismus. Urteil des Geschworenengerichts »nicht schuldig«. [Steger F (2005) Kinder als Patienten der Heil- und Pflegeanstalt Kaufbeuren-Irsee, Sudhoffs Archiv 89/2: 129 – 150]

GALEN, CLEMENS AUGUST GRAF VON (1878 – 1946) Kardinal von Münster. Studium in Innsbruck. 1904 Priesterweihe, Domvikar in Münster, 1906 Kaplan in Berlin, 1919 Pfarrer in Berlin, 1929 Pfarrer in Münster, 1933 Bischof von Münster. Öffentliche Verurteilung der kirchenfeindlichen Politik der NSDAP. 1941 Predigten gegen die Beschlagnahmung von Kirchengut und »Euthanasie«-Maßnahmen. Öffentliche Kritik an der Rassenpolitik. 1945 Appell an die Alliierten zu humanem Umgang mit ziviler Bevölkerung und Kriegsgefangenen. 1946 Erhebung zum Kardinal. [Biografie in LeMO: www.dhm.de/lemo/biografie/clemens-august-graf-von-galen.html (10.01.2024)]

GARDNER, AVA (1922 – 1990) Filmschauspielerin. Internationale Erfolge in den 1940er und 1950er Jahren. [www.whoswho.de/bio/ava-gardner.html (10.01.2024)]

GERUM, WOLFGANG (*1949) Krankenpfleger in Kaufbeuren, zuletzt Pflegedienstleiter. 1990 – 2011 Bürgermeister von Friesenried.

GOETZ, RAINALD (*1954) Schriftsteller. Studium der Geschichte, Theaterwissenschaft und Medizin in München und Paris. Diss. 1978/1982. Beiträge für die Süddeutsche Zeitung, Kursbuch, Spex, Merkur, TransAtlantik und Spiegel. Vieldiskutierte Beiträge über Techno und DJ Culture. Gesellschaftskritische Romane und Stücke (postdramatisches Theater). 2015 Georg-Büchner-Preis. 2018 Verdienstorden der Bundesrepublik Deutschland. [Biografie in: Literatur-Portal Bayern www.literaturportal-bayern.de/autorinnen-autoren?task=lpbauthor.default&pnd=119501651 (10.01.2024)]

GOFFMAN, ERVING (1922–1982) Soziologe. Studium in Toronto und Chicago. Diss. 1953. 1954–1958 klinische Studien. Professur in Berkeley. 1969 Professur in Philadelphia. Forschungen über Stigma, Framing und Genderfragen. 1981 Präsident der American Sociological Association. [Pape R (2015) Biografie in: Biografisches Archiv der Psychiatrie. www.biapsy.de/index.php/de/9-Biografien-a-z/164-goffman-erving (09.01.2024)]

GOLDBERG, DAVID (*1934) Psychiater. Studium in London. Assistenzarzt bei Aubrey Lewis und Michael Shepherd am Maudsley Hospital London. Prof. für Psychiatrie in Manchester. 1993 Director of Research and Development am Institut für Psychiatrie am Maudsley Hospital. 2000 Emeritierung. Vertreter der Sozialpsychiatrie. [Goldberg D (2009) Looking back over my professional life. Acta Psychiatrica Scandinavica. 119(5): 333–337]

GRIMM BRÜDER Grimm, Jacob (1785–1863) und Grimm, Wilhelm (1786–1859). Sprachwissenschaftler und Volkskundler. Begründer der Germanistik. Herausgabe von Kinder- und Hausmärchen sowie Deutsches Wörterbuch. [Biografie in LeMO: dhm.de/fileadmin/lemo/suche/search/index.php?a=bestand&b=suche&q=grimm (10.01.2024)]

GROSS, HEINRICH (1915–2005) Psychiater, Gerichtsgutachter. Studium in Wien. Diss. 1939. Anstaltsarzt in der »Kinderfachabteilung« am Steinhof. 1941 Leitung der »Reichsausschuß-Abteilung«, an der »Euthanasie«-Morde stattfanden. Tätigkeit als Gutachter. 1950 Verurteilung wegen Beihilfe zum Totschlag zu zwei Jahren Haft. 1951 Aufhebung des Urteils. Ausbildung zum Facharzt für Psychiatrie und Neurologie. 1957 Leiter der 2. Psychiatrischen Abteilung und des Neurohistologischen Laboratoriums der Baumgartner Höhe. Forschungen an Kinderhirnen. 1962 Gescheitertes Habilitationsverfahrens aus politischen Gründen. 1968–1981 Leitung des Ludwig-Boltzmann-Instituts zur Erforschung von Missbildungen des Nervensystems. Bis 1998 Tätigkeit als Gerichtsgutachter. 2000 Gerichtsverfahren wegen Mordes ohne Urteil. [Biografie in Ausstellung LebensUNWert. www.web.archive.org/web/20081227211604/http://www.lebensunwert.at/ns-euthanasie/menuepunkt/dr-heinrich-gross.html [10.01.2024)]

GRUBER, ANNI (1924–2022) Stifterin. Aufgewachsen in München. Ausbildung zur Kauffrau. 1953 Heirat. Bis 1955 Tätigkeit bei der Industrie- und Handelskammer. 1955 Geburt von Sohn Hans. Psychische Erkrankung des Sohnes. Engagement in Selbsthilfegruppen. 1980 Tod von Hans. Gründung einer »Selbsthilfegruppe für Angehörige von psychisch erkrankten Menschen«. Gründungsmitglied des Landesverbandes »Angehörige psychisch Kranker« (APK). 1994 Gründung der »Anni-Gruber-Stiftung«, Ziel: psychisch erkrankte Menschen und deren Angehörige zu unterstützen. 2000 Verdienstkreuz der Bundesrepublik Deutschland. 2016 Rückzug aus der aktiven Vereinsarbeit. [Biografie in: https://anni-gruber-stiftung.de/anni-gruber/ (16.01.2024)]

GRÜTTERS, MONIKA (*1962) Politikerin (CDU), ehem. Staatsministerin für Kultur und Medien. Studium in Münster und Bonn. 1989 Mag. Art. Seit 1999 Honorarprofessorin an der Hochschule für Musik Berlin, seit 2005 Honorarprofessorin an der FU Berlin. Seit 2005 Mitglied des Deutschen Bundestages. 2016–2022 Mitglied des Präsidiums der CDU. 2013–2021 Beauftragte der Bundesregierung für Kultur und Medien. [Biografie in: www.bundestag.de/abgeordnete/biografien/G/gruetters_monika-857378 (10.01.2024)]

GUEVARA, ERNESTO RAFAEL (CHE) (1928–1967) Revolutionär, Guerillaführer, Industrieminister. Studium in Buenos Aires. Diss. 1953. 1954 Engagement im Widerstand gegen die Regierung von Guatemala. 1956–1958 Führung des Guerillakriegs in Kuba. 1959 Kommandant der Festung »La Cabana« in Havanna. Ab 1961 Industrieminister von Kuba. 1966 Organisation von Guerillakämpfen in Bolivien. 1967 Ermordung. [Biografie in LeMO: www.hdg.de/lemo/biografie/che-guevara.html (10.01.2024)]

HAERLIN CHRISTIANE (*1942) Ergotherapeutin. Beraterin der Sachverständigenkommission zur Psychiatrie-Enquete, Ergotherapeutin in London, Heidelberg und Köln, zuletzt bis 2005 Leitung Berufliches Trainingszentrum (BTZ) in Köln, Gründungsmitglied der DGSP. [Söhner (2020) Psychiatrie-Enquete: mit Zeitzeugen verstehen, Köln: 171]

HÄFNER, HEINZ (1926–2022) Psychiater. Studium in München, Diss. 1949/1951, Habil. 1960, 1967 Prof. für Psychiatrie in Heidelberg, Vorstandsmitglied und Stellv. Vorsitzender der Sachverständigenkommission zur Psychiatrie-Enquete, 1975–1994 Gründer und Direktor des Zentralinstituts für Seelische Gesundheit in Mannheim, 1989 Mitglied der Leopoldina, 1994 Großes Verdienstkreuz der Bundesrepublik Deutschland. [Persönliche Darstellung: www.leopoldina.org/fileadmin/redaktion/Mitglieder/CV_Haefner_Heinz_D.pdf (26.01.2022)]

HASAN, ALKOMIET (*1982) Psychiater. Studium in Göttingen, London und München. Diss. 2007, Habil. 2013. 2016–2021 Mitglied der Jungen Akademie an der Berlin-Brandenburg. Akad. d. Wissenschaften und der Dt. Akademie der Naturforscher Leopoldina. 2016–2020 Klinikum der Universität München, Klinik und Poliklinik für Psychiatrie und Psychotherapie, seit 2020 ÄD der Klinik für Psychiatrie, Psychotherapie und Psychosomatik der Univ. Augsburg und BKH Augsburg. Vorstand Krankenversorgung der Bezirkskliniken Schwaben. [CV in: https://www.uni-augsburg.de/de/fakultaet/med/profs/psychiatrie-und-psychotherapie/team/univ-prof-dr-med-alkomiet-hasan/ (31.01.2024)]

HEGERL, ULRICH (*1953) Psychiater. Studium in Erlangen und Rennes. Diss. 1981, Habil. 1992. Ab 1998 Prof. für Psychiatrie in München. 2006–2019 Prof. und ÄD der Klinik und Poliklinik für Psychiatrie und Psychotherapie der Univ. Leipzig. Seit 2019 Johann Christian Senckenberg Distinguished Professorship, Univ. Frankfurt. Mitglied des Wissenschaftlichen Beirates der Bundesärztekammer. Vorsitzender der Stiftung Deutsche Depressionshilfe. [Biografie in: Bundesärztekammer. www.bundesaerztekammer.de/fileadmin/user_upload/BAEK/Themen/Medizin_und_Ethik/WB/Lebenslaeufe/Hegerl__Prof._Lebenslauf_31032022.pdf (10.01.2024)]

HELD, TILO Psychiater, Psychologischer Psychotherapeut. Studium in München, Diss. 1963, apl. Prof. Dr. med., seit 2000 Facharzt für Psychotherapeutische Medizin sowie für Psychiatrie und Psychotherapie, Psychoanalytiker (DPV) an der Fliedner-Klinik Berlin. Schwerpunkt: Ambulante Psychiatr. Versorgungsmodelle, tiefenpsychologisch fundierte Psychotherapie. [Persönliche Darstellung: https://www.fliedner.de/de/seelische_gesundheit/fliedner_klinik_berlin/team_aerzte_neu.php (10.02.2022)]

HELMCHEN, HANFRIED (*1933) Psychiater. Studium in Berlin und Heidelberg. Diss. 1956, Habil. 1967, Berater der Sachverständigenkommission zur Psychiatrie-Enquete, 1971–1999 Prof. für Psychiatrie und Direktor der Psychiatrischen Klinik der Freien Univ. Berlin, Mitglied der Leopoldina. [Söhner (2020) Psychiatrie-Enquete: mit Zeitzeugen verstehen, Köln: 171]

HEMMER-SCHANZE, CHRISTIANE (*1955) Soziologin. Studium in München. Frühe 1980er Jahre Mitarbeiterin des Sozialforschungsinstituts, Forschungsprojekte im Auftrag der Landeshauptstadt München, seit 1986 Mitarbeiterin der Gesellschaft für Ausbildungsforschung und Berufsentwicklung in München, seit 2000 wiss. Mitarbeiterin an der Univ. München. [Darstellung in: https://www.urachhaus.de/Autoren/Christiane-Hemmer-Schanze.html (31.01.2024)]

HEMPEL, CARL GUSTAV (1905–1997) Philosoph des logischen Positivismus. Studium in Göttingen, Heidelberg, Berlin und Wien. Diss. 1934. 1939 Emigration in die USA. 1939–1948 Dozent in New York. 1948–1955 Dozent an der Yale Univ. in New Haven. 1955–1974 Dozent in Princeton Univ. in New Jersey. 1977 korr. Mitglied der British Academy. Beiträge zur Wissenschaftstheorie des logischen Empirismus. [Biografie in: Internet Encyclopedia of Philosophy. www.iep.utm.edu/hempel/ (10.01.2024)]

HILL, JOHN DENIS NELSON (1913–1982) Psychiater, Neurologe. Studium in London. 1938 Assistenzarzt im St. Thomas Hospital London. 1939–1945 Emergency Hospital in Belmont, Aufbau eines EEG Labors, 1945 Errichtung eines EEG-Labors am Institut für Psychiatrie am Maudsley Hospital London, 1947 Dozent für psychol. Medizin am King's College Hospital. 1966 Prof. für Psychiatrie am Maudsley Hospital. [Biografie in: www.collection.sciencemuseumgroup.org.uk/people/ap28719/hill-john-denis-nelson (06.03.2024)]

HINTERHUBER, HARTMANN (*1942) Psychiater. Studium in Innsbruck und Padua. Diss. 1968, Habil. 1982. 1972 Leitung des Zentrums für Psych. Gesundheit Bozen-Südtirol. 1976 Oberarzt in Innsbruck. 1978 Leitung der Psychiatr. Dienste Südtirol Nord und Ost. 1985–2011 Prof. für Psychiatrie und Vorstand der Universitätsklinik für Psychiatrie der Univ. Innsbruck. 2001–2207 Mitglied der österr. Bioethikkommission. [Biografie in: pro mente tirol. www.web.archive.org/web/20160305174621/http://www.gpg-tirol.at/fileadmin/media/Lebenslauf_Univ.Prof._Dr._Hinterhuber_01.pdf (10.01.2024)]

HIPPIUS, HANNS (1925–2021) Psychiater. Studium in Freiburg, Marburg und Berlin. Diss. 1950, Habil. 1963, Vorstandsmitglied der Sachverständigenkommission als Präsident der Deutschen Gesellschaft für Psychiatrie und Nervenheilkunde, ab 1968 ord. Prof. für Psychiatrie und Direktor der Psychiatrischen Klinik II der FU Berlin, 1972–1994 Direktor der Klinik für Psychiatrie der Ludwig-Maximilians-Univ. München, Mitglied der Leopoldina. [Söhner (2020) Psychiatrie-Enquete: mit Zeitzeugen verstehen, Köln: 171]

HITLER, ADOLF (1889–1945) Politiker (NSDAP). Realschule ohne Abschluss, 1907 Bewerbung an der Kunstakademie Wien, 1913 Übersiedlung nach München, 1914 Freiw. im Reserve-Infanterie-Regiment, 1921 Vorsitzender der NSDAP, 1933–1945 deutscher Reichskanzler, ab 1934 Staatsoberhaupt, ab 1938 Oberbefehlshaber der deutschen Wehrmacht. [Biografie in LeMO: www.dhm.de/lemo/biografie/adolf-hitler (10.01.2024)]

HOENIG, JULIUS (JOHN) (1916–2009) Psychiater. 1938 Emigration nach England. Studium in Glasgow. 1947 Dozent am Institute of Psychiatry, London. 1949 Übersetzung von Karl Jaspers General Psychopathology. 1955–1956 Gast-Prof. in Bangalore. 1956 Prof. in Manchester. Übersetzungen von Jaspers. 1968 Prof. in St. Johns Neufundland/Kanada. Forschung und Lehre am Centre for Addiction and Mental Health in Toronto (bis 1992). Mitglied des Royal College of Physicians. Weiter zahlreiche Übersetzungen psychiatrischer Fachbeiträge. [Biografie in: Royal College of Physicians. www.history.rcplondon.ac.uk/inspiring-physicians/julius-hoenig (10.01.2024)]

HOHENDORF, GERRIT (1963–2021) Psychiater, Medizinhistoriker. Studium in Bonn und Heidelberg, Diss. 1996, Habil. 2013, Stellv. Institutsleiter am Institut für Geschichte und Ethik der Medizin der Technischen Univ. München. Kritische Auseinandersetzung mit den Medizinverbrechen im Nationalsozialismus und der Erinnerungskultur in Deutschland. [Nachruf der TU München: www.get.med.tum.de/gerrit_hohendorf (27.01.2022)]

HOLZINGER, IVO (*1948) Kommunalpolitiker (SPD). Studium in Würzburg, Tübingen und Bonn. Diss. 1974. 1980–2016 Oberbürgermeister der kreisfreien Stadt Memmingen. Vorstand des Bayerischen Städtetags. 2016 Bayerische Verfassungsmedaille in Gold. [Persönl. Darstellung in: www.web.archive.org/web/20160123223036/http://www.ivo-holzinger.de/ (10.01.2024)]

HOLZMANN, BARBARA (*1959) Politikerin (Die Grünen), Sozialpädagogin. Studium in Eichstätt. 1982–1988 Fachkraft für Soziale Arbeit in der stationären Psychiatrie in Ingolstadt, seit 1990 im ambulanten psychiatrischen Bereich, Aufbau Sozialpsychiatrischer Dienst, ambulant betreutes Wohnen und Tagesstätte im Oberallgäu, sei 1994 Bezirksrätin des Bezirks Schwaben. [https://www.bay-bezirke.de/data/pdf/baybt_vita_barbara-holzmann_erste-vizeprasidentin.pdf (29.01.2024)]

JABLENSKY, ASSEN Psychiater. 1968 – 1969 Psychiatry Registrar am Maudsley Hospital London, 1972 – 1974 Dozent an der Med. Univ. Sofia, 1975 – 1986 Senior Medical Officer, Division Mental Health der WHO, 1987 – 1992 Direktor des National Program of Neuroscience and Behavioural Research Sofia, seit 1993 Prof. für Psychiatrie in Perth. [Biografie in: Univ. of Western Australia. www.research-repository.uwa.edu.au/en/persons/assen-jablensky (10.01.2024)]

JACOB, HANS (1907 – 1997) Psychiater, Neurologe. Habil. 1939. Studium in Rostock, München, Wien, Kiel und Leipzig. 1937 – 1956 Oberarzt an der Universitäts-Nervenklinik in Hamburg-Eppendorf. 1956 – 1958 Chefarzt der Neurol. Abteilung des Allg. Krankenhauses Hamburg-Altona. 1958 – 1976 Prof. für Psychiatrie und Neurologie in Marburg. 1963/64 Dekan der Medizinischen Fakultät. [Hippius H (2004) Universitätskolloquien zur Schizophrenie 2(2), Berlin: 220]

JASPERS, KARL THEODOR (1883 – 1969) Psychopathologe, Philosoph. Studium in Heidelberg, München, Berlin, Göttingen und Heidelberg. Diss. 1909, Habil. 1913, 1916 apl. Prof. für Psychologie, 1920 Extraordinarius in Philosophie Univ. Heidelberg, 1922 Direktor des Philosophischen Seminars, 1933 Rückzug aus seinen Ämtern, 1937 Zwangspensionierung, 1938 Publikationsverbot. 1947 – 1961 Prof. für Philosophie in Basel. Begründer der phänomenologischen Psychopathologie. [Schwarz J (2015) Biografie in: www.biapsy.de/index.php/de/9-Biografien-a-z/182-jaspers-karl-theodor (09.01.2024)]

JEHL, RAINER (*1944) Theologe, Manager. Studium in München, Diss. 1984. 1995 – 2010 Vorstandsvorsitzender der Kulturstiftung in Irsee. Leiter, Mitgründer des Irseer Kultursommers. [Porträt in: Allgäuer Zeitung www.all-in.de/wirtschaft/portraet-dr-rainer-jehl-ehemaliger-direktor-der-schwabenakademie-irsee-ueber-den-ruhestand_arid-157231 (10.01.2024)]

KABANOV, MODEST MICHAIJLOWITSCH (1926 – 2013) Psychiater. Studium in Leningrad. Diss. 1962, Habil. 1972. 1949 Verurteilung wegen sowjetfeindlicher Tätigkeiten zum Arbeitslager, 1954 Freilassung, 1958 Chefarzt in Leningrad, 1960 – 1964 Anstaltsleiter des Psych. Krankenhauses Nr. 4,

1960 – 1965 komm. Stadtchefpsychiater. Ab 1964 Direktor des St. Petersburger Psychoneurologischen Forschungsinstituts W.M. Bechterew. ab 1993 Präsident des Lehr- und Forschungszentrums der WHO. [Biografie in: Dynamische Psychiatrie. www.psychoanalysebayern.de/archiv-dynamische-psychiatrie/dynpsych-jg-2001-heft-1-2-pp1-154.pdf (10.01.2024)]

KALINOWSKI, LOTHAR (1899 – 1992) Psychiater. Studium in Berlin. Diss. 1922, 1933 Abbruch des Habilitationsverfahrens aus rassistischen Gründen, Entlassung von der Charité, 1933 unbezahlte Stelle an der UK Rom, 1938 Emigration nach London, 1940 Übersiedlung in die USA. Niedergelassen in eigener Praxis. 1947 Gastprofessur an der FU Berlin. 1968 Großes Verdienstkreuz der Bundesrepublik Deutschland. Pionier der Elektrokonvulsionstherapie. [Herrn R (2024) Biografie: www.gedenkort.charite.de/menschen/lothar_kalinowsky/ (10.01.2024)]

KATSCHNIG, HEINZ (*1942) Psychiater. Studium in Wien. Diss. 1968, Habil. 1980, 1974 – 1976 Tätigkeit am Institute of Psychiatry, Univ. London, 1985 ao. Professor, dann ord. Professor, 1991 – 2007 Vorstand der Universitätsklinik für Psychiatrie an der Medizinischen Univ. Wien, 1977 – 2014 Leitung des Ludwig-Boltzmann-Instituts für Sozialpsychiatrie in Wien. [Söhner (2020) Psychiatrie-Enquete: mit Zeitzeugen verstehen, Köln: 171]

KEATS, JOHN (1795 – 1821) Dichter, Poet. 1811 Lehre bei einem Chirurgen und im St. Thomas‘ Hospital in London, 1816 Zulassung als Apotheker, 1817 Ende der medizinischen Tätigkeit, literarische Tätigkeit. Bedeutender Vertreter der englischen Romantik. [Biografie in: Poemist. www.poemist.com/john-keats (10.01.2024)]

KENDELL, ROBERT EVAN (BOB) (1935 – 2002) Psychiater. Studium in London. Tätigkeit am Maudsley Hospital London. 1973 Leiter der Psychiatrie in Edinburgh. 1986 Dekan der Med. Fakultät, 1991 Chief Medical Officer von Schottland. 1997 – 2000 Präsident des Royal College of Psychiatrists. Mitglied des Expert Advisory Panel on Mental Health der WHO. [Kerr A (1994) Interview. R.E.Kendell. Psychiatric Bulletin.]

KEUPP, HEINER (*1943) Sozialpsychologe. Studium in Frankfurt, Erlangen und München. Diss. 1971, Habil. 1978. 1978 – 2008 Prof. für Sozial- und

Gemeindepsychologie in München. Mitglied der Unabhängigen Kommission zur Aufarbeitung sexuellen Kindesmissbrauchs. 2008 Bayer. Staatsmedaille für soziale Verdienste. [Biografie in: https://www.aufarbeitungskommission.de/kommission/ueber-uns/kommissionsmitglieder/heiner-keupp/ (20.01.2024)]

KIPLING, JOSEPH RUDYARD (1865 – 1936) Schriftsteller, Dichter. 1878 Militärschule. 1882 Indienreise. Wesentlicher Vertreter der Kurzgeschichte. 1907 Nobelpreis für Literatur. Bekannteste Werke: Das Dschungelbuch und der Roman Kim. [Biografie in: FantasticFiction www.fantasticfiction.com/k/rudyard-kipling/ (10.01.2024)]

KISKER, KARL PETER (1926 – 1997) Psychiater mit phänomenologisch-anthropologischer Ausrichtung. Studium in Heidelberg, Diss. 1952/1956, Habil. 1959, 1963 – 1966 Oberarzt für Psychiatrie in Heidelberg, 1966 – 1991 Prof. für Klinische Psychiatrie und Psychotherapie an der Med. Hochschule Hannover, Mitglied der Sachverständigenkommission zur Psychiatrie-Enquete, 1986 Mitglied der Deutschen Akademie der Naturforscher Leopoldina. [Schwarz J (2015) Biografie in: Biografisches Archiv der Psychiatrie. www.biapsy.de/index.php/de/9-biografien-a-z/103-kisker-karl-peter (12.12.2021)]

KLEE, ERNST (1942 – 2013) Journalist. Studium in Frankfurt, 1973 – 1982 Lehrauftrag für Behindertenpädagogik in Frankfurt, Journalist für den Hessischen Rundfunk und Die Zeit, kritische Auseinandersetzung mit den Medizinverbrechen im Nationalsozialismus. [Fabri A, Brückner B (2015) Biografie in: Biografisches Archiv der Psychiatrie. www.biapsy.de/index.php/de/9-biografien-a-z/105-klee-ernst (12.12.2021)]

KLEIN, HELMFRIED ERNST (*1945) Psychiater. Studium in München. Diss. 1970, Habil. 1988. Oberarzt, Direktor des Bezirkskrankenhauses Regensburg und der Klinik für Psychiatrie und Psychotherapie der Universität Regensburg. [https://epub.uni-regensburg.de/16902/1/Zusammenfassung_Doktorarbeit.text.objekte.10.10.06docx.pdf; https://epub.ub.uni-muenchen.de/13663/1/lmu_chronik_1986_88.pdf (29.01.2024)]

KLERMAN, GERALD L. (1928 – 1992) Psychiater. Studium in New York, Diss. 1954. Mitglied der Quill and Dagger-Society. 1966 – 1970 Dir. des psychiatr. Zentrums der Univ. Yale, 1977 – 1980 Leiter der Alcohol, Drug Abuse and Mental Health Administration. [Bio in: https://www.nytimes.com/1992/04/05/nyregion/gerald-l-klerman-63-an-expert-on-depression-and-schizophrenia.html (18.03.2024)]

KLEVER, KNUT Psychiater. Studium in München, Diss. 1968, seit Mitte der 1960er Jahre Arzt in Kaufbeuren, später Chefarzt der Abtl. Forensische Psychiatrie BKH Kaufbeuren, 2003 Altersteilzeit. [https://www.forensik-muenchen.de/zepsychiater2017.pdf (29.01.2024)]

KNEISSLER, PAULINE (1900 – unbek.) Krankenschwester. Aktiv Beteiligte an der Ermordung psychiatrischer Patientinnen und Patienten in mehreren Einrichtungen. Ab April 1944 in der Heil- und Pflegeanstalt Kaufbeuren tätig. 1948 Verurteilung wegen Beihilfe zum Mord zu vier Jahren Zuchthaus. [https://www.deutsche-biographie.de/pnd1055080635.html (23.02.2024)]

KNOBLOCH, CHARLOTTE (*1932) Politikerin (CSU). Seit 1983 Präsidentin der Israelitischen Kultusgemeinde München und Oberbayern, 2005 – 2013 Vizepräsidentin des Jüdischen Weltkongresses, 2003 – 2010 Vizepräsidentin des Europäischen Jüdischen Kongresses, 2006 – 2010 Präsidentin des Zentralrats der Juden in Deutschland. 2022 Ehrendoktorwürde der Univ. der Bundeswehr München. [Biografie in: Deutschland Archiv. www.bpb.de/themen/deutschlandarchiv/342822/vita-von-charlotte-knobloch/ (11.01.2024)]

KOENNING-EGETMEYER, KONSTANZE Psychologin. Tätigkeit am Landeskrankenhaus Gütersloh. Buchautorin, Engagement in der Unterstützung von Angehörigen psychisch kranker Menschen. Stv. Vorsitzende von HOI! Psychosoziale Hilfsgemeinschaft e.V. [CV in: www.balance-verlag.de/product/freispruch-der-familie/ (20.02.2024)]

KOLLE, KURT (1898 – 1975) Psychiater. Studium in München und Jena. Diss. Habil. 1928. 1933 Unterbrechung der akademischen Laufbahn aus politischen Gründen. Niedergelassener Nervenarzt in Frankfurt. 1952 – 1966 Professor für Psychiatrie und Neurologie und ÄD der Univ.-Nervenklinik in München. [Biografie in: www.deutsche-Biografie.de/sfz44228.html (29.02.2024)]

KRAEPELIN, EMIL (1856 – 1926) Psychiater. Studium in Leipzig und Würzburg. Diss. 1878, Habil. 1883. 1886 Prof. für Psychiatrie in Dorpat (heute: Tarku), 1891 Prof. für Psychiatrie in Heidelberg, 1903 – 1922 Prof. für Psychiatrie in München, 1917 Gründung der Deutschen Forschungsanstalt für Psychiatrie

(Kaiser-Wilhelm-Institut) in München. Wegbereiter der somatisch orientierten Psychiatrie. [Brückner B (2015) Biografie in: Biografisches Archiv der Psychiatrie. www.biapsy.de/index.php/de/9-Biografien-a-z/54-kraepelin-emil-wilhelm-georg-magnus (09.01.2024)]

KREITMAN, NORMAN (1927–2012) Psychiater. Studium in London. Diss. 1949. MB Lond 1950, MD Lond 1959, MRCPsych 1971, FRCPsych 1973. Tätigkeit am Maudsley Hospital London. 1966 Psychiater in Edinburgh. 1971–1994 Direktor der Medical Research Council Unit für epidemiologische Studien in der Psychiatrie. [Biografie in: Royal College of Physicians of Edinburgh. www.rcpe.ac.uk/obituary/professor-norman-kreitman-frcpe-edin (11.01.2024)]

KRETSCHMER, ERNST (1888–1964) Psychiater, Neurologe, Konstitutionstheoretiker, Psychopathologe. Studium in Tübingen, München und Hamburg. Diss. 1914, Habil. 1918. 1918 ao. Prof. für Psychiatrie in Tübingen, 1926 Prof. für Psychiatrie und Neurologie in Marburg sowie ÄD der Nervenklinik, 1943–1946 Dekan der Medizinischen Fakultät der Univ. Marburg, 1946–1959 Prof. und ÄD in Tübingen. [Brückner B (2015) Biografie in: In: Biografisches Archiv der Psychiatrie, www.biapsy.de/index.php/de/9-Biografien-a-z/109-kretschmer-ernst (09.01.2024)]

KREUZER, MICHAEL Verwaltungsdirektor. 2000er Jahre Leiter des Referats II beim Verband der bayerischen Bezirke, Unterstützung der Recherchearbeit zum Band »Psychiatrie im Nationalsozialismus: Die Bayerischen Heil- und Pflegeanstalten zwischen 1933 und 1945. [Darstellung in: www.ptk-bayern.de/ptk/web.nsf/id/li_ssct82bbss2.html?OpenDocument&Click= (31.01.2024)]

KRUCKENBERG, PETER (*1939) Psychiater. Studium in Berlin. Diss. 1968. Chefarzt und ÄD der Klinik für Psychiatrie des Krankenhauses Bremen-Ost. Honorarprof. in Bremen. Vorstandsmitglied »Aktion Psychisch Kranke e.V.« [Söhner (2020) Psychiatrie-Enquete: mit Zeitzeugen verstehen, Köln: 171]

KSOLL-MARCON, MARGIT (*1956) Historikerin, Archivarin. Studium in München. Diss. 1985. 1988–1991 Bayerische Archivschule in München. 1991 Referentin am Bay. Hauptstaatsarchiv, 1998 Referentin der Generaldirektion der Staatl. Archive Bayerns, 2005 Leitung der Abtl. Neuere Bestände am Bayer. Hauptstaatsarchiv, 2008–2033 Generaldirektorin der Staatlichen Archive

Bayerns. 2022 Bayerischer Verdienstorden. [Biografie in: Staatliche Archive Bayerns. www.gda.bayern.de/aktuelles/wechsel-an-der-spitze-der-staatlichen-archive-bayerns/ (11.01.2024)]

KUDLIEN, FRIDOLF (1928–2008) Philologe, Medizinhistoriker. Diss. 1958, Habil. 1963, 1964 Privatdozent, 1970 Prof. für Geschichte der Medizin in Kiel, Schwerpunkt: Antike Medizin, Sozialgeschichte, Rolle der Medizin im Nationalsozialismus. [Kürschners Deutscher Gelehrten-Kalender, 20. Ausgabe (2005)]

KUHLMANN, ROBERT Psychiater. Studium in Rumänien, Lübeck und München. Diss. 1997. Facharzt am BKH Kaufbeuren und Kempten, 1999–2021 Chefarzt und ÄD der kbo-Lech-Mangfall-Kliniken in Landsberg. [Bericht in: https://kbo.de/themenwelt-kbo/aktuelles/robert-kuhlmann-ruhestand (29.01.2024)]

KULENKAMPFF, CASPAR (1922–2002) Psychiater, Gesundheitsdezernent. Studium in Berlin, Hamburg und Heidelberg, Diss. 1946, Habil. 1957, Oberarzt in Frankfurt, 1966–1971 Prof. für Psychiatrie an der Univ. Düsseldorf, Leiter der Klinik für Psychiatrie der Univ. Düsseldorf/ Düsseldorf-Grafenberg, Vorstandsmitglied der Sachverständigenkommission zur Psychiatrie-Enquete, 1971–1983 Gesundheitsdezernent im Landschaftsverband Rheinland. [Fabri A, Brückner B (2015) Biografie in: Biografisches Archiv der Psychiatrie. www.biapsy.de/index.php/de/9-biografien-a-z/111-kulenkampff-caspar (13.12.2021)]

KÜTHMANN, ANDREAS (*1962) Psychiater. Studium in München. Diss. 1993. 1994 Tätigkeit an der Klinik für Psychiatrie, Psychotherapie und Psychosomatik in Memmingen, 1997 Chefarzt, 2000–2022 Ärztlicher Direktor des Bezirkskrankenhauses Memmingen. Seit 2022 Selbstständige Praxis, Gutachter für Gerichte und Staatsanwaltschaft. (Biografie in: Bezirkskliniken Schwaben. www.bezirkskliniken-schwaben.de/news/er-hat-das-bkh-memmingen-aufgebraut-gepraegt-geleitet-und-auch-gelebt (11.01.2024)]

LAFONT, MAX (*1950) Psychiater, Psychotherapeut. Diss. 1981. 1987 Studie zum Hungersterben in Psychiatrischen Krankenhäusern in Frankreich 1940–1944. Psychiater in Lyon. [Bueltzingsloewen I von (2022) Das Massensterben in französischen psychiatrischen Krankenhäusern unter dem Vichy-Regime. www.hal.science/hal-03793041v1/file/10%20Bueltzingsloewen_ak_18.8.pdf (11.01.2024)]

LEFF, JULIAN (1938–2021) Psychiater. Studium in London. 1972–2002 Klinik, Forschung und Lehre am Institut für Psychiatrie am Maudsley Hospital London. Prof. für Social and Cultural Psychiatry, Direktor der MRC Social Psychiatry Unit. 2015 Ehrenmitgliedschaft des Royal College of Psychiatrists. 2017 Pelicier Lifetime Achievement Award der Wolrd Association of Social Psychiatry. [Biografie in: King's College London. www.kcl.ac.uk/news/professor-julian-leff-1938-2021 [11.01.2024)]

LEGEWIE, HEINER (*1937) Psychologe. Studium in Tübingen und Hamburg. Diss. 1965/1968. Habil. 1975. 1967 Wiss. Mitarb. am Max-Planck-Institut für Psychiatrie in München. 1977–2002 Prof. für Klinische Psychologie und Gesundheitspsychologie an der TU Berlin. Seit 2002 Forschung und Lehre am Zentrum Technik und Gesellschaft der TU Berlin. [Biografie in: Dorsten Lexikon: www.dorsten-lexikon.de/legewie-prof-dr-dr-heiner/ (11.01.2024)]

LEHMANN, PETER (*1950) Pädagoge, Autor, Verleger. 1971–1978 Studium der Pädagogik in Berlin. 1980 Mitbegründer der Berliner Irren-Offensive, 1989 des Vereins zum Schutz vor psychiatrischer Gewalt. Vertreter des Bundesverbands Psychiatrie-Erfahrener. Aktivist der humanistischen Antipsychiatrie in Berlin. 2011 Ehrendoktorwürde der Univ. Thessaloniki, 2011 Verdienstorden der Bundesrepublik Deutschland. [Biografie in: www.peter-lehmann.de/cv.pdf (11.01.2024)]

LEONHARD, KARL (1904–1988) Psychiater, Psychotherapeut, Nosologe. Studium in Erlangen, Berlin und München. Diss. 1928, Habil. 1936. 1953 Prof. für Psychiatrie in Erfurt, 1955–1969 Leitung der Nervenklinik der Charité in Berlin. [Schwarz J (2015) Biografie in: Biografisches Archiv der Psychiatrie. www. biapsy.de/index.php/de/9-Biografien-a-z/64-leonhard-karl (09.01.2024)]

LEVAV, ITZHAK (*1939) Psychiater. Studium in Buenos Aires. MD 1962. 1967 Dipl. Psych. in Montreal. 1969 M.Sc. Columbia Univ. New York. 1979–1986 Gast Prof. Columbia Univ. New York. 1980–1989 Senior Lecturer an der Hebrew Univ. Jerusalem. Ab 1988 Research Scientist an der Columbia Univ. New York. 1989 Research Committee DRC der WHO, 1995–1999 Chairman Research Ethics Commitee der WHO. Seit 1999 Advisor on Research, Ministry of Health, Israel. Prof. für Psychiatrie am Centre for Mental Health Law and Policy in Haifa. [Biografie in: www.yumpu.com/en/document/read/3619102/cvitzhak-levav-oct2009-spaogsorg, www.hw.haifa.ac.il/mentalhealth/newsletter/pdf/itzhak-levav.pdf (11.01.2024)]

LEWIS, AUBREY (1900 – 1975) Psychiater. Studium in Adelaide, Australien. Diss. 1923. 1926 Rockefeller-Stipendium. Forschung und Klinik in den USA, Deutschland und in UK. 1928 Tätigkeit am Maudsley Hospital London. 1931 M.D. Univ. Adelaide. 1936 – 1966 ÄD des Maudsley Hospital. 1938 Mitglied des Royal College of Physicians (ab 1972 Ehrenmitglied). [Shepherd M (1975) Aubrey Lewis 1900 – 1975, American Journal of Psychiatry, 132:8: 872.]

LEWIS, HARRY SINCLAIR (1885 – 1951) Schriftsteller. Studium in New Haven. Tätigkeit als Übersetzer und Journalist. Gesellschaftskritische und satirische Romane. 1930 Nobelpreis, 1935 Mitglied der American Academy of Arts and Letters. [CV in: www.nobelprize.org/prizes/literature/1930/summary/ (06.02.2024)]

LIPPI FRANCESCONI, GUGLIELMO (1898 – 1944) Studium in Pisa. Um 1927 Stellvertretende Leitung der Neuropsychiatrischen Klinik in Pisa. 1936 Direktor des Psychiatrischen Krankenhauses Maggiano, 1938 Chefarzt. 1944 politischer Haftbefehl gegen ihn, Flucht, Inhaftierung, Ermordung durch deutsche Soldaten. [Biografie in: www.isreclucca.it/wp-content/uploads/2016/08/ricordo-di-Guglielmo-Lippi-Francesconi.pdf (11.01.2024)]

LOEB, JAMES (JIMMY) (1867 – 1933) Bankier, Philologe, Mäzen. Studium an der Harvard Univ. 1888 Tätigkeit in der väterlichen Bank (1894 Partner). 1902 beruflicher Rückzug. 1906 Übersiedlung nach München, Behandlung durch Emil Kraepelin. Ab 1921 Privatier in Murnau. [Weyerer B (2008) Der Mäzen James Loeb, in: Ilse Macek (Hrsg.): ausgegrenzt – entrechtet – deportiert. Schwabing und Schwabinger Schicksale 1933 bis 1945. München: 456ff.]

LOPÉZ IBOR, JUAN JOSÉ (1906 – 1991) Psychiater. Studium in Valencia und Madrid. Diss. 1930. 1932 Prof. für Rechtsmedizin in Santiago di Compostela. Prof. für Psychiatrie in Salamanca. 1960 Prof. für Psychiatrie Univ. Madrid. 1966 – 1971 Präsident der WPA. [Biografie in: Biografias y Vidas. www.biografiasyvidas.com/biografia/l/lopez_ibor.htm (11.01.2024)]

LORENZ, KONRAD (1903 – 1989) Verhaltensforscher. Studium in New York und Wien. Diss. 1928, Habil. 1936. 1928 zoologische Forschungen als Privatgelehrter. 1936 Lehrbefugnis an der Univ. Wien. 1940 Prof. für vergleichende Psychologie in Königsberg. Mitarbeiter des Rassenpolitischen Amtes der NSDAP, Direktor des Max-Planck-Instituts für Verhaltensphysiologie. 1949 Gründung des Instituts für Vergleichende Verhaltensforschung. 1953 Honorarprof. in Münster. 1955 Stv. Direktor des Max-Planck-Instituts für Verhaltensphysiologie Seewiesen. 1973 Nobelpreis für Physiologie oder Medizin gemeinsam mit Karl von Frisch und Nikolaas Tinbergen. [Biografie in: The Nobel Prize. www.nobelprize.org/prizes/medicine/1973/lorenz/facts/ (11.01.2024)]

LOSSA, ERNST (1929–1944) Opfer der Krankenmorde im Nationalsozialismus. Geburt in Augsburg, früher Tod der Mutter, Vater Angehöriger der Minderheit der Jenischen, ab 1935 Inhaftierung des Vaters, Unterbringung in einem Kinderheim, 1940 Verlegung in ein Jugenderziehungsheim, 1942 Verlegung in die Heil- und Pflegeanstalt Kaufbeuren, 1943 Verlegung in die Zweiganstalt Irsee, dort im August 1944 durch Medikamentengabe ermordet. [Breuer GF (2019) Biografie in: Biografisches Archiv der Psychiatrie.www.biapsy.de/index.php/de/9-Biografien-a-z/275-lossa-ernst (09.01.2024)]

LUNGERSHAUSEN, EBERHARD (1931–2011) Psychiater. Studium in Bonn und Hamburg. Diss. 1959, Habil. 1969. 1973 apl. Prof. an der Univ.-klinik Bonn, 1974 Prof. an der Univ. Ulm und ÄD der Abteilung Psychiatrie II Günzburg, 1982–1996 ÄD der Erlanger Psychiatrischen Univ.-klinik, 1981–1982 Dekan der Fak. für Klin. Medizin in Ulm, 1989–1991 Dekan der Med. Fak in Erlangen. 1987–1988 Präsident der DGPN. [Kornhuber, J., Demling, J., Becker, T. (2012) Nachruf auf Eberhard Lungershausen (15.03.1931 bis 21.06.2011). Nervenarzt 83, 92–94.]

MADER, ERNST T. (*1953) Studium in München. Diss. 1994. Schriftsteller, Lektor, Lehrer für Deutsch, Sozialkunde und Ethik. 1981 Recherche zu Patiententötungen im Archiv des Bezirksklinikums Kaufbeuren. 1982 Publikation »Das erzwungene Sterben von Patienten der Heil- und Pflegeanstalt Kaufbeuren-Irsee zwischen 1940 und 1945 nach Dokumenten und Berichten von Angehörigen«. Engagement in der Erinnerungskultur. 1995 Kulturpreis der Stadt Kaufbeuren. 1999 Irseer Pegasus. [Biografie in: Literatur-Portal Bayern. www.literaturportal-bayern.de/autorenlexikon?task=lpbauthor.default&pnd=137802331 (11.01.2024)]

MARKSTEINER, ALOIS (1928–2000) Psychiater. Studium in Wien. Diss. 1954. Tätigkeit in Gugging. 1975–1994 Leitung der Landesnervenklinik. 1995

Mit-Erstellung des Niederösterr. Psychiatrieplans. Engagement für Sektorisierung, kontinuierliche Betreuung. [Biografie in: OTS. https://www.ots.at/presseaussendung/OTS_20000602_OTS0156/dr-alois-marksteiner-gestorben (11.01.2024)]

MATUSSEK, PAUL (1919 – 2003) Neurologe, Psychiater, Psychoanalytiker. Studium in Breslau, Berlin, Würzburg und Heidelberg. Diss. 1944/1946, Habil. 1952. 1952 Privatdozent an der Univ. München, Forschungstätigkeit am Max-Planck-Institut für Psychiatrie in München. 1956 Prof. für Psychiatrie an der Univ. München. 1966 – 1984 Direktor der Forschungsstelle für Psychopathologie und Psychotherapie in der Max-Planck-Gesellschaft. [Pohlen M (2004) In memoriam Paul Matussek. Der Nervenarzt 75/5: 496–498]

MAYER-GROSS, WILHELM (1889 – 1961) Psychiater. Studium in Heidelberg, Kiel und München, Diss. 1914, Habil. 1924. 1929 Prof. für Psychiatrie in Heidelberg. 1933 Emigration nach Großbritannien, 1939 – 1955 Leitung der Psychiatrie in Dumfries, 1951 Fellow der Royal Society. Mitglied des Royal College of Physicians. [Biografie in: Royal College of Physicians. www.history.rcplondon.ac.uk/inspiring-physicians/william-mayer-gross (12.12.2021)]

MEIU, GEORGE PAUL (*1984) Anthropologe. Studium in Montreal, Diss. 2017 an der Univ. of Chicago. Assoc. Prof, Assist. Prof. an der Harvard Univ. 2021 – 2022 Prof. für Anthropologie in Harvard. Seit 2022 Prof. für allg. Ethnologie an der Univ. Basel. Forschungsschwerpunkte Sexualität, Geschlecht, Verwandtschaft, polit. Ökonomie des postkolonialen Afrika. [Bericht in: www.unibas.ch/de/Aktuell/News/Uni-Info/George-Paul-Meiu-uebernimmt-Professur-fuer-Ethnologie.html (15.01.2024)]

MENHOFER, REINHOLD (*1945) Verwaltungsleiter. Oberamtsrat. 2005 Stv. Verwaltungsleiter BKH Kaufbeuren. [Verzeichnis Bayer. Bezirkskrankenhäuser. https://silo.tips/download/fernsprechverzeichnis-der-bayerischen-bezirkskrankenhuser (24.01.24)]

MEYER, ADOLF (1866 – 1950) Psychiater, Neurologe. Studium in Zürich. 1902 Leitung eines pathologischen Instituts in New York, 1904 Prof. am Cornell Univ. Medical College, 1909 – 1941 Prof. am Johns Hopkins Hospital in Baltimore. [Brückner B, Pape R (2015) Biografie in: Biografisches Archiv der Psychiatrie. www.biapsy.de/index.php/de/9-Biografien-a-z/116-meyer-adolf (09.01.2024)]

MEYER, JOACHIM-ERNST (1917–1998) Psychiater. Studium in Berlin, Diss. 1940, Habil. 1953, 1954–1965 Oberarzt in München, 1963–1985 Leitung der Psychiatr. Klinik der Univ. Göttingen, Mitglied der Sachverständigenkommission zur Psychiatrie-Enquete, kritische Auseinandersetzung mit den Medizinverbrechen im Nationalsozialismus und der Verantwortung des Faches. [Lauter H (1999) Nachruf Joachim-Ernst Meyer, Der Nervenarzt 11, www.springermedizin.de/joachim-ernst-meyer-2-7-1917-7-6-1998/8066838]

MEYER-LINDENBERG, HERMANN (1912–1982) Diplomat. Studium in Heidelberg, Berlin, New York und Genf. Diss. 1935/1940. 1933 Emigration. 1937–1952 Prof. für Völker- und Verwaltungsrecht in Bogotá. Ab 1954 im Auswärtigen Dienst der Bundesrepublik Deutschland. 1960 Ministerialdirigent u. Stv. Leitung der Abtlg. West I im AA. 1966–1968 Leitung der Abtlg. Politik im AA. 1972 Großes Verdienstkreuz der Bundesrepublik Deutschland. [Biografie in: Röder W, Strauss HA. (1980) Biografisches Handbuch der deutschsprachigen Emigration nach 1933. Bd. 1 München: 498]

MEYER-LINDENBERG, JOHANNES (1937–1992) Psychiater. Studium in Bonn und Wien, Diss. 1968, 1986 Lehrauftrag für Psychiatrie in Köln, 1988–1990 Präsident der DGPPN. Engagement für die transkulturelle Psychiatrie. 1987 Bundesverdienstkreuz 1. Klasse der Bundesrepublik Deutschland. [Peters UH (1993) In memoriam Johannes Meyer-Lindenberg. In: Möller HU, Rohde A (Hg.) Psychische Krankheit im Alter, Springer: 1–13.]

MIELKE, FRED (1922–1959) Psychiater. Studium in Zürich. Nach 1945 wiss. Mitarbeiter von Alexander Mitscherlich in Heidelberg. 1946–1947 Beobachter des Nürnberger Ärzteprozesses. Bericht für die Arbeitsgemeinschaft Westdeutscher Ärztekammern. 1949 Abschlussbericht »Wissenschaft ohne Menschlichkeit«. Forschung zu Psychopharmaka. [Hippius H (2012) Nachkriegsdeutschland: Mein Weg zur Psychiatrie. In: Schneider F (Hg.) Irgendwie kommt es anders. Berlin: 109–119]

MITSCHERLICH, ALEXANDER (1908–1982) Psychoanalytiker, Neurologe. Studium in München und Berlin. 1933 Inhaftierung aus politischen Gründen. 1935 Emigration in die Schweiz. 1937 Inhaftierung aus politischen Gründen. Assistenzarzt für Neurologie in Heidelberg. Diss. 1941, Habil. 1946. 1946–1949 Privatdozent für Neurologie in Heidelberg. 1946–1947 Beobachter des Nürnberger Ärzteprozesses. Bericht für die Arbeitsgemeinschaft Westdeutscher Ärztekammern. 1949 Abschlussbericht »Wissenschaft ohne Menschlichkeit«. 1950 – 1967 Gründung und Leitung der Psychosomatischen Klinik in Heidelberg. Aktives Engagement in der Erinnerungskultur. [Biografie in LeMO: www.hdg.de/lemo/biografie/alexander-mitscherlich.html (15.01.2024)]

MOUNTBATTEN-WINDSOR, ELISABETH II OF (1926 – 2022) Königin von Großbritannien, Nordirland und weiteren Staaten des Commonwealth. Privatstudium der Verfassungsgeschichte und Rechtswissenschaften. 1952 Thronfolgerin, 1953 Krönung, u.a. 1979 Ernennung von Margaret Thatcher zur Premierministerin. 1995 Reformen zur Modernisierung der Monarchie. 2017 Rückzug aus der Öffentlichkeit. [Biografie in LeMO: www.hdg.de/lemo/biografie/elisabeth-ii.html (15.01.2024)]

MÜLLER, MAX (1894 – 1980) Psychiater. Studium in Bern. Diss. 1920, Habil. 1931. 1939 – 1954 Direktor der Heilanstalt Münsingen. 1954 – 1963 Prof. für Psychiatrie an der Univ. Bern und Direktor der Psychiatrischen Klinik Waldau. Förderung der neurobiologischen Forschung. [Biografie in: HLS. www.hls-dhs-dss.ch/de/articles/031022/2009-02-04/ (15.01.2024)]

NISSLE, KLAUS Psychiater. Studium in München. Diss. 1989. Facharzt für Psychiatrie und Psychotherapie in Kaufbeuren. Leiter der Abtlg. Gerontopsychiatrie am Bezirkskrankenhaus Kaufbeuren [APK (2002) Mit und ohne Bett. Bonn. /www.apk-ev.de/fileadmin/downloads/Band_28.pdf]

OSTER, HANS PAUL (1887 – 1945) Offizier, Widerstandskämpfer. 1907 Eintritt in den Militärdienst als Berufssoldat. Zuletzt Generalmajor der Wehrmacht, während des Zweiten Weltkrieges eine der zentralen Persönlichkeiten des militärischen Widerstandes gegen den Nationalsozialismus im Deutschen Reich. [Biografie in LeMO: www.dhm.de/lemo/biografie/hans-oster (06.02.2024)]

PAOLINI, MARCO (*1956) Regisseur, Filmproduzent. Ab 1970er Jahre Theaterarbeit in Treviso. Bis 1994 Zusammenarbeit mit versch. Theatergruppen. 1995 Ubu-Sonderpreis für politisches Theater. 1997 Fernseh-Oscar für die beste Sendung des Jahres. 2013 Nat. Preis Italiens für Kultur des Friedens. Seit 1999 Produktion eigener Filme. [CV in: Valentina Venturini, PAOLINI, Marco, in Enciclopedia Italiana, VI Appendice, Istituto dell'Enciclopedia Italiana, 2000]

PELIKAN, JÜRGEN M. (1940–2023) Soziologe. Studium in Berlin, London, Hamburg und Wien. Diss. 1970, Habil. 1981. 1972–1982 Universitätslektor an der Univ. Wien. 1979–2007 Gründung und Leitung des Ludwig-Boltzmann-Instituts für Medizin- und Gesundheitssoziologie. 2017 Großes Ehrenzeichen für Verdienste um die Republik Österreich. [Biografie in: www.dgms.de/assets/Jurgen-Pelikan_Nachruf_AT.pdf (15.01.2024)]

PERŠIĆ, NIKOLA (1920–2009) Psychiater. Studium in Zagreb. 1952 Facharzt Neuropsychiatrie. Leiter der Psychiatrischen Abteilung der Neuropsychiatrischen Klinik in Zagreb, 1971 Gründung der Psychiatrischen Klinik in Zagreb, 1986 Leitung der Psychiatrie, 1969–1986 Prof. an der Med. Fak. der Univ. Zagreb. 1960–1965 Präsident der Vereinigung Kroatischer Ärzte. 1971–1983 Gründer und erster Präsident der Kroatischen Akademie der Medizinischen Wissenschaften. 1972 Gründung der Zeitschrift »Socijalna psihijatrija«. [Biografie in: www.library.foi.hr/lib/autor.php?B=1&H=hlz&E=&lok=&zbi=&A=0000022223 (16.01.2024)]

PETERS, GERD (1906–1987) Neuropathologe. Studium in Bonn. Diss. 1931, Habil. 1938. 1934–1939 Forschungen am Hirnpathologischen Institut der Univ. München. 1942 Forschungen zur Unterkühlung für das Reichsluftfahrtministerium. 1948 apl. Prof. 1952, ao. Prof., Leitung des Instituts für Neuropathologie in Bonn. 1961–1974 Direktor am Max-Planck-Institut für Psychiatrie in München. 1971 Mitglied der Leopoldina. [Forsbach R (2006) Die Medizinische Fakultät der Universität Bonn im »Dritten Reich«. München]

PFANNMÜLLER, HERMANN (1886–1961) Psychiater, Neurologe. Studium in München. Diss. 1913. 1930 Oberarzt und Stv. Direktor der Heil- und Pflegeanstalt in Kaufbeuren. 1938–1945 Direktor der Heil- und Pflegeanstalt Eglfing-Haar. Umsetzung der Hungerkost, Tötung durch Medikamente, Gutachter für die »Zentraldienststelle T4«. 1945 Verhaftung, 1949 Verfahren zur Klärung seiner Beteiligung an Patientenmorden im Nationalsozialismus. 1949 Verurteilung wegen Totschlag bzw. Beihilfe zum Totschlag zu sechs Jahre Haft. 1950 Revision. 1951 Urteil zu fünf Jahren Haft unter Anrechnung der Internierungs- und Untersuchungshaft. [Hintermayr F (2010) Biografie in: Krauss M. (Hg.) Rechte Karrieren in München. München.]

PICHOT, JEAN PIERRE (1918–2020) Psychiater, Psychoanalytiker. Studium in Paris. Assistenzarzt bei Jean Delay. 1948 Oberarzt, 1949 ao. Prof., später Prof. für Psychiatrie und Neurologie. 1977–1983 Präsident der WPA. 1987 Mitglied der Académie de Médecine. [Biografie in: www.cths.fr/an/savant.php?id=4487# (15.01.2024)]

PINEL, PHILIPPE (1745–1826) Arzt, Pionier der klinischen Psychiatrie. Studium in Toulouse und Montpellier. Diss. in Mathematik und Medizin. 1792 Leitung des Armen-, Kranken- und Zuchthauses Bicêtre, 1794 Leitung des Hôpital de la Salpêtrière, Prof. an der Ecole de Santé, ab 1805 ärztlicher Berater Napoleons. Konzept des »traitement morale«. [Schwarz J, Brückner B (2015) Biografie in: Biografisches Archiv der Psychiatrie. www.biapsy.de/index.php/de/9-Biografien-a-z/66-pinel-philippe (09.01.2023)]

PLANCK, MAX (1858–1947) Physiker. Studium in München und Berlin. Diss. 1879, Habil. 1880. 1889 ao. Prof. in Berlin. 1892–1926 Prof. für Theoretische Physik in Berlin. 1894 Mitglied der Preuß. Akademie der Wissenschaften. 1905–1909, 1915–1916 Vorsitzender der Dt. Phys. Gesellschaft. 1913 Rektor der Berliner Univ., 1918 Nobelpreis für Physik, 1930–1937, 1945–1947 Präsident der Kaiser-Wilhelm-Gesellschaft. [Biografie in LeMO: www.dhm.de/lemo/biografie/max-planck (15.01.2024)]

PLOOG, DETLEV (1920–2005) Psychiater, Anthropologe. Studium in Halle, Hamburg, Marburg. Diss. 1945, Habil. 1955. 1958–1960 Visiting Scientist in Bethesda/Maryland. 1960 Max-Planck-Institut für Psychiatrie in München. 1966–1989 Direktor der Klinik zur Erforschung der neurobiologischen Grundlagen des Verhaltens von subhumanen Primaten. Verdienstkreuz 1. Klasse der Bundesrepublik Deutschland. 1972 Mitglied der Leopoldina. 1980 Mitglied der Bayer. Akademie der Wissenschaften. [Biografie in: LagIs. www.lagis-hessen.de/pnd/132362279 (15.01.2024)]

POPPER, KARL RAIMUND (1902–1994) Studium in Wien. Tischlerlehre. Diss. 1928. 1937 Dozent für Philosophie in Christchurch. 1946 Dozent für Philosophie in London. 1949–1969 Prof. für Logik und Wiss. Methodenlehre in London. 1982 Ehrenmitglied der Österr. Akademie der Wissenschaften. 1983 Großes Verdienstkreuz der Republik Österreich. [Biografie in LeMO: www.dhm.de/lemo/biografie/karl-raimund-popper.html (15.01.2024)]

PÖRKSEN, NIELS (*1934) Psychiater, Psychotherapeut. Studium in Tübingen, Harvard, Denver und Mannheim, Diss. 1961, Berater der Sachverständigenkommission zur Psychiatrie-Enquete, 1984–1999 Chefarzt der Psychiatrischen Klinik Bielefeld-Bethel,1994–1996 Vorsitzender der Bundesdirektorenkonferenz, Gründungsmitglied der DGSP. [Söhner F (2020) Psychiatrie-Enquete: mit Zeitzeugen verstehen, Köln: 172]

PRESLEY, ELVIS (1935–1977) Kind eines Baumwollpflückers und einer Näherin. 1946 Beginn des Gitarrenspiels. 1948 Umzug nach Memphis. 1953 Schulabschluss. 1953 erste eigene Platte. 1958 Wehrdienst, Stationierung in Deutschland. 1960 Rückkehr in die USA. Zahlreiche Konzerte und Platten. [Biografie in LeMO: www.hdg.de/lemo/biografie/elvis-presley.html (15.01.2024)]

PUTZHAMMER, ALBERT (*1965) Psychiater. Studium in Erlangen. Diss. 1995. Habil. Seit 2006 Ltd. ÄD des BKH Kaufbeuren. 2017 Vorsitz der Bayerischen Direktorenkonferenz. [Info in: www.bezirk-schwaben.de/presse/aktuelle-meldungen/chefarzt-des-bkh-kaufbeuren-nun-vorsitzender-der-bayerischen-direktorenkonferenz/ (27.02.2024)]

RADTKE, DINAH (*1947) Übersetzerin, Aktivistin der Behindertenbewegung. Studium in Erlangen. Seit 1976 Engagement für die Rechte und Bedürfnisse behinderter Menschen, 1987 Mitbegründerin und seit 1997 Bereichsleitung des Zentrums für Selbstbestimmtes Leben Behinderter (ZSL) in Erlangen. 1990 Mitbegründerin der Dachorganisation Interessenvertretung Selbstbestimmt Leben e. V. (ISL). Vizepräsidentin von Disabled Peoples International (DPI). Mitglied des UN-Ausschusses für die Rechte von Menschen mit Behinderungen. 2009 Verdienstkreuz der Bundesrepublik Deutschland 1. Klasse [Georg Pöhlein: Dinah Radtke. In: Stadt Erlangen, Sozialreferat (Hrsg.): Menschen in Erlangen. Erlangen 2019, S. 38–49.]

RAVE-SCHWANK, MARIA (*1937) Psychiaterin. Studium in Heidelberg, Berlin und München, Diss. 1966. Beraterin der Sachverständigenkommission zur Psychiatrie-Enquete. 1974 Gemeinsam mit Caspar Kulenkampff Aufbau der Weiterbildung examinierter Pflegekräfte beim Landschaftsverband Rheinland. 1979–1990 ÄD des Philippshospital Riedstadt, ab 1990 Direktorin der Psychiatrischen Klinik des Städtischen Klinikums Karlsruhe. [Söhner F (2020) Psychiatrie-Enquete: mit Zeitzeugen verstehen, Köln: 172]

REDGRAVE, VANESSA (*1937) Theater- und Filmschauspielerin. 1938 Abschluss Ballettausbildung, 1961 Mitglied der Royal Shakespeare Company. 1966 erste Hauptrolle. 1978 Oscar. Mehr als 130 Produktionen. 1978, 2001 Golden Globe. [Porträt in: FilmZeit. www.web.archive.org/web/20170113033412/http://www.filmzeit.de/Person/5126/Vanessa-Redgrave/Biografie/ (15.01.2024)]

REDLICH, FREDERICK CARL (FRITZ) (1910–2004) Psychiater, Neurologe. Studium in Wien und Springfield, Ohio. Diss. 1935. 1938 Emigration in die USA. 1942 Tätigkeit an der School of Medicine, Yale Univ. 1950 –1967 Dekan der Med. Fak. der Yale Univ. 1977 Prof. für Psychiatrie an der Univ. of California, L.A. Begründer der amerikanischen Sozialpsychiatrie. [Biografie in: Yale Bulletin. www.archives.news.yale.edu/v32.n15/story21.html (15.01.2024)]

REMSCHMIDT, HELMUT (*1938) Psychiater, Psychologe. Studium in Erlangen, Wien und Tübingen. Diss. 1964/1968, Habil. 1971. Oberarzt bei Hermann Stutte. 1975 Prof. für Psychiatrie und Neurologie des Kindes- und Jugendalters an der FU Berlin, 1980–2006 Direktor der Klinik für Kinder- und Jugendpsychiatrie und -psychotherapie der Univ. Marburg. 1991 Mitglied der Leopoldina 2004 Verdienstkreuz am Bande der Bundesrepublik Deutschland. [Biografie in: Leopoldina. www.leopoldina.org/fileadmin/redaktion/Mitglieder/CV_Remschmidt_Helmut_D.pdf (15.01.2024)]

RESCH, ERICH (*1937) Verwaltungsleiter. 1953 Ausbildung im gehobenen Verwaltungsdienst beim Bezirk Schwaben. 1960 Hospitation an der Univ. Manchester. 1980–2000 Verwaltungsleiter des Bezirkskrankenhauses Kaufbeuren. [Bericht Bezirk Schwaben. https://www.bezirk-schwaben.de/presse/aktuelle-meldungen/dem-64-jaehrigen-folgt-ein-30-jaehriger-generationswechsel-bei-der-regionalleitung-sued-der-bezirkskliniken-schwaben-in-kaufbeuren/ (24.01.2024)]

RICHARTZ, MARK (1936–2013) Psychiater, Psychotherapeut. Assistenzarzt und Oberarzt an der Klinik für Psychiatrie der Med. Hochschule Hannover, 1977 Professor für Klinische Psychiatrie und Rehabilitation, Fachgruppe Psychiatrie und Neuropsychologie Univ. Maastricht. [Bauer M (2013) Zum Tode von Mark Richartz. In: Psychiatr Praxis 40 (6): 354–355]

RICHTER, HORST EBERHARD (1923–2011) Neurologe, Psychiater, Psychoanalytiker, Sozialphilosoph. Studium in Berlin. Diss. 1948/1957. 1959 bis

1962 Leitung des Berliner Psychoanalytischen Instituts. 1962–1991 Prof. für Psychosomatik an der Univ. Gießen, Aufbau einer Psychosomatischen Klinik, 1973 Leitung, 1964–1968 Vorsitzender der Deutschen Psychoanalyt. Vereinigung. Dreimalige Ablehnung des Bundesverdienstkreuzes. [Nachruf in: DÄB. www.aerzteblatt.de/archiv/118235/Horst-Eberhard-Richter-Der-politische-Psychotherapeut (15.01.2024)]

RINGEISEN, DOMINIKUS (1835–1904) kathol. Geistlicher, Begründer des heut. Dominikus-Ringeisen-Werks. Studium in Dillingen. 1864 Priesterweihe. 1871–82 Benefiziat in Obergünzburg, 1882–1888 Seelsorger und Wallfahrtspriester in Kaufbeuren, ab 1888 Pfarrer in Ursberg. 1884 Eröffnung eines Heims für behinderte Menschen, Gründung der Schwesterngemeinschaft der St. Josefskongregation (CSJ). [Biografie in: Dt. Biog. www.deutsche-Biografie.de/sfz105950.html (15.01.2024)]

RODRÍGUEZ SÁNCHEZ, MANUEL LAUREANO (MANOLETE) (1917–1947) spanischer Stierkämpfer von hohem Bekanntheitsgrad, 1947 Tod nach Stierkampf. Politisierte Ikonisierung zum Inbegriff des spanischen Heldenmuts und der Aufopferungsbereitschaft der Spanier. [Biografie in elartetaurino. www.elartetaurino.com/manolete.html (15.01.2024)]

ROLLING STONES 1962 gegründete Band des Rock, Bluesrock und Blues. 1989 Aufnahme in die Rock and Roll Hall of Fame. 1995 Grammy Award for Best Rock Album. [Webpräsenz: https://rollingstones.com/ (15.01.2024)]

RÖMER, GERNOT (1929–2022) Journalist. Seit den frühen 1970er Jahren Recherche und Bericht über die Shoah in Bayerisch-Schwaben. 1983 Mitglied im Stiftungsrat der Stiftung Jüdisches Kulturmuseum Augsburg-Schwaben (später: Ehrenvorsitzender), Chefredakteur der Augsburger Allgemeinen, zahlreiche Publikationen zur Lebensgeschichte schwäbischer Jüdinnen und Juden. [Nachruf in: Auxlitera. www.auxlitera.de/2022/07/07/gernot-roemer-ist-tot/ (15.01.2024)]

ROOSEVELT, ELEANOR (1884–1962) Politikerin, Diplomatin, Aktivistin für Menschenrechte. Ausbildung im Internat Allenswood. 1905 Heirat mit Franklin D. Roosevelt. 1933–1945 First Lady der USA. Ab 1945 Botschafterin bei der UNO, 1947 Vorsitzende der UN-Menschenrechtskommission. 1948

Verkündigung der Allgemeinen Erklärung der Menschenrechte. Sechsmalige Nominierung für den Friedensnobelpreis. [CV in: https://www.fembio.org/Biografie.php/frau/Biografie/eleanor-roosevelt/ (24.02.2024)]

ROMME, MARIUS (*1934) Psychiater. Studium in Amsterdam. Diss. 1967. 1974–1999 Prof. für Sozialpsychiatrie in Maastricht. Seit 1999 Gastprof. in Birmingham. Schwerpunkt: Auditive Halluzinationen. [Biografie in: Bionity. www.bionity.com/en/encyclopedia/Marius_Romme.html (15.01.2024)]

ROSE, HANS-KLAUS (1933–2008) Psychiater. Studium in Heidelberg, Diss. 1959, 1967 Oberarzt für Gerontopsychiatrie in Hannover, Habil. 1974, Redaktionsmitglied der Psychiatrischen Praxis, 1988–1998 Leitung der Psychiatrischen Klinik Evangelische Stiftung Tannenhof in Remscheid. Schwerpunkt: Sozialpsychiatrie und Gerontopsychiatrie. [Steinberg H (2008) Nachruf. In: Psychiatr Prax 35 (8): 406]

ROSENHAN, DAVID L. (1929–2012) Psychologe. Studium in New York, Diss. 1958. Prof. in Swarthmore, Princeton, New Jersey und Pennsylvania. Ab 1970 Prof. in Stanford. Bekannt für das Rosenhan-Experiment. [Biografie in: Legacy. www.legacy.com/us/obituaries/sfgate/name/david-rosenhan-obituary?id=19851069 (15.01.2024)]

ROTZOLL, MAIKE (*1964) Psychiaterin, Medizinhistorikerin. Studium in Heidelberg, Diss. 1994, Habil. 2014, 2022 Professur für Geschichte der Medizin und Pharmazie der Univ. Marburg, Schwerpunkt: Medizin der Frühen Neuzeit, Medizin im Nationalsozialismus, Geschichte der Psychiatrie im 19. und 20. Jahrhundert. [Persönliche Darstellung: www.medizinische-fakultaet-hd. uni-heidelberg.de/Maike_Rotzoll.111108.0.html (27.01.2022)]

RÜDIN, ERNST (1874–1952) Psychiater, Humangenetiker, Rassenhygieniker. Studium in Genf, Lausanne, Neapel, Heidelberg, Berlin, Dublin und Zürich, Diss. 1901, Habil. 1909, 1909–1915 Oberarzt für Psychiatrie in München, 1925–28 Prof. für Psychiatrie in Basel, 1931 Direktor des Kaiser-Wilhelm-Instituts für Psychiatrie, 1932 Mitglied der Leopoldina, 1934 Beisitzer beim Erbgesundheitsbericht München, Vorsitzender der Gesellschaft Deutscher Neurologen und Psychiater, Publikationen zu Erbbiologie und Rassenhygiene, gilt als einer der hauptverantwortlichen Forscher in Verbindung zur »Aktion T4«.

[Schwarz J, Brückner B (2015) Biografie in: Biografisches Archiv der Psychiatrie. www.biapsy.de/index.php/de/9-biografien-a-z/131-ruedin-ernst (13.12.2021)]

RUTTER, MICHAEL (1933 – 2021) Kinder- und Jugendpsychiater und Entwicklungspsychologe. Studium in Birmingham, New York und London. 1962 Forschung und Klinik am Maudsley Hospital London (Kinderpsychologie und -psychiatrie). 1966 Wechsel ans King's College London. 1973 Prof. für Kinderpsychiatrie, 1988 Prof. für Entwicklungspsychopatholgie. 2002 Ehrenmitglied der British Academy. [Nachruf von Stevenson. www.static.acamh.org/app/uploads/2020/09/Rutter-Digest-DEC-2021.pdf (15.01.2024)]

SAKEL, MANFRED JOSHUA (1900 – 1957) Psychiater. Studium in Brünn, Wien und Berlin. Empirische Untersuchungen zur Insulinschocktherapie. 1933 Rückkehr nach Wien. 1936 Emigration in die USA. Neunmalige Nominierung für den Nobelpreis für Medizin. [Biografie in: Röder W, Strauss HA (Hg.) (1983) International Biografical Dictionary of Central European Emigrés 1933–1945. Band 2,2. München: 1009f.]

SAMUEL, MARION (1931 – 1943) Geburt in Arnswalde (heute Choszczno) als Kind jüdischer Eltern. 1933 Übersiedlung nach Berlin. 1943 Deportation in das Konzentrationslager Auschwitz. Seit 1999 jährliche Verleihung des Marion-Samuel-Preises durch die Stiftung Erinnerung Lindau. [Biografie in: Raum der Namen. www.holocaust-denkmal-berlin.de/raum-der-namen/Biografien/Biografie/5025 (15.01.2024)]

SARGANT, WILLIAM WALTERS (1907 – 1988) Psychiater. Studium in Cambridge. Diss. in London. 1939 – 1945 Sutton Emergency Hospital, Tätigkeit am Maudsley Hospital London, 1948 – 1972 Direktor der Abtlg. für Psychol. Medizin am St. John's College London. Befürworter von Insulinschocktherapie, Psychochirurgie und Elektrokrampftherapie. [Biografie in: Wikipedia. www.en.wikipedia.org/wiki/William_Sargant (15.01.2024)]

SARRO BURBANO, RAMÓN (1900 – 1993) Psychiater. Studium in Barcelona, Madrid und Wien. Diss. 1931. Prof. für Psychiatrie in Barcelona. Theorie über den schizophrenen Prozess, Analyse paraphrener Wahnvorstellungen. 1966 Mitglied der Kgl. Akademie der Medizin von Katalonien. Vorsitzender der Internat. Association of Medical Psychotherapy. [Biografie in: Royal European Academy of Doctors. https://raed.academy/en/academics-of-our-centennial-history-ramon-sarro-burbano/ (06.03.2024)]

SARTORIUS, NORMAN (*1935) Psychiater. Studium in Zagreb. Diss. 1965. Stipendium in London. 1967 Head of the WHO Interregional Advisory Team on Epidemiology of Mental Disorders. 1974 Chef der Mental Health Unit der WHO. 1977–1993 Direktor der Division of Mental Health der WHO, 1993–1999 Präsident der WPA, 1997–2001 Präsident der EPA. [Biografie in europsy. www.europsy.net/app/uploads/2013/11/Short-biography.pdf (15.01.2024)]

SASS, HENNING (*1944) Psychiater. Studium in Kiel, Wien und Mainz. Diss. 1974, Habil. 1986. 1987–1990 Leitung der Abtl. für Forensische Psychiatrie an der LMU München. 1999–2000 Lehrstuhlinhaber und Dir. der Klinik für Psychiatrie und Psychotherapie an der RWTH Aachen. 2001–2010 ÄD und Vors. d. Vorstands des UK Aachen. 1999–2000 Präsident der DGPPN. [CV in: https://www.ukaachen.de/kliniken-institute/klinik-fuer-psychiatrie-psychotherapie-und-psychosomatik/team/alle-personen-s-z/sass-henning/ (18.03.2024)]

SCHANZE, CHRISTIAN (*1953) Psychiater, Pädagoge. Studium in München. Diss. 2014. 1988 Facharzt für Psychiatrie und Psychotherapie. 1990 Aufbau und Leitung des Medizinisch-Heilpädagogischen Zentrums und 1995 Oberarzt im Bezirkskrankenhaus Kaufbeuren. 1999 Aufbau eines Spezialbereichs für Menschen mit geistiger Behinderung und psychischer Erkrankung. 2004–2011 Ärztl. Direktor des Krankenhauses St. Camillus in Ursberg. 2011–2017 Niederlassung in eigener Praxis in Landsberg am Lech. Seit 2017 Mitglied des Kuratoriums der Lebenshilfe München. [Biografie in: fobiport. www.fobiport.de/unsere-trainer/christian-schanze/ (16.01.2024)]

SCHMAUSS, MAX (*1951) Psychiater. Studium in München. Diss. 1978, Habil. 1990. 1984–1989 Oberarzt an der Psychiatr. Klinik der LMU München, 1997 apl. Prof. an der LMU München. 1989–2019 ÄD des Bezirkskrankenhauses Augsburg, 2001–2002 Präsident der DGPPN. [Bericht Bay.ÄB. www.bayerisches-aerzteblatt.de/fileadmin/aerzteblatt/ausgaben/2021/04/einzelpdf/BAB_4_2021_156.pdf (24.01.24)]

SCHMID, EWALD (*1932) Verwaltungsleiter, Unternehmensleitung. Ausbildung am Finanzamt Augsburg. Betriebsprüfer für Forstunternehmen.

1962–2022 Organist und Kirchenchorleiter in Ursberg, 1966–1978 Bürgermeister von Oberrohr, 1978–2008 Bürgermeister von Ursberg, 1970 Mitglied des Bezirkstags, 1992–1997 erster Direktor bzw. Werkleiter der Bezirkskrankenhäuser Schwaben. 2011 Verdienstkreuz 1. Klasse der Bundesrepublik Deutschland, 2012 Päpstl. Ehrenkreuz Pro Ecclesia et Pontifice. [Bericht in: https://www.augsburger-allgemeine.de/krumbach/oberrohr-ex-buergermeister-ewald-schmid-ist-ein-grosser-projektmanager-id63211511.html (31.01.2024)]

SCHMIDT, GEORG (*1953) Politiker (CSU), Jurist. Studium in Augsburg, Regierungsrat bei der Reg. Von Schwaben, 1979 Oberregierungsrat im Landratsamt Dillingen, 1996–1999 stv. Landrat des Landkreises Donau-Ries, 1990–2013 Mitglied des bayer. Landtages, 2007–2013 Vorsitz der CSU-Fraktion, 2012 Verdienstkreuz am Bande der Bundesrepublik Deutschland. [CV in: https://www.bayern.landtag.de/abgeordnete/abgeordnete-von-a-z/profil/georg-schmid/ (29.01.2024)]

SCHMIDT, GERHARD (1904–1991) Psychiater, Neurologe. Studium in Tübingen, Düsseldorf, Würzburg, Berlin, Diss. 1930, Habil. 1952. Assistenzarzt in Kiel, Greifswald und Berlin, 1937 Kaiser-Wilhelm-Institut in München. 1945–1946 Komm. Leitung der Heil- und Pflegeanstalt Eglfing-Haar. Zeuge der Anklage im Nürnberger Ärzteprozess. 1947–1965 Chefarzt in Lübeck, 1952 apl. Prof. für Psychiatrie und Neurologie in Hamburg, 1965–1973 Prof. in Lübeck. [Hohendorf G (2008) The Representation of Nazi »Euthanasia« in German Psychiatry 1945 to 1998. In: Korot – The Israel Journal of the History of Medicine and Science 19: 29–48]

SCHMIDT, RENATE (1951–2023) Sekretärin des Ärztlichen Direktors am Bezirkskrankenhaus Kaufbeuren. [persönl. Angabe]

SCHMIDT-MICHEL, PAUL OTTO (1949–2024) Psychiater. Studium in Berlin. Diss. 1984, Habil. 1992. ab 1983 beschäftigt am Zentrum für Psychiatrie Weissenau. 1996–2014 Prof. für Psychiatrie an der Univ. Ulm, ÄD, Klinik für Psychiatrie und Psychotherapie I der Univ. Ulm am ZfP Weissenau. Initiator der Psychiatrie-Reformen in Baden-Württemberg. Vorstand »Aktion Psychisch Kranke«, 2020 Verdienstkreuz der Bundesrepublik Deutschland. [CV in: https://psychauthors.de/psychauthors/index.php?wahl=forschung&uwahl=psychauthors&uuwahl=p00823PS (26.02.2024)]

SCHNEIDER, KURT (1887–1967) Psychiater. Studium in Tübingen und Berlin, Diss. 1912/1920, Habil. 1919, 1922 ao. Professor, 1931 Chefarzt am Schwabinger Krankenhaus, 1946–1955 Professor für Psychiatrie in Heidelberg und Direktor der Klinik für Psychiatrie der Univ. Heidelberg. Schwerpunkt: Psychopathologie und Schizophrenie. [Huber H (2007) Schneider, Kurt. In: Neue Deutsche Biografie (NDB) 23, Duncker & Humblot, 300 f.]

SCHOLZ, WILLIBALD (1889–1971) Neuropathologe, Psychiater. Studium in Tübingen, München und Jena. Diss. 1914, Habil. 1925. 1930 ao. Prof. in Leipzig. Beteiligter an Patientenversuchen zur Wirkung von Sauerstoffmangel auf das Gehirn. 1945–1954 Geschäftsführer der Deutschen Forschungsanstalt für Psychiatrie. 1954–1960 Leitung des Hirnpathologischen Instituts am Max-Planck-Institut für Psychiatrie in München. 1952 Dekan der Med. Fak. München. 1956 Mitglied der Leopoldina [CV in: https://www.deutsche-Biografie.de/sfz115748.html (06.02.2024)]

SCHOMERUS, GEORG (*1973) Psychiater, Psychotherapeut. Studium in Freiburg, Hannover und London. Diss. 2002, Habil 2010. 2002–2003 Tätigkeit an der Med. Hochschule Hannover. 2004–2008 Weiterbildung und Facharzt in der Klinik für Psychiatrie und Psychotherapie der Univ. Leipzig. 2009 Oberarzt in Greifswald-Stralsund. 2016–2019 Ltd. Oberarzt und Stv. Direktor in Greifswald-Stralsund, 2016 apl. Prof. in Greifswald, 2019 Prof. in Leipzig und Direktor der Klinik und Poliklinik für Psychiatrie und Psychotherapie am UK Leipzig. [Biografie in: UK Leipzig. www.uniklinikum-leipzig.de/einrichtungen/psychiatrie-psychotherapie/Seiten/Kontaktseite-schomerus2.aspx (15.01.2024)]

SCHÜTTLER, REINHOLD (1937–2008) Psychiater. Studium in Freiburg und Bonn. Diss. 1968, Habil. 1977. 1968/69 Leiter der Neuroradiol. Abteilung in Bonn, 1971 Oberarzt und Leiter der Neuroradiologie der Abtl. Psychiatrie I der Univ. Ulm (Weissenau), Geschäftsf. Oberarzt der Abteilung für Psychiatrie und Neurologie der Med. Hochschule Lübeck, 1978 Geschäftsf. Oberarzt der Klinik für Psychiatrie der Univ. Bonn, 1977/78 Lehrstuhlvertretung an der TU München, 1978 C3-Prof. an der Univ. Bonn, 1982–2002 Ltd. Dir. des BKH Günzburg und Leiter der Abteilung Psychiatrie II der Univ. Ulm. [Becker, T. (2009) Professor Dr. Reinhold Schüttler. Nervenarzt 80, 605–606]

SEIDEL, RALF (*1941) Psychiater. Studium in München, Innsbruck und Genf, Diss. 1968, 1972–1973 Assistenzarzt in Regensburg, 1973–1980 Assistenz-, Fach-, dann Oberarzt in Mönchengladbach-Rheydt, 1980–1984 Oberarzt der Psychiatrischen Klinik der Med. Hochschule Hannover, 1984–2006 ÄD der Rheinischen Kliniken in Mönchengladbach-Rheydt, 1980–2016 Redaktionsmitglied der Sozialpsychiatrischen Informationen. 1985 Mitgründer und langjähriger Vorsitzender der Hans-Jonas-Gesellschaft. Mitgründer der Deutsch-Polnischen Gesellschaft für seelische Gesundheit. [Söhner F et al. (2022) Nachdenken hilft. Seidels Reise durch die Psychiatrie. Köln: 12–16.]

SEIDLER, EDUARD (1929–2020) Medizinhistoriker. Studium in Mainz, Paris und Heidelberg. Diss. 1955, Habil. 1965. 1967–1994 Prof. für Geschichte der Medizin in Freiburg, 1971–1974 Prorektor der Univ. Freiburg, 1979–1981 Prodekan und Dekan der Med. Fak., Engagement in der Aufarbeitung der Rolle der Medizin in der Zeit des Nationalsozialismus. 2003 Verdienstkreuz der Bundesrepublik Deutschland. [Biografie in: Univ.Freiburg. www.igm.uni-freiburg.de/Mitarbeitende/seidler (15.01.2024)]

SELBACH, HELMUT (1909–1987) Neurologe, Psychiater. Studium in Bonn und Würzburg. Diss. 1936, Habil. 1940. 1940 Oberarzt an der Univ. Nervenklinik Berlin bei Max de Crinis, 1941 Leitung der Chemischen Abteilung am Kaiser-Wilhelm-Institut für Hirnforschung. Forschungen zur Luftfahrtmedizin und Elektrokrampftherapie. 1949 apl. Prof. an der Univ.Nervenklinik Marburg. 1950–1976 Prof. an der FU Berlin, Direktor der Psychiatr. und Neurol. Univ. Klinik. [Biografie in LagIs. www.lagis-hessen.de/pnd/117473413 (06.05.2024)]

SELL, HELMUT Psychologe. Studium in Freiburg. Diss. 1964. 1969–1972 Wiss. Mitarbeiter bei Prof. Rudolf Cohen an der Univ. Konstanz, 1973 Psychiatrisches Landeskrankenhaus Reichenau, Forschungen zur psychiatrischen Versorgung in Algerien, Botswana, Indien. Mitarbeit bei der WHO, 1996 Regional Advisor, Health and Behaviour der WHO. [Cohen D (1988) Forgotten Millions. Paladin]

SELLNER, BERTRAM (*1959) Gesundheits- und Krankenpfleger, Fachpflegekraft Psychiatrie, Manager. Seit 1978 Tätigkeit in der Psychiatrie, Aufbau von ambulanten Strukturen und gezielter Angehörigenarbeit in der Psychiatrie. 1992–1993 Bildungsreferent im Kloster Irsee, 1993–2006 Pflegedirektor im

Bezirkskrankenhaus Kaufbeuren, 2006–2024 Geschäftsführer des Irseer Kreis Versand, Sprecher der LAG-IF Bayern, seit 2015 Mitglied des Vorstandes BAG-IF, Vorstandsvorsitzender der Anni-Gruber-Stiftung. [Biografie in: www.der-demografiekongress.de/programm-und-rueckblick/details/referent/bertram-sellner-219.html (16.01.2024)]

SHEPHERD, ISAAC MICHAEL (1923–1995) Psychiater. Studium in Oxford. Diss. 1954. 1947 Tätigkeit am Maudsley Hospital London. 1956 Senior Lecturer am Institute of Psychiatry, London. 1967–1988 Prof. für Epidemiologische Psychiatrie und Consultant Psychiatrist am Maudsley Hospital. 1970 Mitglied des Royal College of Physicians. 1971 Gründungsmitglied des Royal College of Psychiatrists. [Biografie in: Royal College of Physicians. www.history.rcplondon.ac.uk/inspiring-physicians/isaac-michael-shepherd (16.01.2024)]

SCHIPKOWENSKY, NIKOLA (1906–1976) Studium in Sofia. Diss. 1934. 1934 Landarzt in Oreschak, Stadtarzt in Trojan. 1936 Forschungsstipendiat bei Oswald Bumke an der Klinik für Psychiatrie der Univ. München. 1937 Universitätsklinik Sofia. 1944 Psychiatrische Klinik in Sofia. 1954 Prof. für Psychiatrie in Sofia. [Selbstdarstellung in: Pongratz L (1977) Psychiatrie in Selbstdarstellungen. Huber]

SIEMEN, HANS LUDWIG (*1954) Psychologe und Psychoanalytiker. Studium in Hamburg. Diss. 1986. Engagement in der Aufarbeitung der Rolle der Medizin in der Zeit des Nationalsozialismus. Langjährige Tätigkeit als Psychologe in der Psychiatrischen Klinik in Erlangen. Niedergelassen in eigener Praxis in Erlangen. Gründer des sozialpsychiatrischen Vereins »Die Wabe«. [Biografie in: Mabuse. www.mabuse-verlag.de/mabuse/mabuse-buchversand/das-grauen-ist-vorprogrammiert-psychiatrie_pid_173_7738.html (16.01.2024)]

SILBERBERGER, KLAUS Psychologe. Langjährige Tätigkeit als Psychologe am Bezirkskrankenhaus Kaufbeuren. Engagement in Enthospitalisierungsprojekten. Leitung und Organisation der Partnerschaft psychiatrischer Einrichtungen in Schwaben und in der Bukowina. Vorstandsmitglied des Irseer Kreis Versand. [Darstellung in: www.bezirk-schwaben.de/media/3627/2018_bezirks-info_10_juli_1.pdf (12.02.2024)]

SIMNACHER, GEORG (1932–2014) Politiker (CSU), Jurist. Studium in München und Erlangen. Diss. 1960. 1961 Assessor bei der Regierung von Oberbayern. 1962 Regierungsrat im Bayer. Staatsministerium des Innern, 1962–1965 Referent des Bayer. Staatsministers für Bundesangelegenheiten. 1965–1967 Oberregierungsrat am Landratsamt Schwabmünchen. 1967–1994 Landrat des Landkreises Günzburg. 1974–2003 Bezirkstagspräsident von Schwaben. 1996–1998 Vorsitzender der Bundesarbeitsgemeinschaft der Höheren Kommunalverbände der Bundesrepublik Deutschland. Politische Unterstützung der Aufarbeitung der Rolle der Psychiatrie in der Zeit des Nationalsozialismus. [Biografie in: Haus der Bayer. Geschichte. www.hdbg.eu/zeitzeugen/detail/kommunalpolitik/dr-georg-simnacher/602 (16.01.2024)]

SKORZENY, OTTO (1908–1975) SS-Offizier, Kaufmann, Ingenieur. Studium in Wien. SS-Obersturmbannführer der Waffen-SS, Beteiligung am »Unternehmen Eiche« zur »Befreiung« des arretierten Diktators Benito Mussolini. [CV in: www.deutsche-Biografie.de/gnd118614886.html#ndbcontent (06.02.2024)]

SLATER, ELIOT TREVOR OAKESHOTT (1904–1983) Psychiater. Studium in London. Diss. 1928/1977. 1931 Medical Officer am Maudsley Hospital London. 1934 Forschungsaufenthalt an der Forschungsanstalt für Psychiatrie in München. 1946–1964 Arzt für Psychologische Medizin am National Hospital for Nervous Diseases in London. 1949 Mitglied der Royal Commission on Death Punishment. 1959–1969 Aufbau und Leitung der Abtlg. Genetik psychischer Erkrankungen am Maudsley Hospital. [Biografie in: Eliot Slater Archive. www-eliotslater-org.translate.goog/?_x_tr_sch=http&_x_tr_sl=en&_x_tr_tl=de&_x_tr_hl=de&_x_tr_pto=sc (16.01.2024)]

SNEZHNEVSKY, ANDREI VLADIMIROVICH (1904–1987) Psychiater. Studium in Kazan. Mitglied der Akademie der Med. Wissenschaften der UdSSR, 1950–1951 Direktor des Serbski-Instituts für Forensische Psychiatrie in Moskau, 1962–1987 Direktor des Instituts für Psychiatrie der Med. Akademie der UdSSR. Gutachter, Erweiterung der Diagnose der Schizophrenie (sog. schleichende Schizophrenie), missbräuchlicher Einsatz, damit politischer Missbrauch der Psychiatrie. [Biografie in: Columbia University. www.cugmhp.org/five-on-friday-posts/from-russia-with-love/ (16.01.2024)]

SÖHNER, FELICITAS (*1976) Historikerin. Studium in Hagen. Diss. 2012, Habil. 2022. Seit 2016 Wissenschaftliche Mitarbeiterin am Institut für Geschichte, Theorie und Ethik der Medizin am Centre for Health and Society der Univ. Düsseldorf. Seit 2022 Leitung der Forschungswerkstatt Oral History. Forschungsschwerpunkte: Sozialgeschichte des 20. und 21. Jahrhunderts, Oral History und Europäische Erinnerungskultur. [CV in: www.uniklinik-duesseldorf.de/patienten-besucher/klinikeninstitutezentren/institut-fuer-geschichte-theorie-und-ethik-der-medizin/team/soehner (29.02.2024)]

SPITZER, ROBERT LEOPOLD (1932–2015) Psychiater. Studium in New York. Diss. 1957 Leiter des Forschungsbereichs Biometrie am New York State Psychiatric Institute. Prof. an der Columbia-Univ. 1974 Vorsitzender der AG der APA für die Erarbeitung des DSM-III, Modernisierung der Klassifikation psychischer Störungen, Ausschluss der Homosexualität aus der Klassifikation psychischer Störungen. [Nachruf in: New York Times. www.nytimes.com/2015/12/27/us/robert-spitzer-psychiatrist-who-set-rigorous-standards-for-diagnosis-dies-at-83.html?_x_tr_sl=en&_x_tr_tl=de&_x_tr_hl=de&_x_tr_pto=sc (16.01.2024)]

STAMM, BARBARA (1944–2022) Politikerin (CSU), stv. Ministerpräsidentin. Ausbildung zur Erzieherin. 1976 Mitglied des bayer. Landtages, 1987–1994 Staatssekretärin im bayer. Arbeits- und Sozialministerium, 1994–2001 bayer. Sozial- und Gesundheitsministerin, 1998–2001 Stv. Ministerpräsidentin, 2013–2018 Präsidentin des Bayer. Landtages. 1990 Verdienstkreuz am Bande der Bundesrepublik Deutschland, Bayerischer Verdienstorden. (CV in: www.bayern.landtag.de/abgeordnete/abgeordnete-von-a-z/profil/barbara-stamm (29.01.2024)]

STAUFFER, CLARA (1904–1984) Politische Aktivistin. 1931 Sportliche Leistungen, prominente Persönlichkeit in Madrid. 1936 Mitglied und Pressesprecherin der Sección Femenina. Leitung der span. Winterhilfe. Kollaboration mit den Nationalsozialisten. Organisation der Auswanderung von Deutschen nach Spanien und Südamerika. Arbeitsbeziehung mit der spanischen Regierung. [Brenneis SJ, Herrmann G (2020) Spain, the Second World War, and the Holocaust. Toronto]

STEBER, RAIMUND (*1960) Psychiater. Studium in München. 1987–1990 Facharztausbildung an der Psychiatrischen Univ.-klinik München, 1990 Assistenzarzt am BKH Kaufbeuren, 1993 – 1995 BKH Kempten, 1996 – 1997 BKH Memmingen, Facharzt für Psychiatrie (1998) und Psychotherapie (2002), 2005 – 2022 Stv. ÄD, seit 2022 ÄD des BKH Memmingen. [CV in: https://www.bezirkskliniken-schwaben.de/news/raimund-steber-neuer-chefarzt-des-bkh-memmingen (29.01.2024)]

STEINBECK, JOHN (1902 – 1968) Schriftsteller, Journalist. Studium in Stanford. Zahlreiche Romane, Kurzgeschichten, Novellen und Drehbücher. 1943 Kriegsberichterstatter. 1940 Pulitzer-Preis, 1962 Nobelpreis für Literatur. Bekannteste Werke: Früchte des Zorns, Jenseits von Eden. [Parini J (1995) John Steinbeck. A Biography. New York]

STENGEL, ERWIN (1902 – 1973) Psychiater. Studium in Wien. Diss. 1926. 1928 ao., 1936 ord. Mitglied der Wiener Psychoanalyt. Vereinigung. 1938 Dozent für Neurologie und Psychiatrie an der Univ. Wien (Feb. Ernennung/Mär. Entlassung aus politischen Gründen), 1935 Emigration nach Großbritannien, 1940 Internierung als Enemy Alien. 1949 am Maudsley Hospital London und Lehrauftrag an der Univ. London. 1951 Mitglied des Royal College of Physicians. 1957 – 1967 Prof. für Psychiatrie in Sheffield. Forschungen zu Suizid, Mitglied des WHO Ausschusses zur Suidziprävention. [Biografie in: Royal College of Physicians. www.history.rcplondon.ac.uk/inspiring-physicians/erwin-stengel (16.01.2024)]

STOIBER, EDMUND (*1941) Politiker (CSU), Bayer. Ministerpräsident. Studium in München, Diss. 1971. 1968 – 1971 wiss. Mitarbeiter am Lehrst. für Straf- und Ostrecht der Univ. Regensburg, 1971 Zweites jur. Staatsexamen, 1974 Mitglied des Bayer. Landtages, 1978 – 1983 Generalsekretär der CSU in Bayern, 1986 Staatsminister der Bayer. Staatskanzlei, 1988 – 1992 Staatsminister des Innern in Bayern, 1989 – 1993 Stv. CSU-Vorsitzender, 1993 – 2007 Bayer. Ministerpräsident, 1999 – 2007 CSU-Vorsitzender, seitdem Ehrenvorsitzender. 1984 Bayer. Verdienstorden, 2004 Großkreuz des Verdienstordens der Bundesrepublik. [Biografie in LeMO: www.hdg.de/lemo/biografie/edmund-stoiber.html (31.01.2024)]

STRÖMGREN, ERIK (1909 – 1993) Psychiater. Studium in Kopenhagen. Diss. 1938. 1943 Stelle an der Staatl. Nervenheilanstalt in Århus. 1945 Leiter der Klinik, 1945 – 1980 Prof. für Psychiatrie. 1961 Mitglied des Vorstands der WPA, Gründungsmitglied der European Psychiatric Association (damals AEP). Berater der Abteilung für psychische Gesundheit der WHO in Genf. Mitglied der AG zur Klassifikation psychischer Störungen, Mitarbeit bei ICD-8, -9, -10. [Nachruf in: Acta Psych Scand www.onlinelibrary.wiley.com/doi/full/10.1111/j.1600-0447.2009.01443.x (16.01.2024)]

STROTZKA, HANS (1917–1994) Psychiater. Studium in Wien. Diss. 1940. 1947–1949 Mitglied des AK für Tiefenpsychologie, 1947 Mitglied im Bund Sozialistischer Akademiker, 1950 Mitglied der Wiener Psychoanalyt. Vereinigung. 1969 ao. Professor, 1971 Prof. für Tiefenpsychologie und Psychotherapie an der Univ. Wien. Mitbegründer des Dachverbands Psychotherap. Vereinigungen Österreichs. [Biografie in: psyalpha. www.psyalpha.net/de/biografien/hans-strotzka/hans-strotzka-chronologie (16.01.2024)]

STUTTE, HERMANN (1909–1982) Kinder- und Jugendpsychiater. Studium in Freiburg, Paris und Königsberg. Diss. 1934, Habil. 1943. 1944 Dozent in Tübingen. 1946 Oberarzt an der Univ. Marburg, 1950 apl. Prof. und Leiter der Abtlg. Kinder- und Jugendpsychiatrie. 1954 Prof. für Kinder- und Jugendpsychiatrie. [Biografie in: LagIs. www.lagis-hessen.de/pnd/118619764 (16.01.2024)]

SZASZ, THOMAS (1920–2012) Psychiater, Psychoanalytiker, Psychotherapeut, Psychiatriekritiker. 1938 Emigration in die USA. Studium in Cincinnati. Diss. 1944. 1948 niedergelassen in eigener Praxis. 1956–1990 Prof. für Psychiatrie an der State Univ. in New York. Mitglied der APA. Kritik an den moral. und wissensch. Grundlagen der Psychiatrie. [Brückner B (2017) Biografie in: Biografisches Archiv der Psychiatrie. https://biapsy.de/index.php/de/9-Biografien-a-z/213-szasz-thomas-stephen (31.01.2024)]

TALBOTT, JOHN ANDREW (1935–2023) Psychiater. Studium in Harvard, New York. Diss. 1961. 1965 Tätigkeit am Columbia Presb. Hospital, New York Psychiatric Institute, 1971 Tätigkeit am Columbia Univ. Psychoanalyt. Center, Prof. für Psychiatrie, Gründungsdirektor des Professionalism Project der Univ. Maryland, 1984–1985 Präsident der APA. [Biografie in: Univ. Maryland. https://www.medschool.umaryland.edu/profiles/talbott-john/cv2016.doc (16.01.2024)]

TAYLOR, FREDERICK KRÄUPL (1905–1989) Internist, Psychiater. Studium in der Tschechoslowakei. 1939 Emigration, Tätigkeit am Pathologielabor des York Retreat. Facharztausbildung zum Psychiater. 1948–1971 Berater am Maudsley Hospital London. [CV in: www.cambridge.org/core/journals/the-british-journal-of-psychiatry/article/abs/analysis-of-therapeutic-groups-f-kraupl-taylor/54B273ABEBF353B1DFAF642EBD867604 (06.03.2024)]

TIEDEMANN, SIBYLLE VON (*1974) Historikerin, Slawistin. Studium in München. Diss. 2012. Tätigkeit für die Israelitische Kultusgemeinde München und Oberbayern. Wiss. Mitarbeiterin am NS-Dokumentationszentrum München. Wiss. Mitarbeiterin an der LMU München. Wiss. Referentin für die Bildungsabteilung des NS-Dokumentationszentrums. [Biografie in: Clio. www.clio-online.de/researcher/id/researcher-13519 (16.01.2024)]

TORESINI, LORENZO (*1946) Psychiater. Studium in Padua. 1970er Arzt in der Psychiatrie in Triest unter der Leitung von Franco Basaglia, 1978–1995 Arzt im Zentrum für geistige Gesundheit Triest, 1995–1999 Primar für Psychiatrie in Portogruaro, ab 1999 Primar für Psychiatrie des Gesundheitsbezirks Meran. Präsident der »Italian-German Mental Health Society«, Vorsitzender von »Psichiatria Democratica Europa« [Darstellung in: https://ulb-dok.uibk.ac.at/content/pagetext/2554693?lang=en/1000 (31.01.2024)]

TOSQUELLES, FRANÇOIS (FRANCESC) (1912–1994) Psychiater, Psychoanalytiker. Studium in Paris. Diss. 1948. 1939 Emigration von Spanien nach Frankreich. 1940–1962 Tätigkeit an der Psychiatr. Klinik von Saint-Alban-sur-Limagnole (ab 1952 Chefarzt). 1960–1966 Aktivität in der Sèvres-Gruppe, Begründer der institutionellen Psychotherapie. [Biografie in: artprice. https://fr.artprice.com/artiste/214552/francois-tosquelles/Biografie (16.01.2024)]

UDE, CHRISTIAN (*1947) Politiker (SPD), Jurist. Studium in München, 1979–1990 Niedergelassener Rechtsanwalt, Schwerpunkt: Mietrecht. 1993–2014 Oberbürgermeister von München. 2005–2009, 2011–2013 Präsident des Deutschen Städtetages. 1989 Verdienstkreuz der Bundesrepublik Deutschland, 2004 Bayer. Verdienstorden. [Biografie in: https://www.christian-ude.de/christian-ude/ (16.01.2024)]

VILLINGER, WERNER (1887–1961) Psychiater. Studium in München, Kiel und Straßburg. Diss. 1920, Habil. 1927. 1920 Leiter der Tübinger Nervenklinik, 1926 Ltd. Oberarzt beim Landesjugendamt Hamburg, 1932 Prof. für Psychiatrie. 1934 Chefarzt in Bethel-Bielefeld, Beisitzer am Erbgesundheitsobergericht in Hamm (1937) und Breslau (1941/42), 1940 – 1945 ÄD und Prof. für Psychiatrie und Neurologie in Breslau. 1941 Gutachter für die »Zentraldienststelle T4«, 1945 Stv. Dir. der Univ.-Nervenklinik Tübingen, 1946 – 1956 Prof. für Psychiatrie und Neurologie und Dir. der Univ.-Nervenklinik Marburg. 1951 – 1953 Präsident der DGPN, 1952 Großes Verdienstkreuz der Bundesrepublik Deutschland. 1961 Befragung zur Klärung seiner Beteiligung an Patientenmorden im Nationalsozialismus. [Biografie in: LagIs. www.lagis-hessen.de/pnd/117428205 (16.01.2024)]

WEINBRENNER, WILHELM (*1939) Sozialpädagoge. 1966 Fürsorger am Bezirkskrankenhaus Kaufbeuren, 1978 Engagement als Suchttherapeut, 1992 – 2001 Sozialdienstleiter, Gründungsmitglied des Irseer Kreises, Koordinator des Gemeindepsychiatrischen Verbunds, Dozent beim Bildungswerk der Bezirke. 2004 Gründer und Leiter der Arbeitsgemeinschaft Lokalgeschichte Obergünzburg. [Biografie in: penguin. www.penguin.de/leseprobe/Waggon-vierter-Klasse/leseprobe_9783570313527.pdf (16.01.2024)]

WEITBRECHT, HANS JORG (1909 – 1975) Psychiater, Neurologe. Studium in Tübingen und Wien, Habil. 1944, 1956 Prof. für Psychiatrie und Neurologie in Bonn. Schwerpunkt: Schizophrenie, Epilepsie und Depression. 1974 Verdienstkreuz der Bundesrepublik Deutschland. [Killy W, Vierhaus R (2006) Dictionary of German Biography 10, Saur, 435. (30.01.2022)]

WHO World Health Organization, Weltgesundheitsorganisation. [Homepage: https://www.who.int (16.01.2024)]

WIDDER, BERNHARD (*1951) Neurologe, Ingenieur. Studium in Karlsruhe und Stuttgart. Diss. 1977, Habil. 1988. 1996 ÄD der Klinik für Neurologie und Neurol. Rehabilitation am BKH Günzburg und apl. Prof. für Neurologie an der Univ. Ulm. Seit 2015 Betreuung neurowissenschaftlicher Gutachten. [Bericht in: www.augsburger-allgemeine.de/guenzburg/Bezirkskrankenhaus-Der-Ingenieur-unter-den-Medizinern-id33775962.html (27.02.2024)]

WILLE, JOSEPH (1897 – 1983) Präses des katholischen Gesellenvereins in Kaufbeuren, Aushilfspriester und Katechet (Religionslehrer) an den Kaufbeurer Schulen und Seelsorger im Städtischen Krankenhaus, April 1933 Absetzung wegen Gegnerschaft zur NSDAP, 1936 – 1969 Orts-Pfarrer in Irsee. Tagebuch des Irseer Ortspfarrers Joseph Wille (1897 –1983), »Nova et vetera ex Ursinensi Parochia« – »Neues und Altes aus der Pfarrei Irsee« (1939-1946) im Archiv des Bistums Augsburg [Vita in: www.kaufbeuren.de/PortalData/17/Resources/archiv/Band_14.pdf (31.01.2024)]

WILLIAMS, ESTHER JANE (1921 – 2013) Schauspielerin, Schwimmerin. 1937 US-Meisterschaft in Brust- und Freistilschwimmen. Darstellerin einer Wasserballett-Freiluftshow. 1942 Filmdebüt. 1940er/1950er Aqua-Musicals. 1962 Rückzug aus dem Filmgeschäft. [Biografie in: Internat. Swimming Hall of Fame. www.web.archive.org/web/20210722152344/https://ishof.org/esther-williams.html (16.01.2024)]

WING, JOHN KENNETH (1923 – 2010) Psychiater. Studium in London, Diss. 1960. Prof. für Sozialpsychiatrie am Institute of Psychiatry London, bis 1989 Direktor der MRC Social Psychiatry Unit. Forschungsschwerpunkt: Schizophrenie, Gemeindepsychiatrie, Diagnostik. 1989 Direktor des Royal College of Psychiatrists Research Unit. [Biografie in: Wellcome Collection www.wellcomecollection.org/works/vxv9zhuf (16.01.2024)]

WING, LORNA (1928 – 2014) Psychiaterin. Studium in London. Tätigkeit am Maudsley Hospital London. Forschungen zu Autismus. 1976 Einführung des Begriffs »Asperger-Syndrom«, Gründungsmitglied der National Autistic Society in UK, Pionierin auf dem Gebiet kindlicher Entwicklungsstörungen. Mitglied des Royal College of Psychiatrists. [Nachruf in: New York Times. www.nytimes.com/2014/06/20/health/dr-lorna-wing-who-broadened-views-of-autism-dies-at-85.html (16.01.2024)]

WOLFF, HEINZ HERMANN (1916 – 1989) Psychiater, Psychotherapeut. Studium in Cambridge, London. 1940 Tätigkeit am 17. British General Hospital in Indien. Facharzt für Psychiatrie. 1945 Assistenzarzt des Neurologen Francis Walshe. Frühes Mitglied und späterer Präsident der Society for Psychosomatic Research in UK. Tätigkeit als psychoanalytischer Psychotherapeut am Maudsley Hospital London. 1975 – 1981 Leiter der Neurologie am University College Hospital London. Mitglied des Royal College of Physicians. [Biografie in: Royal College of Physicians. www.history.rcplondon.ac.uk/inspiring-physicians/heinz-hermann-wolff (06.03.2024)]

WOLFF-BAUMGARTNER, ROSAMUNDE Fachkrankenschwester für Psychiatrie am Bezirkskrankenhaus Kaufbeuren, Analytische Gruppenleiterin, Balintgruppenleiterin, Supervisorin. [Vorstellung in: https://www.deutsches-pflege-portal.de/fileadmin/user_upload/anbieter-bildung/dateien/Bildungswerk_Irsee/2701_Programm.pdf (29.01.2024)]

WÖRISHOFER, GOTTFRIED (*1953). Sozialpädagoge. Studium in München. Seit Anfang der 1970er Jahre wiederholt Aufenthalte in geschlossenen Psychiatrien. Mitbegründung. 1997–2018 Geschäftsführung der Münchner Psychiatrie-Erfahrene (MüPE) e.V. mit Schwerpunkt Selbsthilfeberatung. [psyCV in: https://www.christian-pross.de/1209-psy-einladung-spk-muenchen.pdf (18.02.2024)]

WPA World Psychiatric Association, Welt-Fachverband für Psychiatrie. [Homepage: https://www.wpanet.org (16.01.2024)]

WULFF, ERICH ADALBERT (1927–2010) Psychiater. Studium in Köln, Diss. 1960, 1961–1967 Lehrauftrag in Hué (Südvietnam), Habil. 1967, 1967–1974 Oberarzt für Psychiatrie an der Univ. Gießen, 1974–1994 Prof. für Sozialpsychiatrie an der Med. Hochschule Hannover, Redaktionsmitglied der Zeitschriften »Das Argument« und »Sozialpsychiatrische Informationen«. [Schwarz J, Brückner B (2015) Biografie in: Biografisches Archiv der Psychiatrie. www.biapsy.de/index.php/de/9-biografiena-z/67-wulff-erich-adalbert (12.12.2021)]

ZERBIN-RÜDIN, EDITH (1921–2015) Psychiaterin, Humangenetikerin. Studium in München. Diss. 1950, Habil. 1971. Leiterin der genealogisch-demografischen Abteilung der Deutschen Forschungsanstalt für Psychiatrie, später Max-Planck-Institut für Psychiatrie in München. [CV in: https://www.deutsche-Biografie.de/sfz108828.html (06.02.2024)]

ZERSSEN, DETLEV VON (1926–2023) Psychiater. Studium in Hamburg und Tübingen, Diss. 1954, Habil. 1966, Mitglied der Sachverständigenkommission zur Psychiatrie-Enquete, Leiter der Psychiatrischen Abteilung am Max-Planck-Institut für Psychiatrie in München, Prof. für Psychiatrie an der LMU München. [Söhner (2020) Psychiatrie-Enquete: mit Zeitzeugen verstehen, Köln: 173]

ZINKLER, MARTIN (*1965) Psychiater. Studium in Regensburg, München. Diss. 1997. Tätigkeit in München. 1992 Assistenzarzt am Bezirkskrankenhaus Kaufbeuren, 1997–1999 Oberarzt im BKH Kaufbeuren. 1999–2009 Consultant Psychiatrist im Newham Centre for Mental Health, London, 2009–2021 Chefarzt, Klinik für Psychiatrie, Psychotherapie und Psychosomatik am Klinikum Heidenheim, 2021 Chefarzt, Klinik für Psychiatrie und Psychotherapie, Klinikum Bremen-Ost. [Biografie in: www.ohchr.org/sites/default/files/documents/hrbodies/spt-opcat/cv-members/2023-01-23/CV-Martin-Zinkler.pdf (16.01.2024)]

ZUBIN, JOSEPH (JOE) (1900–1990) Entwicklungspsychologe, Pädagoge. Studium an der Columbia University. Diss. 1932. 1951–1952 Präsident der American Psychopathological Association. Forschungen zur Schizophrenie und zur psychiatrischen Diagnostik, Gründer der Biometrie-Forschungsabteilung des New York State Psychiatric Institute. [Biografie in: Am Journ Psych. www.ajp.psychiatryonline.org/doi/10.1176/appi.ajp.158.7.1019 (16.01.2024)]

Literatur

Althaus, A.; Apel, L. (2023): Oral History. Version: 1.0. In: Docupedia-Zeitgeschichte, 28.03.2023. https://docupedia.de//zg/althaus_apel_oral_history_v1_de_2023 (08.03.2024).

Apel, L. (2015): Oral History reloaded. Zur Zweitauswertung von mündlichen Quellen. In: Westfälische Forschungen 65, 243–254.

Bertaux, D.; Bertaux-Wiame, I. (1985): Autobiografische Erinnerungen und kollektives Gedächtnis. In: Niethammer, L. (Hg.): Lebenserfahrung und kollektives Gedächtnis. Frankfurt: Syndikat, 146–165.

Bertram, C. (2015): Lebendige Erinnerung oder Erinnerungskonserven und ihre Wirksamkeit im Hinblick auf historisches Lernen. In: BIOS 1–2, 178–199.

Borck, C.; Lingelbach, G. (2023): Psychiatrie und Behindertenhilfe in der Nachkriegszeit. In: dies.: Zwischen Beharrung, Kritik und Reform, Frankfurt: Campus, 9–20.

Conrad, J. (1900): Lord Jim. Project Gutenberg. https://www.gutenberg.org/files/5658/5658-h/5658-h.htm (08.03.2024).

Cranach, M. von; Siemen, H.L. (Hg.) (1999): Psychiatrie im Nationalsozialismus. Die Bayerischen Heil- und Pflegeanstalten zwischen 1933 und 1945. München: Oldenbourg.

Deutscher Bundestag 7. Wahlperiode (1975): Drucksache 7/4201. Unterrichtung durch die Bundesregierung. Anhang zum Bericht über die Lage der Psychiatrie in der Bundesrepublik Deutschland. – Zur psychiatrischen und psychotherapeutischen/psychosomatischen Versorgung der Bevölkerung. https://dserver.bundestag.de/btd/07/042/0704201.pdf (06.02.2024).

Dörre, S. (2021): Zwischen NS-»Euthanasie« und Reformaufbruch: Die psychiatrischen Fachgesellschaften im geteilten Deutschland. Berlin: Springer.

Fangerau, H.; Dreier-Horning, A.; Hess, V.; Laudien, K.; Rotzoll, M. (Hg.) (2021): Leid und Unrecht. Kinder und Jugendliche in Behindertenhilfe und Psychiatrie der BRD und DDR 1949 bis 1990. Köln: Psychiatrie-Verlag.

Fischer, W. (1978): Struktur und Funktion erzählter Lebensgeschichten. In: Kohli, M. (Hg.): Soziologie des Lebenslaufs. Darmstadt: Luchterhand, 311–336.
Fried, J. (2004): Der Schleier der Erinnerung. Grundzüge einer historischen Memorik. München: Beck.
Grandes, A. (2017): Los pacientes del Doctor Garcia. Episodios de una Guerra Interminable IV. Barcelona: Tusquets.
Grimm, J.; Grimm, W. (1944): Kinder- und Hausmärchen. Gesammelt durch die Brüder Grimm, Illustriert von Otto Ubbelohde. Marburg: Elwert.
Jaspers, K. (1948) Allgemein Psychopathologie. Heidelberg: Springer.
Kersting, F.-W. (2003): Psychiatriereform als Gesellschaftsreform: die Hypothek des Nationalsozialismus und der Aufbruch der sechziger Jahre. Paderborn: Schöningh.
HPE-Website (2024) Website: Hilfe für Angehörige psychisch Erkrankter. Information, Beratung, und Selbsthilfegruppen. www.hpe.at (08.03.2024).
Leh, A. (2022): Oral History als Methode. In: Haas, S. (Hg.): Handbuch Methoden der Geschichtswissenschaft. Berlin: Springer.
Matussek, P. (1971): Die Konzentrationslagerhaft und ihre Folgen. Berlin: Springer.
Mitscherlich, A.; Mielke, F. (1947): Das Diktat der Menschenverachtung. Eine Dokumentation von Alexander Mitscherlich und Fred Mielke. (Der Nürnberger Ärzteprozess und seine Quellen.) Heidelberg: Lambert Schneider.
Rave-Schwank, M. (2022): Aufbruch in die Psychiatrie. Erinnerungen 1960–2020. Köln: Psychiatrie-Verlag.
Reumschüssel-Wienert, C. (2021): Psychiatriereform in der Bundesrepublik Deutschland: Eine Chronik der Sozialpsychiatrie und ihres Verbandes – der DGSP. Bielefeld: Transcript.
Rosenthal, G. (1994): Die erzählte Lebensgeschichte als historisch-soziale Realität. In: Berliner Geschichtswerkstatt (Hg.): Alltagskultur, Subjektivität und Geschichte. Münster: Westfäl. Dampfboot, 125–138.
Rüsen, J. (2001): Auf dem Weg zu einer Pragmatik der Geschichtskultur. In: Baumgärtner, U.; Schreiber, W. (Hg.): Geschichts-Erzählung und Geschichts-Kultur. München: utz, 81–97.
Sabrow, M. (2012): Die Geburt des Zeitzeugen nach 1945. Göttingen: Wallstein.

Seidel, C. C. (2001): Angst vor dem ›Vierten Reich‹. Die Alliierten und die Ausschaltung des deutschen Einflusses in Spanien 1944–1958. Schöningh.

Söhner, F. (2020): Psychiatrie-Enquete: mit Zeitzeugen verstehen. Eine Oral History der Psychiatriereform in der BRD. Köln: Psychiatrie Verlag.

Söhner, F. (2022): Oral History in der Hochschullehre, Frankfurt: Wochenschau.

Söhner, F. (2024a) Erinnerungskulturen in den Wissenschaften – eine Frage hegemonialer Narrative? In: Berichte zur Wissenschaftsgeschichte (45, 1–2).

Söhner, F. (2024b) Oral History und Zeitlichkeit – Zeitebenen und Zeitdimensionen im Interview. In: Apel, L. et al. (Hg.): Handbuch Oral History (in press).

Söhner, F.; Becker, T.; Seidel, R. (2022): Nachdenken hilft. Seidels Reise durch die Psychiatrie. Köln: Psychiatrie Verlag.

Söhner, F.; Halling, T.; Becker, T.; Fangerau, H. (2018): Auf dem Weg zur Reform: Ein netzwerkanalytischer Blick auf die Akteure im Vorfeld der ‚Psychiatrie-Enquete' von 1971. In: Sudhoffs Archiv 2, 172–210.

Steinbach, L. (1988): Sozialgeschichte, Arbeitergeschichte, erinnerte Geschichte. In: Archiv für Sozialgeschichte 28, 541–600.

Steinbeck, J. (1940): Die Früchte des Zorns. Zürich: Humanitas.

Straub, J. (2010): Erzähltheorie/Narration. In: Mey, G.; Mruck, K. (Hg.): Handbuch qualitative Forschung in der Psychologie. Wiesbaden: Springer, 133–146.

Weitbrecht, H.-J. (1963): Psychiatrie im Grundriss. Berlin: Springer.

WHO (1948): WHO Constitution. https://www.who.int/about/accountability/governance/constitution (19.03.2024).

Wierling, D. (2003): Oral History. In: Maurer, M. (Hg.): Aufriß der Historischen Wissenschaften, Bd. 7, Stuttgart: reclam, 81–151.

Wing, J.K.; Cooper, J.E.; Sartorius, N. (1982): Die Erfassung und Klassifikation psychiatrischer Symptome. Beschreibung und Glossar des PSE (Present State Examination). Dt. Bearbeitung: von Cranach M. Weinheim: Beltz.

Wörishofer, G. (2018): Teilhabe – Realität oder Zukunftsmusik. In: Sozialpsychiatrische Informationen 48(3), 34–37. https://psychiatrie-verlag.de/product/woerishofer-g-teilhabe-einzelartikel-aus-si-3-2018/ (18.03.2024).